Kohlhammer

Die Herausgeberin, der Herausgeber

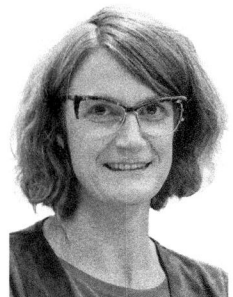

Prof. Dr. Annett Horn, Dipl.-Pflegewirtin, ex. Krankenschwester, Pflegeexpertin für Menschen im Wachkoma, Lehr- und Forschungsschwerpunkt »Public Health Nursing« am Fachbereich Gesundheit an der FH Münster, Mitglied im Lenkungsausschuss des DNQP, Mitglied der Arbeitsgruppe für den Expertenstandard »Förderung der Mundgesundheit in der Pflege«, Vorstandsmitglied und wiss. Beirätin der Internet-Lernplattform mund-pflege.net, Mit-Initiatorin des Workshops Pflege & Zahnmedizin im Dialog.

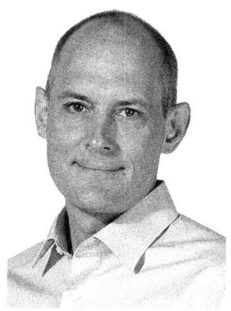

Dr. Elmar Ludwig, niedergelassen in Gemeinschaftspraxis mit Kooperationen in verschiedenen Settings der Pflege, Referent für Geriatrische Zahnmedizin der Zahnärzteschaft Baden-Württemberg, stellv. Vorsitzender des Ausschusses Alterszahnmedizin der Bundeszahnärztekammer, Mitglied der Arbeitsgruppe für den Expertenstandard »Förderung der Mundgesundheit in der Pflege«, Vorstandsmitglied der Internet-Lernplattform mund-pflege.net, Mit-Initiator des Workshops Pflege & Zahnmedizin im Dialog.

Annett Horn/Elmar Ludwig

Mundgesundheit in der Pflege

Grundlagen und interdisziplinäre Praxis
auf Basis des Expertenstandards

Verlag W. Kohlhammer

Dieses Werk einschließlich aller seiner Teile ist urheberrechtlich geschützt. Jede Verwendung außerhalb der engen Grenzen des Urheberrechts ist ohne Zustimmung des Verlags unzulässig und strafbar. Das gilt insbesondere für Vervielfältigungen, Übersetzungen, Mikroverfilmungen und für die Einspeicherung und Verarbeitung in elektronischen Systemen.

Die Wiedergabe von Warenbezeichnungen, Handelsnamen und sonstigen Kennzeichen in diesem Buch berechtigt nicht zu der Annahme, dass diese von jedermann frei benutzt werden dürfen. Vielmehr kann es sich auch dann um eingetragene Warenzeichen oder sonstige geschützte Kennzeichen handeln, wenn sie nicht eigens als solche gekennzeichnet sind.

Es konnten nicht alle Rechtsinhaber von Abbildungen ermittelt werden. Sollte dem Verlag gegenüber der Nachweis der Rechtsinhaberschaft geführt werden, wird das branchenübliche Honorar nachträglich gezahlt.

Dieses Werk enthält Hinweise/Links zu externen Websites Dritter, auf deren Inhalt der Verlag keinen Einfluss hat und die der Haftung der jeweiligen Seitenanbieter oder -betreiber unterliegen. Zum Zeitpunkt der Verlinkung wurden die externen Websites auf mögliche Rechtsverstöße überprüft und dabei keine Rechtsverletzung festgestellt. Ohne konkrete Hinweise auf eine solche Rechtsverletzung ist eine permanente inhaltliche Kontrolle der verlinkten Seiten nicht zumutbar. Sollten jedoch Rechtsverletzungen bekannt werden, werden die betroffenen externen Links soweit möglich unverzüglich entfernt.

1. Auflage 2025

Alle Rechte vorbehalten
© W. Kohlhammer GmbH, Stuttgart
Gesamtherstellung: W. Kohlhammer GmbH, Heßbrühlstr. 69, 70565 Stuttgart
produktsicherheit@kohlhammer.de

Print:
ISBN 978-3-17-043042-6

E-Book-Formate:
pdf: ISBN 978-3-17-043043-3
epub: ISBN 978-3-17-043044-0

Für den Inhalt abgedruckter oder verlinkter Websites ist ausschließlich der jeweilige Betreiber verantwortlich. Die W. Kohlhammer GmbH hat keinen Einfluss auf die verknüpften Seiten und übernimmt hierfür keinerlei Haftung.

Geleitwort

Eine gute Mundgesundheit ist wichtige Voraussetzung für die allgemeine Gesundheit und das Wohlbefinden. Ältere und pflegebedürftige Menschen in Deutschland haben heutzutage viel mehr eigene Zähne oder tragen technisch komplizierten Zahnersatz im Mund als noch vor 30 Jahren. Das ist das Ergebnis der zahnärztlichen Präventionsarbeit und stellt heute sowohl die Profession der Pflege als auch die Profession der Zahnmedizin vor ganz neue Herausforderungen.

Um diesen veränderten Herausforderungen durch abgestimmte Handlungsempfehlungen angemessen zu begegnen, wurde zwischen 2021 und 2023 der DNQP-Expertenstandard »Förderung der Mundgesundheit in der Pflege« entwickelt und 2023 veröffentlicht. Dieser Expertenstandard ist der erste, der interprofessionell von Expert*innen aus der Pflege und der Zahnmedizin erarbeitet wurde. Dabei wurde von den Expert*innen auch berücksichtigt, dass Vertreter*innen beider Professionen für eine erfolgreiche Mundgesundheit von Patient*innen und Menschen mit pflegerischem Unterstützungsbedarf kooperieren und stetig zusammenarbeiten müssen, weshalb auch die Schnittstellen und gesetzlichen Rahmenbedingungen explizit herausgearbeitet wurden. Hinzu kommen weitere Berufsgruppen/Professionen, wie z. B. die Geriatrie, Logopädie oder Ergo- und Physiotherapie, die ebenso in die Kooperation eingebunden werden müssen.

Das Thema Mundgesundheit ist komplex und als Herausgeber*in haben wir uns intensiv Gedanken darüber gemacht, wie wir es in Ergänzung zum Expertenstandard »Förderung der Mundgesundheit in der Pflege« aufarbeiten können.

Im ersten Teil werden vertiefend Grundlagen zur Mundgesundheit aus der Perspektive verschiedener Professionen erläutert. Wir geben den Wünschen und Bedürfnissen der Patient*innen sowie ihren Angehörigen Raum und schließen den ersten Teil mit der Vorstellung der methodischen Entwicklung des Expertenstandards. Im zweiten Teil haben wir die Erfahrungen engagierter Pflegeexpert*innen aus den verschiedenen Settings zusammengefasst, um Implementationsbarrieren aufzuzeigen und gleichzeitig orientierende Lösungsansätze anzubieten. Der dritte Teil des Buches konzentriert sich auf aktuelle gesetzliche Rahmenbedingungen, zahnärztliche und pflegerische Versorgungskonzepte, interprofessionelle Betrachtungen und Fragen bzw. bestehende Möglichkeiten, sich für die besonderen Herausforderungen zu qualifizieren. Den Abschluss des Buches bildet eine Übersicht einer umfangreichen Materialsammlung. In den im Buch erwähnten verschiedenen Settings sind zahlreiche informative Flyer, Poster, Hinweisblätter etc. entwickelt worden, die auf der Homepage des Verlags zum Download zur Verfügung stehen.

Wir danken von Herzen allen Autor*innen für Ihre Bereitschaft, an diesem Buch mitzuwirken. Damit leisten sie einen wertvollen Beitrag, die Mundgesundheit bei Menschen mit pflegerischem Unterstützungsbedarf in Zukunft weiterhin zu fördern.

Ihnen, liebe Leserin und lieber Leser, wünschen wir viel Freude und vor allem aufschlussreiche Erkenntnisse mit diesem Buch,

Ihre

Annett Horn & Elmar Ludwig

Vorwort

Thomas Gottschalck

Ein gesunder Mund hat für den Menschen eine hohe Bedeutung. Er trägt zum allgemeinen Wohlbefinden bei, gibt Sicherheit im Umgang mit anderen Menschen, ermöglicht eine physiologische, genussvolle Nahrungsaufnahme, dient der verbalen und nonverbalen Kommunikation und auch dem Austausch von Zärtlichkeiten. Er sorgt für eine gute Physiognomie und ermöglicht ein angenehmes Lächeln. Auch im Alter, bei Krankheit oder Behinderung bleibt das Bedürfnis nach einem gesunden Mund bestehen. Zudem wird zunehmend erkannt, dass der Zustand der Mundhöhle mit vielen Allgemeinerkrankungen in Verbindung steht.

Ein steigendes Gesundheitsbewusstsein in der Bevölkerung und eine gute zahnärztliche Versorgung mit häufiger Inanspruchnahme zahnärztlicher Prophylaxeleistungen führt dazu, dass immer mehr Menschen bis ins hohe Alter eigene Zähne haben oder mit technisch kompliziertem Zahnersatz versorgt sind und in der Folge die Mundhygiene und Mundpflege komplexer werden.

Unter normalen Umständen kann jeder erwachsene Mensch selbst für seine Mundgesundheit sorgen. Anders ist es jedoch, wenn Krankheiten oder Behinderungen die Selbständigkeit einschränken. Bei eintretender Pflegebedürftigkeit muss oftmals Hilfe angenommen werden. Ohne Unterstützung kommt es sonst schnell zu Beeinträchtigungen der Mundgesundheit mit den damit verbundenen negativen Auswirkungen auf das Wohlbefinden und die Funktion des Mundes.

Der Mund gehört zu den intimsten Körperzonen. Nur ungern lässt man andere, fremde Menschen in diesen intimen Bereich eingreifen. Mitunter kann es zu Ablehnung der Hilfeleistung und auch zu Abwehrverhalten kommen. Das macht dann die Mundpflege schwierig und die Suche nach alternativen Vorgehensweisen erforderlich.

Professionell Pflegende werden beinahe in jedem pflegerischen Setting mit der Mundpflege von Patient*innen konfrontiert. Mundpflege gehört oftmals nicht zu den beliebtesten pflegerischen Tätigkeiten. Dies verwundert nicht, denn ein Zustand des Mundes mit borkiger, belegter Zunge, faulen Zähnen, ungepflegter Zahnprothese und üblem Mundgeruch kann Ekelgefühle hervorrufen. Pflegefachkräfte vernachlässigen daher oft die Mundpflege oder delegieren sie gerne an Hilfskräfte. Auch Ärzt*innen im ambulanten Bereich und im Krankenhaus achten kaum auf den Mundzustand, obwohl er mit vielen Allgemeinerkrankungen in Verbindung stehen kann.

Eine gute Mundgesundheit zu erreichen oder zu erhalten, erfordert nicht nur pflegerisches Fachwissen einschließlich anatomisch-physiologischer Kenntnisse, sondern auch eine gewisse manuelle Geschicklichkeit sowie soziale und beraterische Kompetenzen. Ohne Zweifel gehört Mundpflege damit zu einer anspruchsvollen pflegerischen Tätigkeit.

In Deutschland wird in regelmäßigen Abständen der Zustand der Mundgesundheit in der Bevölkerung untersucht. Die Ergebnisse zeigen, dass die Mundgesundheit bei Alten, Pflegebedürftigen und Menschen mit Behinderungen signifikant schlechter ist als bei der Allgemeinbevölkerung.

Diese Ergebnisse und die Erfahrungen von Zahnärzten*innen bei Konsultationen in Pflegeeinrichtungen führten dazu, dass engagierte Zahnärzt*innen den Anstoß für die Entwicklung eines Expertenstandards für Pflegende zur Mundgesundheit gaben. So wurde vom «Deutschen Netzwerk für Qualitätsentwicklung in der Pflege« (DNQP) an der Hochschule in Osnabrück der Expertenstandard »Förderung der Mundgesundheit in der Pflege« entwickelt. Erstmals entstand ein Expertenstandard durch eine interprofessionelle Arbeitsgruppe. Diese setzte sich aus Pflegepraktikern unterschiedlicher pflegerischer Bereiche und Pflegeexpert*innen sowie aus Zahnmediziner*innen der Bundeszahnärztekammer, der Deutschen Gesellschaft für Alterszahnmedizin und der Arbeitsgemeinschaft Zahnmedizin für Menschen mit Behinderungen oder besonderem medizinischen Unterstützungsbedarf zusammen. Als »modellhafte Implementierung« wurde der Expertenstandard in verschiedenen Praxiseinrichtungen erprobt. Letztendlich nahmen 25 Einrichtungen der Pflege unterschiedlicher Settings an diesem Praxistest teil. Die Ergebnisse wurden verarbeitet und fanden in der Endfassung des Standards Berücksichtigung.

Dieser Expertenstandard steht nun den Pflegenden zur Verfügung. Er trägt entscheidend zur Sicherung und Weiterentwicklung der Qualität in der Pflege im Bereich der Mundgesundheit bei. Er enthält das derzeit beste Wissen rund um die Mundgesundheit. Berücksichtigt werden pflegewissenschaftliche Erkenntnisse, pflegepraktische Erfahrungen als auch zahnmedizinische Erkenntnisse gleichermaßen.

Wie alle bereits vorhandenen Expertenstandards folgt auch dieser der Logik des Pflegeprozesses. Damit ist er in seinem Aufbau gut nachvollziehbar. Er zeigt Möglichkeiten zur Erkennung von Risiken und Problemen der Mundgesundheit auf und definiert Ziele und Maßnahmen in relevanten Themenbereichen der ambulanten und stationären pflegerischen Versorgung. Damit ermöglicht er Pflegefachpersonen aller Fachbereiche, systematische Vorgehensweisen bei der Mundpflege festzulegen und bedarfsgerechte individuelle Pflegepläne zu erstellen.

Das vorliegende Buch schlägt Brücken zwischen dem Expertenstandard »Förderung der Mundgesundheit in der Pflege« und den verschiedenen Settings der Pflege. Als Autor*innen konnten einerseits Menschen gewonnen werden, die an der Entwicklung des Expertenstandards selbst oder bei der modellhaften Implementierung mitgewirkt haben. Andererseits kommen Spezialist*innen zu Wort, die für die Umsetzung des Standards in den Alltag wichtige ergänzende Informationen und Anregungen geben. Das Buch richtet sich nicht nur an Pflegeexpert*innen, die sich für die Thematik interessieren, sondern auch an Zahnärzt*innen sowie andere Berufsgruppen, die mit der Mundgesundheit bei pflegerischem Unterstützungsbedarf befasst sind. Diese können dann die Probleme aus der Pflegepraxis besser verstehen. Das hilft ihnen, gezielt Hilfeleistungen anzubieten.

Ich wünsche Ihnen viel Freude beim Lesen!

Ihr Thomas Gottschalck

Inhaltsangabe

Geleitwort 5

Vorwort 7

Übersicht über das elektronische Zusatzmaterial 15

Teil I Grundlagen

1 **Gesund beginnt im Mund** 19
   1.1 Orale Transition des Alterns 19
      1.1.1 Einleitung 19
      1.1.2 Altern und die Bedeutung für die Mundgesundheit 19
      1.1.3 Transition: Was versteht man darunter? 21
      1.1.4 Physiologische Alterungsprozesse der Mundhöhle versus Orale Transition des Alterns 22
      1.1.5 Orale Transition im Alter und bei Pflegebedürftigkeit 23
      1.1.6 Fazit 23
      1.1.7 Literatur 24
   1.2 Ernährung zur Prävention von Munderkrankungen 25
      1.2.1 Einleitung 25
      1.2.2 Nährstoffe und ihre Bedeutung für die Mundgesundheit 25
      1.2.3 Von Gewichtszunahme über Gewichtserhaltung bis Kachexie 25
      1.2.4 Ernährungsempfehlungen unter besonderer Berücksichtigung des Alters 30
      1.2.5 Fazit 32
      1.2.6 Literatur 32
   1.3 Zahnmedizinische Präventionsstrategien bei älteren Menschen mit Pflegebedarf 35
      1.3.1 Einleitung 35
      1.3.2 Mundgesundheit und zahnmedizinische funktionelle Kapazität 35
      1.3.3 Herausforderungen in der Oralprävention 36
      1.3.4 Präventionsstrategien 36
      1.3.5 Maßnahmen in der häuslichen Prävention 37
      1.3.6 Fazit 40
      1.3.7 Literatur 40
   1.4 Wechselwirkungen zwischen Parodontitis und Allgemeinerkrankungen 41

		1.4.1	Einleitung	42
		1.4.2	Gemeinsame Risikofaktoren und Ursache-Effekt-Beziehungen	42
		1.4.3	Gingivitis und Parodontitis	42
		1.4.4	Parodontitis und Diabetes mellitus	44
		1.4.5	Parodontitis und kardiovaskuläre Erkrankungen	44
		1.4.6	Parodontitis und Adipositas	45
		1.4.7	Parodontitis und rheumatoide Arthritis	45
		1.4.8	Parodontitis und Osteoporose	46
		1.4.9	Parodontitis und Lungen-, Darm- sowie Nierenerkrankungen	46
		1.4.10	Parodontitis und neurodegenerative Erkrankungen	47
		1.4.11	Fazit	48
		1.4.12	Literatur	48
	1.5		Inklusive zahnmedizinische Betreuung bei Menschen mit Behinderung	51
		1.5.1	Einleitung	52
		1.5.2	Wann ist eine Behinderung zahnmedizinisch relevant?	52
		1.5.3	Welchen Einfluss hat das Alter auf die Mundgesundheit von Menschen mit Behinderung?	54
		1.5.4	Was sollte bei der zahnmedizinischen Betreuung von Menschen mit Behinderung beachtet werden?	55
		1.5.5	Fazit	56
		1.5.6	Literatur	57
	1.6		Besonderheiten bei Kindern mit Behinderung	57
		1.6.1	Einleitung	58
		1.6.2	Spezifische Probleme der Mundgesundheit bei Kindern mit Behinderung	58
		1.6.3	Ursachen, Einflussfaktoren und Rahmenbedingungen	58
		1.6.4	Frühgeborene – Eine besondere Risikogruppe	62
		1.6.5	Fazit	62
		1.6.6	Literatur	63
	1.7		Schlucken und Schluckstörungen	64
		1.7.1	Einleitung	64
		1.7.2	Schluckphysiologie	64
		1.7.3	Schluckstörung (Dysphagie)	66
		1.7.4	Allgemeine Maßnahmen des Dysphagiemanagements	70
		1.7.5	Fazit	72
		1.7.6	Literatur	72
2			**Expertenstandard: Perspektiven und Methoden**	75
	2.1		Perspektive der Menschen mit pflegerischem Unterstützungsbedarf und deren Angehörigen	75
		2.1.1	Einleitung	75
		2.1.2	Ursachen für ungenügende Mundhygiene und fehlende zahnmedizinische Betreuung	75
		2.1.3	Folgen ungenügender Mundpflege und fehlender zahnmedizinischer Betreuung	76
		2.1.4	Menschen mit Demenz: Eine hochvulnerable Gruppe	76

		2.1.5	Was wünschen sich Menschen mit Pflegebedarf bzw. deren An- und Zugehörige?	77
		2.1.6	Fazit	78
		2.1.7	Literatur	78
	2.2		Methodische Entwicklung von Expertenstandards am Beispiel der Förderung der Mundgesundheit in der Pflege	78
		2.2.1	Einleitung	78
		2.2.2	Expertenstandards des Deutschen Netzwerks für Qualitätsentwicklung in der Pflege	79
		2.2.3	Die Entwicklung des Expertenstandards »Förderung der Mundgesundheit in der Pflege«	81
		2.2.4	Erkenntnisse aus der modellhaften Implementierung des Expertenstandards »Förderung der Mundgesundheit in der Pflege«	83
		2.2.5	Fazit	85
		2.2.6	Literatur	85

Teil II Settingspezifische Ansätze zur Implementierung des Expertenstandards

3		Settingspezifische Ansätze zur Implementierung des Expertenstandards – Einblicke in die Praxis		89
	Vorbemerkung			89
	3.1	Vollstationäre und teilstationäre Langzeitversorgung		90
		3.1.1	Altenpflege	90
		3.1.2	Junge Pflege	95
		3.1.3	Tagespflege	99
		3.1.4	Einrichtung der Behindertenhilfe	105
	3.2	Ambulante Langzeitversorgung		111
		3.2.1	Häuslichkeit	111
		3.2.2	Wohngemeinschaft	113
	3.3	Akutversorgung im Krankenhaus		120
		3.3.1	Geriatrische Akutklinik	120
		3.3.2	Intensivstation	122
		3.3.3	Palliativstation	128
		3.3.4	Viszeralchirurgie	132
		3.3.5	Neurochirurgie/Neurotraumatologie	136
	3.4	Pflegemanagement: Ressourcen für eine erfolgreiche Implementierung		138
		3.4.1	Hintergrund und Zielsetzung	138
		3.4.2	Methode	138
		3.4.3	Ergebnisse	138
		3.4.4	Diskussion & Ausblick	139

Teil III Interprofessionelle Betrachtungen

4   Schnittstellen zwischen Pflege und Zahnmedizin **143**
    4.1   Gesetzliche Rahmenbedingungen: Zahnmedizin und Pflege 143
        4.1.1   Einleitung 143
        4.1.2   Was ist das Konzept: »Mundgesund trotz Handicap und hohem Alter«? 143
        4.1.3   Wo besteht noch Handlungsbedarf aus Sicht der Zahnmedizin? 147
        4.1.4   Wo besteht noch Handlungsbedarf aus Sicht der Pflege? 147
        4.1.5   Fazit 149
        4.1.6   Literatur 149
    4.2   Zahnmedizinische Versorgungskonzepte 149
        4.2.1   Einleitung 150
        4.2.2   Ausbildung und Forschung an Universitäten 150
        4.2.3   Weiterbildung, Tätigkeitsschwerpunkt und Spezialisierung 151
        4.2.4   Konzepte der aufsuchenden zahnmedizinischen Versorgung 151
        4.2.5   Fazit 153
        4.2.6   Literatur 156
    4.3   Screening und Assessment: Ein interprofessioneller Ansatz 157
        4.3.1   Einleitung 157
        4.3.2   Einschätzung der Mundgesundheit 157
        4.3.3   Fazit 160
        4.3.4   Literatur 160
    4.4   Ergonomische Arbeitsweise und Vermeidung von Aspiration bei der Mundpflege 161
        4.4.1   Einleitung 161
        4.4.2   Ergonomie als Präventionsstrategie 161
        4.4.3   Grundprinzipien bei der Mundhygiene 162
        4.4.4   Kieferkontrollgriff 163
        4.4.5   Ergonomische Arbeitsweise am Waschtisch 164
        4.4.6   Ergonomische Arbeitsweise am Pflegebett 166
        4.4.7   Fazit 168
        4.4.8   Literatur 168
    4.5   Strategien bei Demenz und abwehrendem Verhalten 169
        4.5.1   Einleitung 169
        4.5.2   Mundhygiene bei Menschen mit Demenz 169
        4.5.3   Zahnpflege bei Menschen mit Demenz 170
        4.5.4   Prothesenpflege bei Menschen mit Demenz 170
        4.5.5   Erkennen von Mundgesundheitsproblemen 170
        4.5.6   Umgang mit abwehrendem Verhalten 171
        4.5.7   Interdisziplinäre Zusammenarbeit 173
        4.5.8   Fazit 173
        4.5.9   Literatur 173
    4.6   Interprofessionelle Zusammenarbeit zwischen Pflege, Geriatrie und Zahnmedizin 175
        4.6.1   Einleitung 175

	4.6.2	Barrieren interprofessioneller Zusammenarbeit	175
	4.6.3	Fallbeispiel	177
	4.6.4	Fazit	179
	4.6.5	Literatur	179

5 Qualifikation Pflege & Zahnmedizin: Wo stehen wir, was brauchen wir? 181

5.1	Spezialisierte Fachmundpflege – Professionelles Zähneputzen		181
	5.1.1	Einleitung	181
	5.1.2	Risiken bei der Mundhygiene bzw. Mundpflege	182
	5.1.3	Was ist spezialisierte Fachmundpflege?	182
	5.1.4	Was ist professionelles Zähneputzen?	182
	5.1.5	Wie lassen sich diese Leistungen im Alltag umsetzen?	183
	5.1.6	Fazit	183
	5.1.7	Literatur	184
5.2	Workshop: »Pflege & Zahnmedizin im Dialog«		185
	5.2.1	Einleitung	185
	5.2.2	Was ist »Pflege & Zahnmedizin im Dialog«?	185
	5.2.3	Zielgruppen, Ziele & konkrete Inhalte?	186
	5.2.4	Deutsche Gesellschaft für DentalhygienikerInnen e. V. (DGDH)	187
	5.2.5	Fazit	188
	5.2.6	Literatur	188
5.3	System Pflegeschule: Chancen, Grenzen und Lösungsansätze		188
	5.3.1	Einleitung	188
	5.3.2	Bedingungen und Perspektiven	189
	5.3.3	Chancen und Grenzen	191
	5.3.4	Lösungsansätze	192
	5.3.5	Fazit	193
	5.3.6	Literatur	193
5.4	Digitale Weiterbildungsangebote zu den Expertenstandards in der Pflege		194
	5.4.1	Einleitung	194
	5.4.2	Kriterien zur Bewertung von Lernplattformen	195
	5.4.3	Ergebnisse	195
	5.4.4	Fazit	197
	5.4.5	Literatur	198
5.5	Internet-Lernplattform: mund-pflege.net		198
	5.5.1	Einleitung	198
	5.5.2	Was ist mund-pflege.net und wer ist die Zielgruppe?	199
	5.5.3	Wer steht hinter mund-pflege.net?	199
	5.5.4	Wie ist mund-pflege.net aufgebaut?	200
5.6	Internet-Lernplattform: AOK Pflege-Mediathek		201
	5.6.1	Einleitung	202
	5.6.2	Was ist die AOK Pflege-Mediathek und wer ist die Zielgruppe? ...	202
	5.6.3	Wer steht hinter der AOK-Pflege-Mediathek?	202
	5.6.4	Wie ist die AOK Pflege-Mediathek aufgebaut?	202

5.7		Lern-App SuperNurse..	203
	5.7.1	Einleitung	203
	5.7.2	Was ist SuperNurse und wer ist die Zielgruppe?...................	203
	5.7.3	Wer steht hinter SuperNurse?	204
	5.7.4	Wie ist SuperNurse aufgebaut?..	204
5.8		Zentrum für Qualität in der Pflege: Material zur Information, Schulung und Beratung..	205
	5.8.1	Einleitung	205
	5.8.2	Qualitätskriterien für Pflegeinformationen	206
	5.8.3	Angebot des ZQP..	206
	5.8.4	ZQP-Ratgeber zur Mundgesundheit................................	208
	5.8.5	Literatur...	208

Teil IV Schlusswort und Zusatzmaterial

Schlusswort.. 211

Zusatzmaterial zum Download 212

Verzeichnis der Autor*innen 213

Stichwortverzeichnis 217

Übersicht über das elektronische Zusatzmaterial

Den Weblink, unter dem die Zusatzmaterialien zum Download verfügbar sind, finden Sie im ▶ *Teil IV Zusatzmaterial zum Download* am Ende dieses Buches.

- Zusatzmaterial zu Teil II: Settingspezifische Ansätze zur Implementierung des Expertenstandards
- Formulare für die pflegerische und zahnmedizinische Betreuung zur Förderung der Mundgesundheit
- Informationsmaterialien zu zahnärztlichen Leistungen für Patientengruppen nach § 22a SGB V
- Allgemeine Materialien zur Information, Schulung und Beratung zur Förderung der Mundgesundheit in der Pflege

Teil I
Grundlagen

1 Gesund beginnt im Mund

1.1 Orale Transition des Alterns

Greta Barbe

> 1. Was bedeutet Altern für die Mundgesundheit?
> 2. Was ist Transition?
> 3. Welche Faktoren sind relevant für die Planung und Umsetzung präventionsorientierter Mundpflege?

1.1.1 Einleitung

Menschen altern unterschiedlich. Etwa ein Drittel der Varianz der Lebensspanne ist genetisch bedingt. Großen Einfluss haben zudem Umweltfaktoren und der Zufall. Wie und wann welcher akute oder chronische Abbauprozess eintritt, ist nicht exakt vorhersagbar, hat aber einschneidende Konsequenzen für darauffolgende Alterungsprozesse. Die Lebenserwartung ist in Europa lange Zeit kontinuierlich gestiegen. Durch die Corona-Pandemie ist sie allerdings in der Europäischen Union im Jahr 2021 laut der Industriestaaten-Organisation OECD um mehr als ein Jahr gesunken. Die Lebenserwartung liegt aktuell bei etwas mehr als 80 Jahren (OECD/EU, 2022).

1.1.2 Altern und die Bedeutung für die Mundgesundheit

Altern für sich ist keine Krankheit. Dennoch treten Beschwerden und chronische Erkrankungen mit zunehmendem Alter häufiger auf. Die häufigsten sind Herz-Kreislauf-Erkrankungen wie arterielle Hypertonie, koronare Herzkrankheit oder Herzinsuffizienz, Erkrankungen des Bewegungsapparates (Arthrose bzw. rheumatische Erkrankungen), des zentralen Nervensystems (Morbus Parkinson oder Morbus Alzheimer) und der Lunge (Pneumonien, chronisch obstruktive Lungenerkrankung (COPD)). Ebenso steigt die Inzidenz von Stoffwechselerkrankungen (Diabetes mellitus) und Tumorerkrankungen mit dem Alter an.

Viele dieser Erkrankungen und deren medikamentöse Therapie haben direkte Relevanz für die Mundgesundheit sowie die zahnärztliche Behandlung und Versorgung. Patient*innen mit COPD können möglicherweise nur kurze Behandlungszeiten auf dem zahnärztlichen Stuhl verbringen. Mundtrockenheit als Nebenwirkung einer Polypharmazie erhöht das Risiko für Karies und vermindert das Wohlbefinden. Dementiell erkrankte Patient*innen vergessen die tägliche Mundhygiene oder Patient*innen mit mehreren chronischen Erkrankungen müssen im Alltag bereits viele Arzttermine organisieren. In solchen Fällen gerät selbst der langjährig selbstverständliche Besuch beim Zahnarzt bzw. bei der Zahnärztin zur Kontrolle und ggf. Zahnreinigung aus dem Blick.

Die Zahnmedizin hat sich in den letzten Jahrzehnten sehr erfolgreich präventionsorientiert aufgestellt. Dies hat dazu geführt, dass die Patient*innen mit immer mehr eigenen

Zähnen altern. Die Zahl der Patient*innen, die mit Vollprothesen in stationäre Pflegeeinrichtungen aufgenommen werden, sinkt stetig. Das Mehr an Zähnen führt dazu, dass die Wahrscheinlichkeit an Karies, Wurzelkaries und Parodontitis zu erkranken, in den späteren Lebensphasen kontinuierlich steigt. Die zahnmedizinische Krankheitslast verschiebt sich ins höhere Alter. So haben jüngere Senior*innen (65–74-Jährige) im Jahr 2014 eine bessere Mundgesundheit verglichen zu Daten von vor zehn Jahren (Jordan et al., 2016). Bei den älteren Senior*innen (75–100-Jährige) weisen hingegen neun von zehn Senior*innen eine moderate bzw. schwere Parodontitis nach den gängigen Referenzwerten auf. 60 % der Menschen mit Pflegebedarf sind zudem nicht mehr in der Lage, einen Zahnarzttermin zu organisieren und die zahnärztliche Praxis aufzusuchen. Reduzierte Mundpflege, Karies, Parodontitis und schlechtsitzende Prothesen führen zu Zahnverlust, Zahnlosigkeit und eingeschränktem Kauvermögen, was wiederum die Entwicklung von Mangelernährung begünstigt. So konnte gezeigt werden, dass Patient*innen mit eingeschränkter Kaufunktion ein hohes Risiko für Unterernährung, Gebrechlichkeit und Mortalität haben (Semba et al., 2006). Die Zahl der Zähne ist Hauptprädiktor für die Kauleistung, wodurch dem Zahnerhalt eine zentrale Bedeutung zukommt (Hatch et al., 2001). Gebrechliche Menschen in häuslicher Umgebung zeigen schlechtere Mundhygiene und weniger Zähne als nicht gebrechliche Menschen. Ältere mit plötzlichem Gewichtsverlust, Muskelschwäche oder reduzierter Mobilität haben mehr Mundgesundheitsprobleme (Shwe et al., 2019) und der Eintritt von Frailty[1] erfolgt sehr schnell nach Zahnverlust (Halpern et al., 2020). Zudem treten Mundgesundheitsprobleme gehäuft bei ortho-geriatrischen Patient*innen auf (Barbe et al., 2020). In der wissenschaftlichen Literatur wird eine schlechte Mundgesundheit folgerichtig als eigenständiges Geriatrisches Syndrom vorgeschlagen (van der Putten et al., 2014).

Die Mundflora bei älteren Menschen verändert sich, insbesondere wenn die tägliche Mundhygiene nicht mehr suffizient durchgeführt wird. Der Biofilm in der Mundhöhle hat lange Zeit zu reifen und es kommt regelhaft zu einer Besiedlung mit opportunistischen Erregern, die u. a. das Risiko zur Entwicklung einer Aspirationspneumonie erhöhen. Bakterien der oralen Mundflora erreichen insbesondere bei Vorliegen entzündlicher Zustände (wie etwa einer chronischen Parodontitis) über kleine Verletzungen der Mundschleimhaut aber selbst beim einfachen Kauen im Mund die Blutbahn und können so zu einer direkten Infektion von Organen (z. B. Endokarditis, Lungenabszess und Lungenentzündung) oder auch Fremdmaterialien (z. B. Endoprothesen) führen. Begünstigt wird dieser Vorgang durch die altersassoziiert eingeschränkte Immunkompetenz, die sogenannte Immunoseneszenz, sowie eine durch die Pathogene, ihre Abbauprodukte und die Entzündungsmediatoren ausgelöste Entzündungsreaktion des Körpers. Die Immunoseneszenz äußert sich vor allem darin, dass wiederholte Infekte oder anhaltende chronische Entzündungen bei älteren Patient*innen zu einer schnellen Erschöpfung der immunologischen Reserven führen (Ebersole et al., 2018).

Hauptursache für die beschriebenen Mundgesundheitsprobleme ist eine oft zunehmend unbefriedigende Mundhygienesituation, wobei natürlich auch andere Faktoren wie eine veränderte Ernährung eine Rolle spielen. Wo viele jüngere Menschen in der Lage sind, ein Maß an Mundhygiene aufrechtzuerhalten, das zu stabiler Mundgesundheit führt, nimmt diese Fähigkeit beim Eintreten von chronischen Erkrankungen und

---

1 Frailty (Gebrechlichkeit) ist ein multidimensionales geriatrisches Syndrom, charakterisiert durch den Verlust von individuellen Reserven und einer verminderten Widerstandsfähigkeit gegenüber internen und externen belastenden Einflussfaktoren

weiteren Risikofaktoren wie Mundtrockenheit ab. Wechselnde Versorgungszuständigkeiten (Angehörige zu Hause, ambulante bzw. stationäre Langzeitpflege) können die Mundhygiene und damit eine stabile Mundgesundheit zusätzlich gefährden (▶ Abb. 1.1). Wenn die eigenverantwortliche Mundhygienefähigkeit sinkt, ist zunehmend Unterstützung durch Dritte erforderlich. Der DNQP-Expertenstandard »Förderung der Mundgesundheit in der Pflege« beschreibt ausführlich die notwendigen Maßnahmen zur Umsetzung einer bedarfsgerechten Mundhygiene durch die Patient*innen selbst aber auch durch Dritte, wenn Unterstützung notwendig ist (DNQP, 2023). Häufig setzen heute die aktuellen Maßnahmen vor allem dort an, wo die tägliche Mundhygiene bereits längere Zeit unzureichend oder nicht mehr stattgefunden hat. Wie auch die medizinischen Komorbiditäten und der Alterungsprozess ein meist schleichender Prozess sind, beginnen auch deren Auswirkungen auf die Mundhygienefähigkeit schleichend.

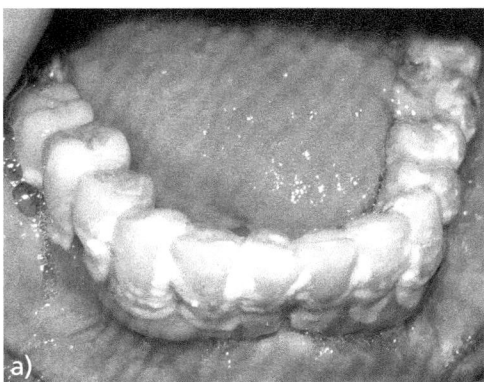
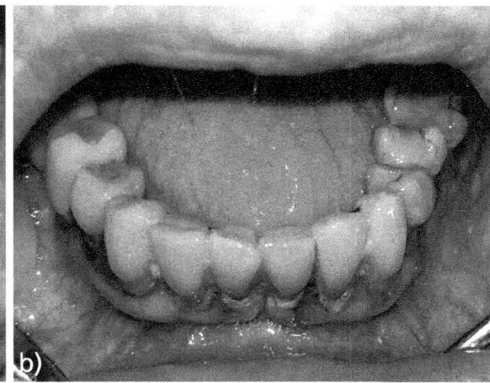

Abb. 1.1: Ausgangssituation vor (a) und Zustand nach erfolgter Zahn- und Mundpflege (b). Weiche Beläge und Speisereste wurden entfernt (Bilder: Dr. Elmar Ludwig, Erstveröffentlichung Barbe, Derman & Ludwig, 2023 bei und mit freundlicher Genehmigung des Quintessenz-Verlags).

1.1.3 Transition: Was versteht man darunter?

Unter Transition (lat. transitio = Übergang) versteht man im Sinne der Transitionsmedizin den geplanten und begleiteten Übergang von Kindern oder jungen Erwachsenen mit chronischen Erkrankungen von einer kindzentrierten hin zu einer erwachsenenorientierten Gesundheitsversorgung (siehe auch Gesellschaft für Transitionsmedizin (GfTM e. V.) – www.transitionsmedizin.net). Ziel der Transitionsmedizin ist es, diesen Übergang zum Wohl der Patient*innen zu standardisieren. Hierzu zählen die Entwicklung von Schulungsmaßnahmen unter dem Aspekt der Gesundheitskompetenzförderung, die Erarbeitung von Vergütungssystemen und die Entwicklung von medizinischen Guidelines. Dieser Transitionsbegriff wurde als Grundlage für die weiteren Ausführungen zur oralen Transition gewählt, da in der Systematik der Übergänge auch in späteren Lebensphasen große Ähnlichkeiten bestehen.

1.1.4 Physiologische Alterungsprozesse der Mundhöhle versus Orale Transition des Alterns

Genau wie der Gesamtorganismus physiologischen Altersveränderungen unterworfen ist, verändern sich die Strukturen der Mundhöhle mit zunehmendem Alter (Götz, 2011). Bei älteren Senior*innen kommt es zu einer gelblichen Verfärbung der Zähne sowie zu einer veränderten Morphologie. Die Zähne sind häufig mit Füllungen oder Kronen versorgt und zeigen eine gewisse Abnutzung der Zahnhartsubstanz ohne direkten Krankheitswert. Es kommt zur Verhärtung und stärkeren Brüchigkeit der Zähne. Verschiedene Alterungsprozesse im Bereich der Wurzel und des Zahnnervs führen zu reduzierter Sensibilität hinsichtlich des Schmerzempfindens der Zähne. All diese Veränderungen sind nicht zwingend mit zahnärztlichem Therapiebedarf assoziiert. Die Veränderungen des Alterns am Zahnhalteapparat entsprechen weitgehend denen aller anderen bindegewebigen Strukturen des Körpers. So kommt es zu Fibrosierungen, Verkalkungen und Defekten im Kollagenfasernetz. Fibroblasten verlieren die Proliferationsfähigkeit, sodass die abnehmende Kapazität des Gewebeumbaus vermutlich zu verringerter Regenerationsfähigkeit dieser Strukturen im Alter führt. Nicht abschließend geklärt ist, ob es beim älteren Menschen regelmäßig zu »verlängerten« Zähnen durch einen Rückgang des Zahnfleischs auch ohne das Vorliegen einer Parodontitis kommt. So wird vermutet, dass dieser langsam stattfindende kontinuierliche Zahnfleischrückgang ein Resultat lebenslang aufgetretener subklinischer entzündlicher Prozesse darstellt, in Verbindung mit punktuellen Infektions-Ereignissen etwa durch Zahnfleischentzündungen, Risikofaktoren wie einer veränderten Immunlage oder systemischen Erkrankungen sowie Medikamenteneinnahme. Da die Mundhöhle im Unterschied zur Gesichtshaut keinem starken UV-Licht ausgesetzt ist und außer bei bestehender starker Mundtrockenheit die Mundhöhle ständig durch Speichel befeuchtet ist, stellt dies nach aktueller wissenschaftlicher Einschätzung für die Gingiva wie für alle anderen Strukturen der Mundhöhle insgesamt eine Art Schutzfaktor vor Altersabbau dar. Es ist nicht vollständig geklärt, wie sich Geschmack und Geruchsempfinden mit zunehmendem Alter physiologisch verändern. Es gibt Hinweise auf altersphysiologische Geschmacksveränderungen: Im klinischen Alltag ist bekannt, dass ältere Menschen stark gesalzene Kost bevorzugen, oder auch gerne sehr süße Speisen zu sich nehmen. Auch die Tiefensensibilität von Zunge und Schleimhaut scheint mit zunehmendem Alter abzunehmen. Einen großen Einfluss scheinen zudem andere Faktoren wie etwa die Medikamenteneinnahme zu haben. Für Menschen aus der Berufspraxis sind visuell sichtbare Zungenveränderungen, die sich sehr eindrücklich darstellen können, ein häufiger Befund. Hier seien die verstärkte Furchung des Zungenrückens (Faltenzunge), Gefäßerweiterungen (Teleangiektasien) – sichtbar vor allem auf der Unterseite der Zunge – oder mitunter starke Vergrößerungen des gesamten Zungenkörpers genannt. Auch diese Veränderungen haben selten Krankheitswert. Ebenfalls die Speicheldrüsen verändern sich wie alle anderen Gewebe beim älteren Menschen, dies führt in großen Querschnittsuntersuchungen aber nicht unbedingt zu einer regelmäßig verringerten Reduktion der objektiv messbaren Speichelfließraten. Eher scheint sich die Zusammensetzung des Speichels mit zunehmendem Alter zu verändern, was möglicherweise auch das subjektive Empfinden von Mundtrockenheit (Xerostomie) erklären könnte. Xerostomie ist jedoch nicht ein Phänomen des Alterns, sondern meist Folge von reduzierter Trinkmenge, Allgemeinerkrankungen, Folgen einer Bestrahlung im Kopf-Hals-Bereich aufgrund eines Tumorgeschehens oder der regelmäßigen Einnahme von Medikamenten.

Die orale Transition des Alterns, im Sinne der pathologischen Veränderungen der Mundgesundheit, beruht auf verschiedenen Auslösern, die im Rahmen der systemischen Alterungsprozesse stattfinden. Hauptauslöser der häufigsten mit zunehmendem Alter eintretenden pathologischen Veränderungen, wie Karies und Parodontitis, ist die sich verschlechternde Mundhygiene häufig in Kombination mit veränderten Ernährungsgewohnheiten. Daher sind die Zusammenhänge zwischen sich reduzierender Mundhygienefähigkeit und systemischen und funktionellen Alternserscheinungen besonders relevant.

Wie sich die reduzierte Mundhygienefähigkeit beim Eintreten verschiedener Risikofaktoren auswirkt (etwa verändertes Putzmuster bei manuellen Einschränkungen) ist bislang wenig untersucht. Dennoch zeigt die Literatur, dass Alterserkrankungen wie z. B. Parkinson, Demenz oder Frailty mit erhöhten Plaqueleveln (Belägen auf Zähnen) assoziiert sind. Aktuell soll der Begriff »orale Frailty« definiert werden. Dabei wird vorgeschlagen, folgende Aspekte einzubeziehen:

- Schwierigkeiten beim Verzehr harter oder zäher Lebensmittel
- Unfähigkeit, alle Arten von Lebensmitteln zu kauen
- verminderte Fähigkeit, feste Nahrung zu schlucken
- verminderte Fähigkeit, Flüssigkeiten zu schlucken
- insgesamt schlechte Schluckfunktion
- eingeschränkte Zungenbeweglichkeit
- Sprach- oder Phonationsstörungen
- subjektive oder objektive Mundtrockenheit

1.1.5 Orale Transition im Alter und bei Pflegebedürftigkeit

Ziel einer präventionsorientierten Gesundheitsversorgung mit dem Fokus Mundgesundheit sollte sein, bereits die Phase vor oder den frühen Beginn einer Mundgesundheitsverschlechterung bei präventiven und therapeutischen Ansätzen im Blick zu haben. Die Sensibilität und das Screenen nach eintretenden Risikofaktoren, die mit reduzierter Mundhygienefähigkeit assoziiert sind, ist der erste Schritt der oralen Transition, um das Voranschreiten pathologischer Veränderungen zu minimieren. Je früher gehandelt wird, desto besser. Hier sind Zahnärzt*innen mit ihren Praxisteams, Ärzt*innen, Geriater*innen, Logopäd*innen sowie natürlich Pflegepersonen und Angehörige in der Pflicht.

Entsprechende Anleitungen zur eigenverantwortlich durchgeführten Mundhygiene aber auch zur Unterstützung bei der Mundpflege sind im DNQP-Expertenstandard hinterlegt. Aktuelle Forschung beschäftigt sich mit weiteren Instrumenten wie dem Mund-Risiko-Assessment-Pflege (Hillebrecht, 2023) (▶ Kap. 4.4).

Die Aufmerksamkeit hinsichtlich guter Mundhygiene und damit Mundgesundheit sollte im pflegerischen Kontext bei vollständiger eigenverantwortlicher Mundhygienefähigkeit beginnen, orale Transition berücksichtigen und entsprechende Reduktion der Mundhygienefähigkeit substituieren. Bei nicht vorhandener Mundhygienefähigkeit müssen im Rahmen der pflegerischen Tätigkeit die Mundhygienemaßnahmen gegebenenfalls vollständig übernommen werden. In einem solchen durchgehend begleiteten pflegerischen Prozess sind die Hilfestellungen bedarfsadaptiert und können helfen, die Mundgesundheit längerfristig zu erhalten.

1.1.6 Fazit

Die orale Transition des Alterns beruht auf verschiedenen physiologischen und pathologischen Prozessen (Mundtrockenheit, Karies, Parodontitis, defizitäre Mundhygiene) in der Mundhöhle, die im Rahmen der systemischen Alterungsprozesse stattfinden. Im Hinblick darauf steht aus zahnmedizinischer Sicht die Minimierung des Voranschreitens bestehender pathologischer Veränderungen unter Einbezug der multiprofessionellen Betreuung im Fokus. Pathologische Veränderungen führen sonst u. a. zu Schmerzen, Problemen bei der Nahrungsaufnahme, Pneumonien und reduziertem Wohlbefinden. Die kompetente Identifizierung von Risiken und Problemen für die Mundgesundheit wie auch die Aufrechterhaltung einer täglichen bedarfsgerechten Mundhygiene beugen dem Voranschreiten pathologischer Veränderungen vor. Der DNQP-Expertenstandard bietet dazu ausführliche Informationen (DNQP, 2023). Im Sinne bedarfsorientierter Pflege, die die orale Transition begleitet, müssen zur Implementierung des Expertenstandards die weitere interdisziplinäre Entwicklung adäquater Assessmentinstrumente sowie Schulungen der bedarfsangepassten Mundpflegemaßnahmen die nächsten Schritte sein.

1.1.7 Literatur

Barbe, A. G., Schmidt, P., Bussmann, M., Kunter, H., Noack, M. J., & Röhrig, G. (2018). Xerostomia and hyposalivation in orthogeriatric patients with fall history and impact on oral health-related quality of life. *Clinical interventions in aging*, 13, 1971-1979.

Barbe, G., Derman, S. H., & Ludwig, E. (2023). Parodontitis im höheren Lebensalter und bei Pflegebedarf: Prävention und Therapie. *Parodontologie: die Zeitschrift für die Praxis* 34(4) (Berlin, Germany).

DNQP (Deutsches Netzwerk für Qualitätsentwicklung in der Pflege). (2023) Expertenstandard Förderung der Mundgesundheit in der Pflege, Entwicklung - Konsentierung - Implementierung, ISBN: 978-3-00-070047-7

Ebersole, J. L., Dawson, D. A., Emecen Huja, P., Pandruvada, S., Basu, A., Nguyen, L., … & Gonzalez, O. A. (2018). Age and periodontal health—immunological view. *Current oral health reports*, 5(4), 229-241.

Götz, W. (2011). *Orale Strukturen im Alter – was ist wichtig?* ZWR 120, 352-358.

Halpern, L.R. (2020). The Geriatric Syndrome and Oral Health: Navigating Oral Disease Treatment Strategies in the Elderly. *Dental clinics of North America*, 64(1), 209-228.

Hatch, J., Shinkai, R., Sakai, S., Rugh, J., and Paunovich, E. (2001). Determinants of masticatory performance in dentate adults. *Archives of Oral Biology*, 46(7), 641-648.

Hillebrecht, A. L., Waterkotte, R., Ludwig, E., & Barbe, G. (2023). Integration pflegerelevanter Risiken für Munderkrankungen in die Strukturierte Informationssammlung. *Pflege*, 37(4).

Jordan, A. R., & Micheelis, W. (Eds.). (2016). Fünfte Deutsche Mundgesundheitsstudie-(DMS IV) (Vol. 35). Köln: Deutscher Zahnärzte Verlag DÄV.

OECD/European Union. (2022). *Health at a Glance: Europe 2022: State of Health in the EU Cycle*, OECD Publishing, Paris, https://doi.org/10.1787/507433b0-en.

Parisius, K. G., Verhoeff, M. C., Lobbezoo, F., Avivi-Arber, L., Duyck, J., Hirano, H., … & Gobbens, R. J. (2024). *Towards an operational definition of oral frailty: A e-Delphi study. Archives of gerontology and geriatrics*, 117, 105181.

Semba, R.D., Blaum, C.S., Bartali, B., Xue, Q.I., Ricks, M.O., Guralnik, J.M., and Fried, L.P. (2006). Denture use, malnutrition, frailty, and mortality among older women living in the community. *The journal of nutrition, health & aging*, 10(2), 161-167.

Shwe, P.S., Ward, S.A., Thein, P.M., and Junckerstorff, R. (2019). Frailty, oral health and nutrition in geriatrics inpatients: A cross-sectional study. *Gerodontology*, 36(3), 223-228.

van der Putten, G.-J., Baat, C. de, Visschere, L. de, and Schols, J. (2014). Poor oral health, a potential new geriatric syndrome. *Gerodontology* 31 Suppl 1, 17-24.

1.2 Ernährung zur Prävention von Munderkrankungen

Johan Wölber

1. Wie hängen Ernährung, allgemeine Gesundheit und Mundgesundheit zusammen?
2. Wie kann die Entstehung von Munderkrankungen durch Ernährung verhindert werden?
3. Welche besonderen Aspekte sollten im Alter bei der Ernährung berücksichtigt werden?

1.2.1 Einleitung

Essen ist ein zentrales Thema im Leben von allen Menschen, das uns von Geburt bis zum Tod begleitet. Es ist Lebensnotwendig, Genuss, sozialer Zusammenhalt und vor allem entscheidend für die Gesundheit. Durch die immensen Veränderungen in der Menschheitsgeschichte vom Jäger-Sammler-Dasein bis hin zur Sesshaftwerdung und Industrialisierung, wurde allerdings auch die Ernährung immens verändert. Ein Ernährungsverhalten, was nur auf Intuition, Werbeversprechen und Nachahmung beruht, führt heutzutage nachweislich zu vielen Erkrankungen und früherem Versterben (Murray et al., 2013). Das folgende Kapitel soll die wichtigsten Informationen zum Thema Ernährung, Gesundheit und Mundgesundheit aufführen, um Ernährung wiederum als Gesundheitsfaktor nutzen zu können.

1.2.2 Nährstoffe und ihre Bedeutung für die Mundgesundheit

Eine der gängigsten Methoden, Ernährung zu gliedern, ist die Unterteilung in Nährstoffe. Prinzipiell kann man hierbei Makro- von Mikronährstoffen unterscheiden. Zu den Makronährstoffen gehören die Kohlenhydrate, Fette und Proteine, welche in großer Menge zugeführt werden. Sie liefern zum einen Energie, zum anderen dienen sie auch als Ausgangssubstanzen für Hormone, Zellbestandteile und im Falle von Ballaststoffen als Nahrung für symbiontische Bakterien (Präbiotika). Die Mikronährstoffe müssen nur in geringerer Menge zugeführt werden, was sie aber nicht weniger wichtig für die Gesundheit macht. Zu ihnen gehören die Vitamine, Mineralien und Spurenelemente. Im Folgenden sollten die verschiedenen Nährstoffe und ihre Bedeutung für die Allgemein- und Mundgesundheit näher dargestellt werden.

1.2.3 Von Gewichtszunahme über Gewichtserhaltung bis Kachexie

Jeder Mensch weist einen Kalorienbedarf auf, der sich aus dem Grundumsatz, also der mindestens notwendigen Energie für Herz-, Atem-, Gehirntätigkeit und weiteren Körperfunktionen und dem Physischen Aktivitätslevel (PAL), sowie anderen Erfordernissen, zusammensetzt. Eine wichtige Information in Hinblick auf den alternden Menschen ist der mit dem Alter abnehmende Grundumsatz. Dieser beträgt beispielsweise bei einer 18-jährigen Frau durchschnittlich 1800 kcal, wohingegen er bei einer 75-Jährigen durchschnittlich nur noch 1300 kcal beträgt (Kasper, 2000). Hinzu kommt in der Regel noch ein sich ab dem 30. Lebensjahr reduzierendes PAL assoziert mit einer Abnahme der Muskelmasse (die viel Energie verbraucht) und Zunahme der Fettmasse (Cohn et al., 1980). Allerdings beruhen diese Annahmen wiederum auf den Prozess des »normalen« Alterns in

Industrienationen. Diese Veränderungen können bei anderen Ernährungs- und Aktivitätsprofilen anders aussehen.

Bei der Betrachtung des Kalorienbedarfs muss für die durchschnittliche ältere deutsche Bevölkerung allerdings beachtet werden, dass diese zumeist übergewichtig ist (Deutsche Gesellschaft für Ernährung (DGE), 2020).

Basierend auf den Daten des Mikrozensus 2017 sind in Deutschland lediglich 29,9 % der Männer und 41,6 % der Frauen über dem 65. Lebensjahr normalgewichtig. Während Untergewicht nur 0,5 % (Männer) bis 2 % (Frauen) ausmachte, war die Mehrheit der Untersuchten präadipös (BMI 25–30) oder adipös (BMI > 30), mit steigender Tendenz (DGE, 2020).

Kohlenhydrate

Kohlenhydrate sind Stoffwechselprodukte von Pflanzen, die durch Photosynthese gebildet werden. Sie machen durchschnittlich den Hauptteil der konsumierten Lebensmittel aus. Bei den Kohlenhydraten ist es wichtig zu beachten, dass diese in der längsten Zeit der menschlichen Evolution immer in natürlicher, vollwertiger Form konsumiert wurden, d. h. in Kombination mit Ballaststoffen (langkettigen Kohlenhydraten) und Mikronährstoffen. Vor allem mit Beginn der Industrialisierung wurden jedoch immer mehr prozessierte Kohlenhydrate erzeugt und konsumiert. Die Prozessierung beschreibt beispielsweise den Weg vom vollen Korn/Vollkorn zum Weißmehl, vom Obst zum Saft, von der Zuckerrübe zum Industriezucker. Diese Entwicklung lässt sich an den Verzehrmengen eindrucksvoll nachvollziehen: während vor dem 18. Jahrhundert noch weit unter 1 kg Zucker pro Kopf pro Jahr konsumiert wurde, werden heutzutage rund 35 kg Zucker pro Kopf pro Jahr konsumiert (DGE, 2020; Johnson et al., 2007). Die Weltgesundheitsorganisation empfiehlt einen maximalen Zuckerkonsum von unter 25 Gramm pro Tag, was ungefähr 9 kg pro Kopf pro Jahr ausmachen würde (World Health Organization (WHO), 2015). Während der Zucker an sich eine krankmachende und entzündungsfördernde Wirkung aufweist, sind entsprechend in natürlichen Lebensmitteln auch immer schützende und anti-entzündliche Stoffe wie Ballaststoffe, Antioxidantien und Mikronährstoffe enthalten. Bei prozessierten Kohlenhydraten fällt dieser »Schutz« weg.

Bezüglich der Wirkung von Kohlenhydraten soll im Folgenden die Wirkung des »reinen« Kohlendrats Zucker betrachtet werden, da Zucker die zentrale Substanz für die altersunabhängige Kariesentwicklung darstellt (van Loveren, 2019). Zudem soll aber auch die zentrale Wirkung von Ballaststoffen, wie sie bei natürlichen Lebensmitteln immer vorkommen, begleitend beschrieben werden.

- Freier Zucker (Saccharose ohne Ballaststoffe) besteht aus einem Molekül Fruktose sowie einem Molekül Glukose. Beide Moleküle haben zum Teil unterschiedliche Wirkungen. Ballaststoffe bestehen aus vielverzweigten Zuckermolekülen, die lediglich von bestimmten intestinalen Bakterien aufgespalten werden können. Orale Wirkungen von Zucker: Fruktose/Glukose können jeweils von saccharolytischen Bakterien (wie Streptoccus mutans) in dem oralen Biofilm zu organischen Säuren verstoffwechselt werden (Nyvad & Takahashi, 2020). Dies hat wiederum einen Abfall des pH-Wertes zur Folge, der für die Demineralisation und damit für den zentralen Prozess der Karies verantwortlich ist (▶ Abb. 1.2). Da bei vielen älteren Menschen bereits Wurzeloberflächen freiliegen und diese nicht so resistent sind gegenüber der Demineralisation, kann es an diesen Stellen noch schneller zur Kariesentstehung kommen. Der bakterielle Abbau von Zucker zu kleinkettigen Säuren wirkt zudem entzündungsfördernd auf das Zahnfleisch (Gingivitis) (Kashket et al., 1998). Entsprechend ist Zuckerkonsum assoziiert

mit Karies und Gingivitis/Parodontitis (Hujoel, 2009).
- Orale Wirkung von Ballaststoffen: Ballaststoffe erhöhen den Kauaufwand, was wiederum die Speichelflussrate erhöht und dem Gehirn Sättigung signalisiert. Ein erhöhter Speichelfluss ist zentral, um Zucker von den Zähnen zu spülen und Zahnhartsubstanzen zu remineralisieren. Entsprechend ist Ballaststoffkonsum mit weniger Karies und Gingivitis/Parodontitis assoziiert (Woelber & Tennert, 2020).
- Systemische Wirkungen von Zucker: Die aufgenommene Glukose führt zu einem steilen Blutzuckeranstieg, der wiederum zu einer starken Ausschüttung von Insulin führt. Insulin ist ein zentrales Signal zur Fetteinlagerung in den Adipozyten (Signal zur Gewichtszunahme). Wenn aufgrund des Zuckerkonsums viel Insulin ausgeschüttet wird, kann dies auch zur postprandialen Hypoglykämie führen, die sich in Unwohlsein/Heißhunger äußern kann und in der Regel wieder mit Zuckerkonsum beantwortet wird. Die aufgenommene Fruktose wird insulinunabhängig in der Leber verstoffwechselt. Fruktose hochfrequent und in Form von freien Zuckern konsumiert, kann zur nicht-alkoholischen Leberverfettung und zur Erhöhung des LDL-Cholesterins führen (Te Morenga et al., 2014). Entsprechend ist Zuckerkonsum mit Gewichtszunahme, Herzkreislauferkrankungen und Diabetes mellitus Typ II assoziiert (Johnson et al., 2007b; Te Morenga et al., 2012).
- Systemische Wirkungen von Ballaststoffen: Ballaststoffe senken den Anstieg der von der Glukose ausgelösten postprandialen Hyperglykämie. Zudem senken Ballaststoffe Cholesterin und dienen als Präbiotika für gesunde und appetitregulierende Darmbakterien. Deren Stoffwechselprodukte in Form von kurzkettigen Fettsäuren wirken antientzündlich. Entsprechend ist Ballaststoffkonsum assoziiert mit normalem Gewicht, weniger Herzkreislauferkrankungen und weniger Darmkrebs (Ströhle et al., 2018).

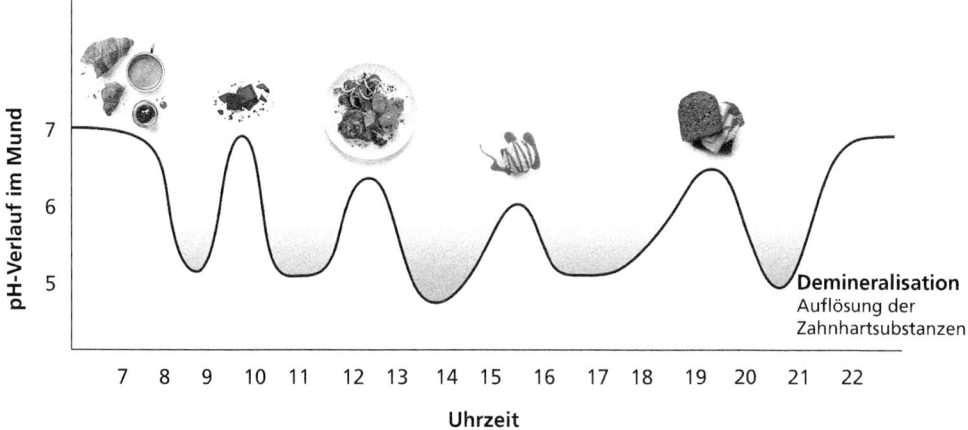

Abb. 1.2: Zuckerimpulse: Veränderungen des pH-Wertes im Laufe des Tages jeweils nach Nahrungsaufnahme. Die schraffierten Flächen veranschaulichen die Zeiträume, zu denen Säuren bakterienbedingt die Zahnoberfläche demineralisieren (Quelle: mund-pflege.net).

Fette

Fette können durch ihren Aufbau prinzipiell in gesättigte, ungesättigte und mehrfach-ungesättigte Fette unterschieden werden. Auch bei dem Konsum von Fetten sind im Rahmen der Menschheitsgeschichte gewichtige Veränderungen aufgetreten, da der Homo sapiens beispielsweise prozessierten Fetten wie Butter, Sonnenblumenöl oder Palmfett erst seit jüngster Zeit gegenüber ausgesetzt ist. Fette sind zahnmedizinisch betrachtet nicht kariogen, sie haben aber einen wichtigen Einfluss auf Entzündungsprozesse (van Woudenbergh et al., 2013). Hierbei scheint vor allem eine Unterscheidung zwischen gesättigten Fettsäuren, und den beiden ungesättigten Omega-6-Fettsäuren (O6FS) und Omega-3-Fettsäuren (O3FS) wichtig. Während die aus den O6FS hervorgehenden Eikosanoide einen entzündungsfördernden Einfluss ausüben, wirken die O3FS-generierten Eikosanoide entzündungshemmend und sogar entzündungsauflösend (Chee et al., 2016; Serhan, 2017). Besonders O6FS-reich sind Pflanzenöle wie Sonnenblumenöl, sowie das Derivat der Arachidonsäure, die lediglich in tierischen Produkten vorkommt. O3FS sind vor allem in Pflanzen wie Leinsamen, Walnüssen, Rapssamen und deren Ölen enthalten (alpha-Linolensäure), sowie in Algen und den algenkonsumierenden Fischen (Eicosapentaensäure (EPA), Docosahexaensäure (DHA)). Dabei muss beachtet werden, dass lediglich EPA und DHA einen aktiven entzündungshemmenden und -auflösenden Charakter haben und alpha-Linolensäure nur in geringem Umfang in EPA/DHA umgewandelt wird. Entsprechend wird auch von der DGE empfohlen, zweimal die Woche Seefisch zu essen. Für Vegetarier*innen/Veganer*innen wiederum ist Algenöl ein guter Ersatz.

Entsprechend ist eine adäquate Zufuhr von O3FS mit weniger Herzkreislauferkrankungen und Demenzerkrankungen (Kosti et al., 2022; Rodriguez et al., 2022) und erhöhter Fleischkonsum mit vermehrtem Auftreten von Herzkreislauferkrankungen assoziiert (Tong et al., 2019). Bezüglich der Mundgesundheit konnte festgestellt werden, dass Fischkonsum mit weniger Parodontitis sowie einer geringeren Anzahl fehlender Zähne (Ottosson et al., 2022) und umgekehrt hoher Fleischkonsum (vor allem rotes und verarbeitetes Fleisch) sowie Konsum von gesättigten Fettsäuren mit vermehrtem Auftreten von Parodontitis assoziiert ist (Iwasaki et al., 2011; Salazar et al., 2018).

Proteine

Proteine sind aus Aminosäuren aufgebaut und stellen die zentralen Bausteine für unterschiedliche Zellen im menschlichen Körper dar. Dabei gibt es acht essenzielle Aminosäuren (Isoleucin, Leucin, Lysin, Methionin, Phenylalanin, Threonin, Tryptophan und Valin), die mit der Ernährung aufgenommen werden müssen. Entsprechend der Ausführungen zu dem Kalorienbedarf und Muskelabbauprozessen beim älteren Menschen, ergibt sich ein logischer Mehrbedarf an Proteinzufuhr im Alter. Während die Empfehlungen der DGE für junge Erwachsene einen Proteinbedarf von 0,8 g Protein pro kg Körpergewicht formulieren, wird ab dem 65. Lebensjahr ein Bedarf von 1,0 g Protein pro kg Körpergewicht empfohlen (DGE, 2023). Prinzipiell können alle Aminosäuren sowohl aus tierischen als auch pflanzlichen Nahrungsquellen aufgenommen werden. In Bezug zu veganen und vegetarischen Ernährungsweisen sind vor allem Vollkorngetreide, Pseudogetreide (wie Amaranth oder Quinoa), Hülsenfrüchte, Soja und Nüsse besonders reich an Proteinen.

Entsprechend den Empfehlungen der DGE sollten maximal 300–600 g Fleisch pro Woche konsumiert werden, und wenn, dann vor allem weißes Fleisch wie Geflügel. Die EAT-Lancet Kommission, die sowohl Gesundheit als auch planetare Ressourcen adressiert, empfiehlt sogar einen Konsum von unter 300 g Fleisch (Willett et al., 2019). In Querschnittuntersuchungen konnten auch bei älteren Menschen Vorteile von vegetarischen Ernährungsweisen, wie in geringeren Blutglukose- und Lipidwerten im Vergleich zu omnivoren gefunden werden (Nieman et al., 1989).

Bezüglich der Mundgesundheit konnten Querschnittstudien geringere parodontale Entzündungswerte bei Vegetarier*innen feststellen (Salazar et al., 2018; Staufenbiel et al., 2013). Allerdings muss dabei auch auf die Qualität und den Prozessierungsgrad der pflanzenbasierten Ernährung geachtet werden, da vegetarische Ernährung theoretisch auch nur aus Zucker bestehen könnte. Entsprechend können vegetarische Ernährungsweisen sowohl mit schlechterer als auch verbesserter Gesundheit einhergehen, abhängig davon, wieviel vegetarischer »Junk-Food« konsumiert wird (Hemler & Hu, 2019; Staufenbiel et al., 2015).

Vegetarische (oder fleischreduzierte) Ernährungsweisen können auch im Alter einen Beitrag zu Gesundheit und Umweltschutz leisten. Bei vegetarischen und veganen Ernährungsweisen sollte auf eine Supplementation von Vitamin B12 und Omega-3 (EPA/DHA) sowie auf eine vollwertige Ausgestaltung (wie Obst statt Zucker, Vollkorn statt Weißmehl) geachtet werden.

Mikronährstoffe

Während bei den Proteinen eine erhöhte Zufuhr beim alternden Menschen notwendig erscheint, unterscheiden sich die Empfehlungen bei den Mikronährstoffen (Vitaminen, Mineralien, Spurenelementen) nicht prinzipiell zwischen jüngeren und älteren Erwachsenen. Allerdings kommt es durch Alterungsprozesse der Haut, altersassoziierten Erkrankungen sowie Medikamenteneinnahmen häufig zu einem Mangel an Vitamin D und Vitamin B12 (Schlüter & Gross, 2019). Gleichzeitig wird beispielsweise häufig zu viel Salz (Natriumchlorid) in Altersheimen konsumiert (Stelz et al., 1998).

Vitamin D ist ein Hormon, welches bei Sonnenexposition durch die Haut gebildet wird. Allerdings nimmt im Laufe des Lebens die Fähigkeit der Haut zur Bildung von Vitamin D ab, sodass bei vielen älteren Menschen Vitamin D erniedrigt ist. Ein optimaler Wert von Vitamin D wird bei 40–50 µg/dl (oder 100–125 nmol/L) diskutiert (Baggerly et al., 2015). Vitamin D spielt eine wesentliche Rolle bei der Resorption von Calcium aus der Nahrung und ist ein wichtiges Hormon für Muskeln, Knochen und die Immunfunktion. Eine Meta-Analyse konnte zeigen, dass die Supplementation von 700–1000 IE (entspricht ca. 17,5–25,0 µg) pro Tag bei älteren Menschen das Sturzrisiko um 22 % senkt (Bischoff-Ferrari et al., 2009). Im Mundraum scheint eine suffiziente Versorgung mit Vitamin D einen kariesprotektiven Effekt zu haben, sowie vor parodontaler Entzündung zu schützen (Kuzmanova & Dommisch, 2020; Wölber & Tennert, 2022).

Bezüglich Vitamin B12 scheinen häufig eingenommene Medikamente (wie Protonen-Pumpen-Inhibitoren und Metformin) zu einer Reduktion der Resorption von Vitamin B12 zu führen, wodurch – je nach Untersuchung – bis zu 45 % der älteren Menschen von einem Mangel an Vitamin B12 betroffen sind (Soysal et al., 2019). Allgemeingesundheitlich kann ein Mangel an Vitamin B12 zu hämatologischen und neurologischen Störungen führen, sowie zu verstärkter parodontaler Entzündung (Wölber & Tennert, 2022; Zong et al., 2016).

Insgesamt sollte für die Mundgesundheit eine vollwertige, mikronährstoffreiche Ernährung fokussiert werden (Dommisch et al., 2018; Wölber & Tennert, 2022). Hierbei scheint auch Vitamin C vorteilhaft, welches in einer Dosis von 2 Kiwis bzw. 1 Paprika bzw. 1 Orange täglich einen anti-inflammatorischen Effekt auf parodontale Entzündungen gezeigt hat (Woelber et al., 2016, 2019). Vorsicht ist jedoch bei Grapefruit/-saft geboten, da diese/r mit Medikamenten interagieren kann (Bailey et al., 2013).

Neben bestimmten einzelnen Nährstoffen gibt es auch bestimmte Lebensmittel, die einen gesundheitsfördernden Effekt auf Zähne und Zahnfleisch aufweisen. Dazu gehören Lebensmittel wie grüner Tee, Blaubeeren, Kurkuma und nitratreiche Pflanzen wie Salate oder rote Bete (Jockel-Schneider et al., 2016; Wölber & Tennert, 2022). Weiterhin sind auch Milchprodukte wie Joghurt mit positiven Effekten für die Mundgesundheit verbunden (Ma et al., 2022).

1.2.4 Ernährungsempfehlungen unter besonderer Berücksichtigung des Alters

Neben den bereits aufgeführten Besonderheiten des Ernährungsverhaltens, sollte im Alter zudem auf eine ausreichende Flüssigkeitszufuhr, die abnehmende Geschmacksfähigkeit und Kaufähigkeit geachtet werden.

Viele Medikamente bedingen eine Xerostomie, also ein subjektiv empfundenes Gefühl der Mundtrockenheit. Da Speichel für die Remineralisation von Zahnhartsubstanzen sowie für die Immunabwehr am Zahnfleisch von zentraler Bedeutung ist, muss stets auf eine ausreichende Mundfeuchte sowohl gegen Karies als auch Parodontitis geachtet werden. Bezüglich der Geschmacksfähigkeit ist zu beachten, dass diese über das Leben hinweg abzunehmen scheint, sodass bei älteren Menschen dies häufig durch starkes Süßen oder Salzen kompensiert wird (Ogawa et al., 2017). Dementsprechend können das Karies- und das Gingivitis-Risiko durch höheren Konsum von freien Zuckern erhöht sein. Bezüglich der Nahrungsaufnahme ist natürlich auch die Kaufähigkeit entscheidend. Hierbei zeigen Untersuchungen, dass die Qualität der Nahrungs- und Nährstoffaufnahme durch fehlende Zähne oder schlechtsitzende Prothesen deutlich eingeschränkt sein kann (Marshall et al., 2002).

Basierend auf den dargestellten Faktoren können folgende Empfehlungen für die Ernährung und Mundgesundheit beim älteren Menschen abgeleitet werden (▶ Abb. 1.3 und ▶ Tab. 1.1):

- Es sollte auf eine ausreichende Flüssigkeitszufuhr geachtet werden. Am besten eignen sich hierfür mineralienreiche Wasser, sowie ungesüßte Tees. Grüner Tee/ Oolong Tee hat zudem zahnbelags- und entzündungshemmende Eigenschaften.
- Beim älteren Menschen ist mit einer höheren Kariesanfälligkeit zu rechnen (Mundtrockenheit, freiliegende Wurzeloberflächen, Präferenz für süße Speisen). Neben den symptomatischen Präventionsansätzen der Mundhygiene und Fluoridierung sollten daher freie Zucker vermieden werden. Obst ist weniger kariogen, kann aber mehrmals am Tag zugeführt, auch Karies verursachen. Zuckeraustauschstoffe wie Xylitol oder Erythritol können in Maßen angewandt eine Süßungsalternative darstellten, sofern sie vertragen werden (Cave: kardiovaskuläre Vorerkrankungen, Witkowski et al., 2024).
- Eine vollwertige Gestaltung der Ernährung mittels Ballaststoffen ist sowohl karies- als auch parodontitis-protektiv. Dabei sollte eine Abwägung zwischen der Kaufähigkeit und dem Prozessierungsgrad der Nahrung getroffen werden. Vollwertige Nahrung kann aber auch vollwertig verarbeitet werden (z. B. Smoothie statt Saft). Statt Weißmehlen sollten Vollkornprodukte verwendet werden. Die zahnärztliche Sicherstellung der Kaufähigkeit ist entsprechend von besonderer Bedeutung.
- Es sollte auf eine ausreichende Zufuhr von O3FS aus Fisch und/oder Algenöl geachtet werden, nach DGE-Empfehlung mindestens 250 mg EPA/DHA täglich.
- Es sollte auf eine erhöhte Proteinzufuhr geachtet werden, die sowohl aus tierischen oder aus pflanzlichen Quellen gedeckt werden kann. Pflanzenbasierte Ernährungsweisen zeigen Vorteile für die Herz-

gesundheit, den normalen Blutzuckerspiegel und die Zahnfleischgesundheit.
- Nicht nur aus mundgesundheitlicher Sicht sollten Mikronährstoffe wie Vitamin D und Vitamin B12 geprüft und gezielt zugeführt werden.
- Spezielle Lebensmittel wie Blaubeeren, Kiwis, Kurkuma, nitrathaltige Pflanzen (wie grüner Salat/Rote Bete) können zusätzlichen Nutzen für die Mundgesundheit mit sich bringen.

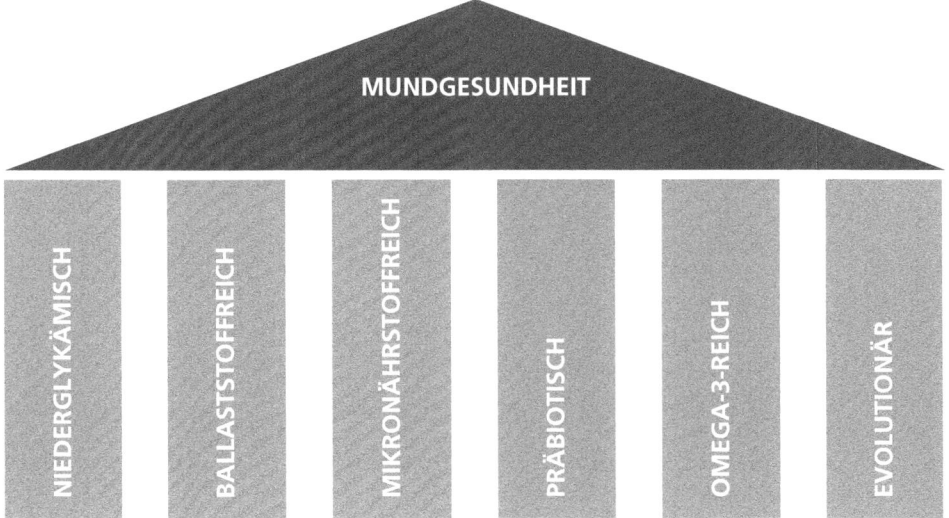

Abb. 1.3: Die 6 Prinzipien für eine Mundgesunde Ernährung nach der »Ernährungszahnbürste« (Wölber & Tennert, 2023).

Tab. 1.1: Bewertung verschiedener Lebensmittel nach den Prinzipien für eine mundgesunde Ernährung (Wölber & Tennert, 2023).

	Softdrinks	Fleisch	Obst	Gemüse
Ballaststoffe	Nein	Nein	Ja	Ja
Glykämischer Index	Sehr hoch	Gering	Mäßig	Gering
Vitamine	Nein	Gering	Hoch	Hoch
Mikronährstoffe	Nein	Gering	Hoch	Hoch
Proentzündliche Fette	Nein	Eventuell	Nein	Nein
Risikofaktor Parodontitis	Ja	Eventuell	Nein	Nein
Risikofaktor Karies	Ja	Nein	Eventuell	Nein
Risikofaktor Diabetes	Ja	Eventuell	Nein	Nein
Risikofaktor Herzinfarkt	Ja	Eventuell	Nein	Nein
Einfluss auf das Mikrobiom im Darm	Negativ	Negativ	Positiv	Positiv

1.2.5 Fazit

Ernährung, Mund- und Allgemeingesundheit hängen eng miteinander zusammen. Ernährung stellt von Geburt bis zum Lebensende eine wesentliche Komponente im Leben eines jeden Menschen dar, die in der Regel mehrmals am Tag Einfluss ausübt. Vor allem durch die menschheitsgeschichtlichen Einflüsse der Sesshaftwerdung und der industriellen Revolution hat sich das durchschnittliche Ernährungsverhalten jedoch stark verändert und stellt heute einen Hauptrisikofaktor für nichtübertragbare Erkrankungen (vor allem Krebs, Herz-Kreislauf-Erkrankungen, chronische Atemwegserkrankungen, Diabetes und Erkrankungen des Bewegungsapparates) und das frühzeitige Versterben dar. Karies und Parodontitis können dabei als ernährungsbedingte oder -assoziierte Zivilisationserkrankungen verstanden werden. Dabei spielt die Prozessierung der Ernährung mit einem hohen Zuckerkonsum bei gleichzeitigem Verlust von Ballaststoffen und Mikronährstoffen eine wesentliche Rolle.

Entsprechend kann eine gesundheitsfördernde Ernährung in einer hauptsächlich pflanzenbasierten Vollwertkost gesehen werden, mit besonderer Berücksichtigung von Vitamin D, Vitamin B12 und marinen O3FS (EPA/DHA).

Beim alternden Menschen muss von einem durchschnittlich erhöhten Kariesrisiko, einer geringeren Kaufähigkeit und bestimmten Mikronährstoffunterversorgungen (Vitamin D, Vitamin B12) ausgegangen werden. Diese Risiken können mit einer anpassten Ernährung bzw. entsprechender Supplementierung minimiert werden.

1.2.6 Literatur

Baggerly, C. A., Cuomo, R. E., French, C. B., Garland, C. F., Gorham, E. D., Grant, W. B., Heaney, R. P., Holick, M. F., Hollis, B. W., McDonnell, S. L., Pittaway, M., Seaton, P., Wagner, C. L., & Wunsch, A. (2015). Sunlight and Vitamin D: Necessary for Public Health. *Journal of the American College of Nutrition, 34*(4), 359–365. https://doi.org/10.1080/07315724.2015.1039866.

Bailey, D. G., Dresser, G., & Arnold, J. M. O. (2013). Grapefruit–medication interactions: Forbidden fruit or avoidable consequences? *CMAJ, 185*(4), 309–316. https://doi.org/10.1503/cmaj.120951.

Bischoff-Ferrari, H. A., Dawson-Hughes, B., Staehelin, H. B., Orav, J. E., Stuck, A. E., Theiler, R., Wong, J. B., Egli, A., Kiel, D. P., & Henschkowski, J. (2009). Fall prevention with supplemental and active forms of vitamin D: A meta-analysis of randomised controlled trials. *BMJ (Clinical Research Ed.), 339*, b3692. https://doi.org/10.1136/bmj.b3692.

Chee, B., Park, B., Fitzsimmons, T., Coates, A. M., & Bartold, P. M. (2016). Omega-3 fatty acids as an adjunct for periodontal therapy-a review. *Clinical Oral Investigations, 20*(5), 879–894. https://doi.org/10.1007/s00784-016-1750-2.

Cohn, S. H., Vartsky, D., Yasumura, S., Sawitsky, A., Zanzi, I., Vaswani, A., & Ellis, K. J. (1980). Compartmental body composition based on total-body nitrogen, potassium, and calcium. *American Journal of Physiology-Endocrinology And Metabolism, 239*(6), E524–E530.

Deutsche Gesellschaft für Ernährung (Ed.). (2020). 14. DGE Ernährungsbericht.

DGE. (2023). DGE Hompage Proteinbedarf. Letzter Zugriff am 05.05.2025 unter: https://www.dge.de/wissenschaft/referenzwerte/protein/?L=0.

Dommisch, H., Kuzmanova, D., Jönsson, D., Grant, M., & Chapple, I. (2018). Effect of micronutrient malnutrition on periodontal disease and periodontal therapy. *Periodontology 2000, 78*(1), 129–153. https://doi.org/10.1111/prd.12233

Hemler, E. C., & Hu, F. B. (2019). Plant-Based Diets for Cardiovascular Disease Prevention: All Plant Foods Are Not Created Equal. *Current Atherosclerosis Reports, 21*(5), 18. https://doi.org/10.1007/s11883-019-0779-5.

Hujoel, P. (2009). Dietary carbohydrates and dental-systemic diseases. *Journal of Dental Research, 88*(6), 490–502. https://doi.org/10.1177/0022034509337700.

Iwasaki, M., Manz, M. C., Moynihan, P., Yoshihara, A., Muramatsu, K., Watanabe, R., & Miyazaki, H. (2011). Relationship between saturated fatty acids and periodontal disease. *Journal of Dental Research, 90*(7), 861–867. https://doi.org/10.1177/0022034511405384.

Jockel-Schneider, Y., Goßner, S. K., Petersen, N., Stölzel, P., Hägele, F., Schweiggert, R. M., Haubitz, I., Eigenthaler, M., Carle, R., & Schlagenhauf, U. (2016). Stimulation of the nitrate-nitrite-NO-metabolism by repeated lettuce juice consumption decreases gingival inflammation in periodontal recall patients: A randomized, double-blinded, placebo-controlled clinical trial. *Journal of Clinical Periodontology*, *43*(7), 603–608. https://doi.org/10.1111/jcpe.12542.

Johnson, R. J., Segal, M. S., Sautin, Y., Nakagawa, T., Feig, D. I., Kang, D.-H., Gersch, M. S., Benner, S., & Sánchez-Lozada, L. G. (2007). Potential role of sugar (fructose) in the epidemic of hypertension, obesity and the metabolic syndrome, diabetes, kidney disease, and cardiovascular disease. *The American Journal of Clinical Nutrition*, *86*(4), 899–906. https://doi.org/10.1093/ajcn/86.4.899.

Kashket, S., Zhang, J., & Niederman, R. (1998). Gingival Inflammation Induced by Food and Short-chain Carboxylic Acids. *Journal of Dental Research*, *77*(2), 412–417. https://doi.org/10.1177/00220345980770021001.

Kasper, H. (2000). Ernährungsmedizin und Diätetik. Elsevier.

Kosti, R. I., Kasdagli, M. I., Kyrozis, A., Orsini, N., Lagiou, P., Taiganidou, F., & Naska, A. (2022). Fish intake, n-3 fatty acid body status, and risk of cognitive decline: A systematic review and a dose-response meta-analysis of observational and experimental studies. *Nutrition Reviews*, *80*(6), 1445–1458. https://doi.org/10.1093/nutrit/nuab078.

Kuzmanova, D., & Dommisch, H. (2020). Haben Parodontitispatienten einen Mikronährstoffmangel? *Quintessenz 71*(5), 512–526.

Ma, J., Furuta, M., Uchida, K., Takeshita, T., Kageyama, S., Asakawa, M., Takeuchi, K., Suma, S., Sakata, S., Hata, J., Sohn, W., Ninomiya, T., & Yamashita, Y. (2022). Yogurt product intake and reduction of tooth loss risk in a Japanese community. *Journal of Clinical Periodontology*, *49*(4), 345–352. https://doi.org/10.1111/jcpe.13593.

Marshall, T. A., Warren, J. J., Hand, J. S., Xie, X.-J., & Stumbo, P. J. (2002). Oral health, nutrient intake and dietary quality in the very old. *Journal of the American Dental Association (1939)*, *133*(10), 1369–1379. https://doi.org/10.14219/jada.archive.2002.0052.

Murray, C. J., Abraham, J., Ali, M. K., Alvarado, M., Atkinson, C., Baddour, L. M., Bartels, D. H., Benjamin, E. J., Bhalla, K., & Birbeck, G. (2013). The state of US health, 1990-2010: Burden of diseases, injuries, and risk factors. *Jama*, *310*(6), 591–606.

Nieman, D. C., Underwood, B. C., Sherman, K. M., Arabatzis, K., Barbosa, J. C., Johnson, M., & Shultz, T. D. (1989). Dietary status of Seventh-Day Adventist vegetarian and non-vegetarian elderly women. *Journal of the American Dietetic Association*, *89*(12), 1763–1769.

Nyvad, B., & Takahashi, N. (2020). Integrated hypothesis of dental caries and periodontal diseases. *Journal of Oral Microbiology*, *12*(1), 1710953. https://doi.org/10.1080/20002297.2019.1710953.

Ogawa, T., Uota, M., Ikebe, K., Arai, Y., Kamide, K., Gondo, Y., Masui, Y., Ishizaki, T., Inomata, C., Takeshita, H., Mihara, Y., Hatta, K., & Maeda, Y. (2017). Longitudinal study of factors affecting taste sense decline in old-old individuals. *Journal of Oral Rehabilitation*, *44*(1), 22–29. https://doi.org/10.1111/joor.12454.

Ottosson, F., Hultgren, L., Fernandez, C., Engström, G., Orho-Melander, M., Kennbäck, C., Persson, M., Demmer, R. T., Melander, O., Klinge, B., Nilsson, P. M., & Jönsson, D. (2022). The inverse association between a fish consumption biomarker and gingival inflammation and periodontitis: A population-based study. *Journal of Clinical Periodontology*, *49*(4), 353–361. https://doi.org/10.1111/jcpe.13602.

Rodriguez, D., Lavie, C. J., Elagizi, A., & Milani, R. V. (2022). Update on Omega-3 Polyunsaturated Fatty Acids on Cardiovascular Health. *Nutrients*, *14*(23), 5146. https://doi.org/10.3390/nu14235146.

Salazar, C. R., Laniado, N., Mossavar-Rahmani, Y., Borrell, L. N., Qi, Q., Sotres-Alvarez, D., Morse, D. E., Singer, R. H., Kaplan, R. C., Badner, V., & Lamster, I. B. (2018). Better-quality diet is associated with lower odds of severe periodontitis in US Hispanics/Latinos. *Journal of Clinical Periodontology*, *45*(7), 780–790. https://doi.org/10.1111/jcpe.12926.

Schlüter, N., & Gross, P. (2019). Besonderheiten in der Ernährung im Alter. *Swiss Dental Journal SSO 129*(11), 929–936.

Serhan, C. N. (2017). Discovery of specialized pro-resolving mediators marks the dawn of resolution physiology and pharmacology. *Molecular Aspects of Medicine*, *58*, 1–11. https://doi.org/10.1016/j.mam.2017.03.001.

Soysal, P., Smith, L., Capar, E., Kalan, U., Arik, F., & Isik, A. T. (2019). Vitamin B12 and folate deficiencies are not associated with nutritional or weight status in older adults. *Experimental Gerontology*, *116*, 1–6. https://doi.org/10.1016/j.exger.2018.12.007.

Staufenbiel, I., Adam, K., Deac, A., Geurtsen, W., & Günay, H. (2015). Influence of fruit consumption and fluoride application on the prevalence of caries and erosion in vegetarians—A controlled clinical trial. *European Journal of Clinical Nutrition*, *69*(10), 1156–1160. https://doi.org/10.1038/ejcn.2015.20.

Staufenbiel, I., Weinspach, K., Förster, G., Geurtsen, W., & Günay, H. (2013). Periodontal conditions in vegetarians: A clinical study. European Journal of Clinical Nutrition, 67(8), 836–840. https://doi.org/10.1038/ejcn.2013.101.

Stelz, A., Lindemann, P., Wojke, B., Erbe, T., Schulter, P., Muskat, E., Most, E., & Pallauf, J. (1998). Nutrient content in the daily diet from selected nursing homes for the elderly in the German state of Hessen Second Report – Minerals. Zeitschrift Für Ernährungswissenschaft, 37(3), 269–278. https://doi.org/10.1007/s003940050026.

Ströhle, A., Wolters, M., & Hahn, A. (2018). Präventives Potenzial von Ballaststoffen- Ernährungsphysiologie und Epidemiologie. Aktuelle Ernährungsmedizin, 43(03), 179–200.

Te Morenga, L. A., Howatson, A. J., Jones, R. M., & Mann, J. (2014). Dietary sugars and cardiometabolic risk: Systematic review and meta-analyses of randomized controlled trials of the effects on blood pressure and lipids. The American Journal of Clinical Nutrition, 100(1), 65–79. https://doi.org/10.3945/ajcn.113.081521.

Te Morenga, L., Mallard, S., & Mann, J. (2012). Dietary sugars and body weight: Systematic review and meta-analyses of randomised controlled trials and cohort studies. BMJ (Clinical Research Ed.), 346, e7492. https://doi.org/10.1136/bmj.e7492.

Tong, T. Y. N., Appleby, P. N., Bradbury, K. E., Perez-Cornago, A., Travis, R. C., Clarke, R., & Key, T. J. (2019). Risks of ischaemic heart disease and stroke in meat eaters, fish eaters, and vegetarians over 18 years of follow-up: Results from the prospective EPIC-Oxford study. BMJ (Clinical Research Ed.), 366, l4897. https://doi.org/10.1136/bmj.l4897.

van Loveren, C. (2019). Sugar Restriction for Caries Prevention: Amount and Frequency. Which Is More Important? Caries Research, 53(2), 168–175. https://doi.org/10.1159/000489571.

van Woudenbergh, G. J., Theofylaktopoulou, D., Kuijsten, A., Ferreira, I., van Greevenbroek, M. M., van der Kallen, C. J., Schalkwijk, C. G., Stehouwer, C. D. A., Ocké, M. C., Nijpels, G., Dekker, J. M., Blaak, E. E., & Feskens, E. J. M. (2013). Adapted dietary inflammatory index and its association with a summary score for low-grade inflammation and markers of glucose metabolism: The Cohort study on Diabetes and Atherosclerosis Maastricht (CODAM) and the Hoorn study. The American Journal of Clinical Nutrition, 98(6), 1533–1542. https://doi.org/10.3945/ajcn.112.056333.

Willett, W., Rockström, J., Loken, B., Springmann, M., Lang, T., Vermeulen, S., Garnett, T., Tilman, D., DeClerck, F., Wood, A., Jonell, M., Clark, M., Gordon, L. J., Fanzo, J., Hawkes, C., Zurayk, R., Rivera, J. A., De Vries, W., Majele Sibanda, L., ... Murray, C. J. L. (2019). Food in the Anthropocene: The EAT-Lancet Commission on healthy diets from sustainable food systems. Lancet (London, England), 393(10170), 447–492. https://doi.org/10.1016/S0140-6736(18)31788-4.

Witkowski, M., Nemet, I., Li, X. S., Wilcox, J., Ferrell, M., Alamri, H., ... & Hazen, S. L. (2024). Xylitol is prothrombotic and associated with cardiovascular risk. European Heart Journal, 45(27), 2439-2452. https://doi.org/10.1093/eurheartj/ehae244.

Woelber, J. P., Bremer, K., Vach, K., König, D., Hellwig, E., Ratka-Krüger, P., Al-Ahmad, A., & Tennert, C. (2016). An oral health optimized diet can reduce gingival and periodontal inflammation in humans—A randomized controlled pilot study. BMC Oral Health, 17(1), 28. https://doi.org/10.1186/s12903-016-0257-1.

Woelber, J. P., Gärtner, M., Breuninger, L., Anderson, A., König, D., Hellwig, E., Al-Ahmad, A., Vach, K., Dötsch, A., Ratka-Krüger, P., & Tennert, C. (2019). The influence of an anti-inflammatory diet on gingivitis. A randomized controlled trial. Journal of Clinical Periodontology, 46(4), 481–490. https://doi.org/10.1111/jcpe.13094.

Wölber, J. P., & Tennert, C. (Eds.). (2023). Die Ernährungszahnbürste. 4. Auflage. Unimedica, ein Imprint des Narayana Verlags.

Woelber, J. P., & Tennert, C. (2020). Chapter 13: Diet and Periodontal Diseases. Monographs in Oral Science, 28, 125–133. https://doi.org/10.1159/000455380.

Wölber, J. P., & Tennert, C. (Eds.). (2022). Ernährungszahnmedizin. Quintessenz. https://www.quintessence-publishing.com/deu/de/product/ernaehrungszahnmedizin.

World Health Organization. (2015). Guideline: Sugars intake for adults and children. World Health Organization.

Zong, G., Holtfreter, B., Scott, A. E., Völzke, H., Petersmann, A., Dietrich, T., Newson, R. S., & Kocher, T. (2016). Serum vitamin B12 is inversely associated with periodontal progression and risk of tooth loss: A prospective cohort study. Journal of Clinical Periodontology, 43(1), 2–9. https://doi.org/10.1111/jcpe.12483.

1.3 Zahnmedizinische Präventionsstrategien bei älteren Menschen mit Pflegebedarf

Stefan Zimmer

1. Wie ist es um Mundgesundheit von älteren Menschen mit Pflegebedarf bestellt und was versteht man unter der zahnmedizinischen funktionellen Kapazität?
2. Welche besonderen Herausforderungen bestehen bei der Oralprävention älterer Menschen mit Pflegebedarf?
3. Welche Maßnahmen sind in der häuslichen Prävention der Mundgesundheit besonders wirksam?

1.3.1 Einleitung

Menschen mit pflegerischem Unterstützungsbedarf bei der Mundhygiene bedürfen auch in der Prävention von Karies und Parodontitis einer besonderen Aufmerksamkeit, jeweils in Abhängigkeit vom Grad ihrer Einschränkungen. Diese haben Folgen für die Fähigkeit, eine eigenständige wirksame häusliche Mundhygiene auszuüben und bei eingeschränkter Mobilität auch für das Aufsuchen einer Zahnarztpraxis, womit die Inanspruchnahme zahnärztlicher Vorsorgeuntersuchungen und Präventionskonzepte, wie der professionellen Zahnreinigung, erschwert ist. Zahnärztliche Hausbesuche sind insbesondere in der häuslichen Pflege noch zu wenig etabliert. Eingeschränkte zeitliche Ressourcen in der pflegerischen Versorgung können die vorhandenen Defizite kaum ausgleichen. Deshalb ist eine Fokussierung auf besonders effiziente Präventionsmaßnahmen wichtig.

1.3.2 Mundgesundheit und zahnmedizinische funktionelle Kapazität

In der letzten in Deutschland durchgeführten bevölkerungsrepräsentativen Untersuchung ergab sich bei den 75-100-Jährigen bei der noch vorhandenen Anzahl gesunder bzw. funktionsfähig restaurierter Zähne für die Pflegebedürftigen ein Wert von 4,9 im Vergleich zu 9,6 in der gleichen Alterskohorte der Gesamtbevölkerung. Der DMFT-Wert[2], der die Summe der kariösen, fehlenden und gefüllten Zähne angibt, lag bei 24,5 (mit Pflegebedarf) bzw. 21,6 (Gesamtpopulation) (Nitschke & Micheelis, 2016). Allerdings wurden Menschen, die z. B. aufgrund eingeschränkter Mobilität, eingeschränkter Kooperationsfähigkeit oder auch aufgrund fortgeschrittener Pflegebedürftigkeit nicht zum Untersuchungsort kommen konnten oder wollten, in dieser Studie nicht erfasst. Das dürfte zu einer deutlichen Unterschätzung der Situation bei Pflegebedürftigen geführt haben.

Eigene Untersuchungen, die im Jahr 2014 in fünf Seniorenheimen in Duisburg durchgeführt wurden, ergaben ein deutlich anderes Bild. Hier wiesen durchschnittlich 71,2 Jahre alte Menschen mit damals unterschiedlichen Pflegestufen einen Mittelwert von 23,2 fehlenden Zähnen (Shahani, 2014) auf, während in der Gesamtbevölkerung der 65–74-Jährigen lediglich 11,1 Zähne fehlten (Jordan & Micheelis, 2016).

---

[2] D = decayed (kariös), M = missing (fehlend). F = filled (mit einer Zahnfüllung, T = tooth (Zahn)

Die zahnmedizinische funktionelle Kapazität beschreibt die Ressourcen im Hinblick auf die Belastbarkeit bei der zahnmedizinischen Behandlung, die Mundhygienefähigkeit sowie die mundgesundheitsbezogene Eigenverantwortlichkeit. Jede dieser drei Kategorien wird anhand einer vierstufigen Skala bewertet: normal, leicht reduziert, stark reduziert, keine (Nitschke et al., 2012, 2016, 2021). Menschen mit Pflegebedarf (75–100-Jährige) wiesen im Vergleich zur gleichaltrigen Gesamtpopulation, in der die Pflegebedürftigen eingeschlossen waren (!), insgesamt deutlich schlechtere Werte auf (Jordan et al, 2016). Die Werte für Mundhygienefähigkeit lagen bei 57,4 % vs. 86,3 % und bei der Eigenverantwortlichkeit bei 41,0 % vs. 77,9 % (Nitschke, 2016). Nach Schätzungen auf der Grundlage der 5. Deutschen Mundgesundheitsstudie benötigen von den ca. 5 Millionen Pflegebedürftigen ca. 2,3 Millionen Unterstützung bei der täglichen häuslichen Mundhygiene (Jordan & Micheelis, 2016).

1.3.3 Herausforderungen in der Oralprävention

Die Oralprävention verfolgt bei Menschen mit Unterstützungsbedarf grundsätzlich die gleichen Ziele wie bei allen anderen Menschen: die Erhaltung eines voll funktionsfähigen Kauapparates und Schmerzfreiheit. Dabei steht neben der Prävention von Karies, Gingivitis und Parodontitis auch die Funktionsfähigkeit der Mundschleimhaut besonders im Fokus. Pflegebedürftige Menschen leiden häufig unter chronischen Erkrankungen und nehmen meist mehrere Medikamente mit der Nebenwirkung Mundtrockenheit zu sich. Die reduzierte Speichelproduktion trocknet nicht nur die Mundschleimhäute aus, sondern schränkt auch die Fähigkeit zur Durchfeuchtung und Formung der Nahrung ein. Die Nahrungsaufnahme ist dadurch erschwert. Verstärkt wird diese Schwierigkeit durch die Tatsache, dass trockene Mundschleimhäute sich oft entzünden und bei Berührung schmerzen. In der Summe können diese Effekte zu einer reduzierten Nahrungsaufnahme führen und damit eine Kachexie, die durch Grunderkrankungen wie Tumore oder neurodegenerative Veränderungen verursacht wird, verstärken. Auch diesem Effekt gilt es also in der Oralprävention bei Menschen mit Unterstützungsbedarf entgegenzuwirken.

1.3.4 Präventionsstrategien

Nach einer Untersuchung von Techtmann aus dem Jahr 2015, die als repräsentativ für Deutschland eingeschätzt werden kann, lag die durchschnittliche Verweildauer von Menschen, die in stationären Einrichtungen der Altenpflege leben, bis zu ihrem Versterben im Jahr 2014 bei 27,1 Monaten (Frauen 31,6 Monate; Männer 17,9 Monate). Im Jahr 2007 waren es noch 32,2 Monate (Frauen 37,4 Monate; Männer 18,2 Monate). Die mittlere Verweildauer nimmt also rasch ab (Techtmann, 2015). Bestätigt wurde dies durch eine kleine Anfrage im Landtag von Baden-Württemberg aus dem Jahre 2020. Demnach lebten Menschen in Einrichtungen der Altenpflege nach ihrem Einzug im Jahr 2015 durchschnittlich noch 840 Tage (28 Monate), wohingegen im Jahr 2018 die Menschen nur noch 702 Tage (23,4 Monate) lebten (Baden-Württemberg, 2020). In einem Zeitraum von elf Jahren nahm die mittlere Verweildauer bis zum Versterben also um 8,8 Monate ab, das entspricht einem Rückgang um 27,3 %.

Welche Relevanz besitzt dies für die zahnmedizinische Versorgung? Da sich die mittlere Überlebensdauer nach Eintritt der Pflegebedürftigkeit nicht wesentlich verändert, verbringen die betroffenen Menschen zunehmend mehr Zeit in der Häuslichkeit. So ist auch der Anteil der in der Häuslichkeit gepflegten Menschen in den zurückliegenden Jahren permanent angestiegen und lag im Jahr 2021 bei 84 % (Statista, 2022). Aus der Erkenntnis, dass der Mundgesundheitszustand bei Menschen mit Pflegebedarf, die in Einrichtungen der stationären Langzeitpflege leben, deutlich schlechter ist als in der vergleichbaren Gesamtbevölkerung (Shahani, 2014), kann gefolgert werden, dass sich der Mundgesundheitszustand ab Beginn der Pflegebedürftigkeit verschlechtert. Daher muss eine intensive oralpräventive Betreuung bereits zu diesem Zeitpunkt einsetzen. Überzeugende Konzepte, wie das geschehen kann, gibt es bisher noch nicht. Erfolge können durch die Zusammenarbeit mit ambulanten Pflegediensten erzielt werden. Sie betreuen entweder ambulant Pflegebedürftige (29 %) oder beraten pflegende Familienangehörige (71 %), die Pflegegeld nach § 37(3) SGB XI empfangen, halb- bis vierteljährlich (Statista, 2023).

1.3.5 Maßnahmen in der häuslichen Prävention

Handhabung von Zahnbürsten

Pflegebedürftige sind entweder selbst noch im Stande, ihre tägliche Mundhygiene durchzuführen, oder sie benötigen Unterstützung. Zur Einschätzung eines möglichen Unterstützungsbedarfs kann der Geldzähltest nach Nikolaus (Nikolaus, 1995) in Verbindung mit dem Nackengriff-Test herangezogen werden. Der Geldzähltest kann online als pdf kostenlos bezogen werden (KT-books GbR, 2024). Damit lassen sich Nahvisus, manuelle Fertigkeiten und auch kognitive Funktionen abschätzen. Da beim Zähneputzen außerdem die Beweglichkeit der Hand und des Armes, der zum Putzen verwendet wird, eine wichtige Rolle spielt, sollte die pflegebedürftige Person im Stande sein, mit der entsprechenden Hand ihren Nacken zu umgreifen. Werden beide Tests gut gemeistert, besteht kein Unterstützungsbedarf bei der täglichen Mundhygiene. Ist das nicht der Fall, so besteht Unterstützungsbedarf bis hin zur vollständigen Übernahme der Mundhygiene durch die pflegende Person. Die Mundhygiene sollte aber nur in dem Maße von einer dritten Person übernommen werden, soweit dies notwendig ist.

Für das selbständige Zähneputzen ist bei eingeschränkter manueller Geschicklichkeit, z. B. bei Arthrose der Hand, eine Griffverstärkung für die Zahnbürste hilfreich, damit diese besser in der Hand gehalten werden kann (▶ Abb. 1.4). Auch eine Dreikopfzahnbürste (▶ Abb. 1.5) erleichtert das Zähneputzen, weil sie die Zähne von drei Seiten umfasst und sich so optimal positionieren und führen lässt. Ihre besondere Effektivität und Effizienz wurden in einer klinischen Studie belegt (Zimmer, 1999). Diese Dreikopfzahnbürste ist auch als Hilfsmittel für das »Fremdputzen« besonders nützlich. Bei langen Zähnen – wenn sich Knochen und Zahnfleisch zurückgezogen haben – kann die Bürste jedoch die wichtigen Übergangsbereich zum Zahnfleisch nicht sicher erreichen. Wenn möglich, sollte zudem eine regelmäßige Reinigung der Zahnzwischenräume mit Interdentalbürsten stattfinden. Im Zahnzwischenraum ist das Risiko für Karies und Zahnfleischentzündungen besonders hoch. Allerdings stellt die Anwendung dieser Hilfsmittel eine erhöhte Anforderung an die manuelle Geschicklichkeit und dürfte von den meisten Pflegebedürftigen, aber auch von den meisten Pflegenden nur mit etwas Übung korrekt umsetzbar sein. Eine Alternative für Pflegebedürftige, die sicher ausspülen können, sind gebrauchsfertige Mundspüllösungen mit antimikrobieller Wirkung.

Zahnpasten

Ein besonderes Problem bei älteren Menschen stellt die Wurzelkaries dar. Studien belegen, dass eine Zahnpasta mit hoher Fluoridkonzentration (5.000 ppm Fluorid) bei der Vorbeugung von Wurzelkaries besonders wirksam ist (Srinivasan, 2014; Ekstrand, 2016). Auch an anderen Zahnflächen ist die

Teil I Grundlagen

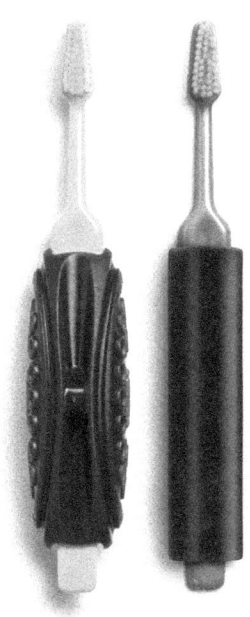

Abb. 1.4: Griffverstärkungen erleichtern das Greifen der Zahnbürste (Quelle: mund-pflege.net).

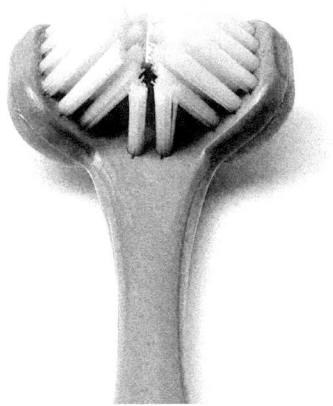

Abb. 1.5: Die Dreikopfzahnbürste erleichtert das Zähneputzen durch ihre einfache Handhabung und ist sehr effektiv (Quelle: mund-pflege.net).

hoch konzentrierte Zahnpasta deutlich wirksamer als eine Zahnpasta mit 1.450 ppm Fluorid (Nordstrom, 2010). Ein Nachteil ist, dass sie nicht wie andere Zahnpasten ein Kosmetikum ist, sondern ein Arzneimittel, dass ärztlich verordnet werden muss und deutlich teurer ist. Zahnpasten, die als Kosmetikum zugelassen sind, enthalten maximal 1.450 ppm Fluorid. Eine Kostenübernahme der Zahnpasta mit 5.000 ppm Fluorid durch die gesetzlichen Krankenversicherungen wäre für Menschen mit besonders hohem Kariesrisiko und vor allem Menschen mit Pflegebedarf sehr wünschenswert.

Mundspüllösungen

Gebrauchsfertige Mundspüllösungen sind von so genannten Mundwasser-Konzentraten abzugrenzen. Die Letztgenannten werden in hoher Verdünnung mit Wasser eingesetzt und haben keinen nennenswerten Effekt bezüglich der Vorbeugung von Karies, Gingivitis oder Parodontitis. Gebrauchsfertige Mundspüllösungen stellen dem gegenüber in vielen Fällen eine sinnvolle Ergänzung des mechanischen Biofilmmanagements dar. Ihre wichtigsten Eigenschaften sind Kariesprävention durch Fluorid und Gingivitisprävention durch antimikrobielle Substanzen. Es sollte immer – solange noch eigene Zähne in der Mundhöhle vorhanden sind – darauf geachtet werden, dass die verwendete Lösung nicht nur antimikrobiell wirksam ist, sondern auch Fluorid enthält. Für Mundspüllösungen mit Fluorid wurde eine durchschnittliche Karieshemmung von 27 % nachgewiesen (Marinho, 2009; Marinho, 2016), die sich sogar noch erhöhen lässt, wenn man besonders wirksame Produkte auswählt. Auch in der Vorbeugung von Wurzelkaries sind sie besonders wirksam. In einer klinischen Studie konnte eine Karieshemmung von 61 % gefunden werden (Ueberschär, 1991). Diese Effekte gelten auch, wenn bereits mit anderen Maßnahmen, z. B. Fluoridzahnpasta, Karieshemmungen erreicht wurden. Zahnbeläge und Zahnfleischbluten, bedingt durch Gingivitis, können durch gebrauchsfertige Mundspüllösungen mit antimikrobieller Wirkung um etwa 20–40 % reduziert werden (Zimmer, 2006). Wenn die pflegebedürftige Person selbst sicher ausspülen kann, sollte sie die Mundspüllösung zweimal täglich 30 Sekunden lang anwenden. Ist dies nicht mehr möglich, können die Zähne und Schleimhäute zweimal täglich mit einem in der Spüllösung getränkten Tupfer befeuchtet werden.

Prothesenreinigung

Viele Menschen mit Pflegebedarf tragen herausnehmbaren Zahnersatz. Auch dieser muss regelmäßig gereinigt werden. Schlecht gereinigter Zahnersatz fördert die Entstehung von Zahnfleischentzündung und Karies, wenn noch eigene Zähne vorhanden sind. Darüber hinaus können bakterielle Beläge (Biofilm, Plaque), die den Zahnersatz besiedeln, in die Atemwege gelangen und das Risiko für das Entstehen einer Lungenentzündung erhöhen (Dakka 2022). Das Reinigen von Prothesen kann allerdings zeitraubend sein und muss vor allem auch von der Unterseite erfolgen, mit der der Zahnersatz auf der Mundschleimhaut aufliegt und Biofilm-assoziierte Entzündungen verursachen kann. Spezielle Prothesenbürsten ermöglichen es auch, schwer erreichbare Stellen an der Prothesenunterseite zu reinigen (▶ Abb. 1.6).

Für die Prothesenreinigung kann die Nutzung von Ultraschallbädern (Zenthöfer et al., 2016a; 2016b) in ausgewählten Settings als praktikable Lösung zur Verbesserung der Prothesenhygiene sinnvoll sein.

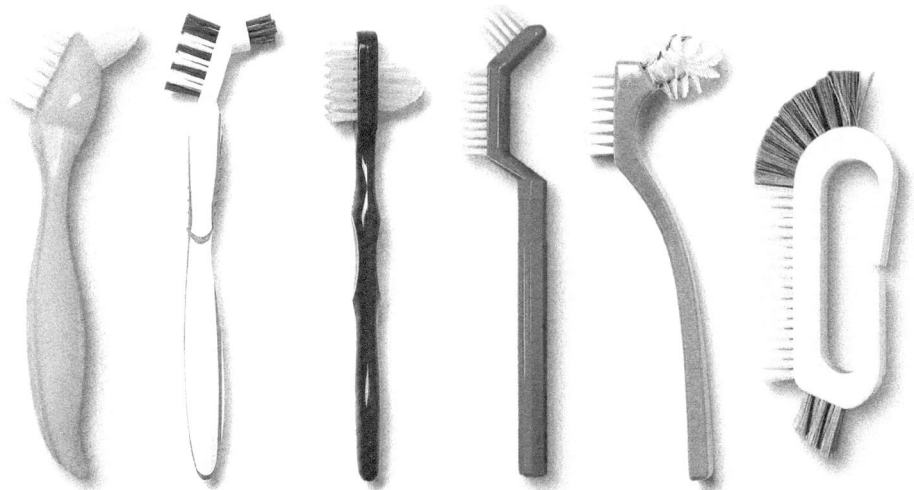

Abb. 1.6: Zahnprothesenbürsten mit denen jeweils auch schwer zugängliche Bereiche von Prothesen zu erreichen sind. Diese Bürsten sind aufgrund ihrer harten Borsten nicht für den Einsatz im Mund geeignet. (Quelle: mund-pflege.net).

Mundtrockenheit

Viele ältere Menschen leiden unter Mundtrockenheit, die auf einer zu geringen Speichelproduktion beruht. Diese kann die Folge einer Erkrankung sein (z. B. Sjögren-Syndrom) oder einer Strahlentherapie im Kopf-Hals-Bereich. Die häufigste Ursache ist allerdings die Nebenwirkung von Medikamenten. Ca. 400 Medikamente haben einen verminderten Speichelfluss als Nebenwirkung. Dazu gehören Anticholinergika, Beta-Blocker, Diuretika und Antidepressiva. Ist nicht genug Speichel vorhanden, kann Nahrung nicht angemessen durchfeuchtet werden, um diese kau- und schluckbar zu machen. Beim Essen ausreichend zu trinken, schafft eine gewisse Abhilfe. Die Austrocknung der Mundschleimhäute bei Mundtrockenheit führt zudem nicht selten dazu, dass sich diese entzünden und bei Berührung schmerzen, was wiederum das Essen und Sprechen erschwert. Etwas Linderung lässt sich durch verschiedene Maßnahmen erreichen.

Maßnahmen, die den Speichelfluss stimulieren sind:

- viele kleine Mahlzeiten, die gut gekaut werden müssen, z. B. festes Obst.
- das Kauen von zuckerfreiem Kaugummi. Hier ist allerdings zu beachten, dass dieser an Prothesen kleben kann.
- das Lutschen von zuckerfreien Bonbons. Besonders wirksam sind saure Bonbons, die jedoch bei exzessivem Konsum Erosionen an eigenen natürlichen Zähnen verursachen können.
- Hafttabletten, die an der Schleimhaut anheften und vermutlich einen mechanischen Reiz auf die Speicheldrüsen ausüben.
- Speichelersatzmittel: Hier gibt es eine Vielzahl von Mundgelen und -sprays, die vor einer Mahlzeit angewendet werden und damit die Nahrungsaufnahme erleichtern.

1.3.6 Fazit

Die tägliche Mundhygiene hat bei Menschen mit Pflegebedarf einen herausragenden Stellenwert und muss entweder von den betroffenen Menschen selbst oder – wenn dies nicht mehr möglich ist – von Personen aus dem Unterstützungsumfeld gewährleistet werden. Dabei ist zu beachten, dass die Übernahme durch Dritte nur in dem Maße erfolgt, soweit die pflegebedürftige Person dazu nicht mehr in der Lage ist.

Die Kontrolle effektiver Mundhygienemaßnahmen muss einsetzen, sobald der Pflegebedarf festgestellt wird. Dabei ist der Einsatz besonders effizienter Maßnahmen sinnvoll. Dazu zählen Fluoridzahnpasten mit 5.000 ppm Fluorid und – wenn sicher anwendbar – Mundspüllösungen mit Fluorid und antimikrobieller Wirkung.

1.3.7 Literatur

Baden-Württemberg Lv. Verweildauer in Altenpflegeheimen und Covid-19-Diagnosen in Baden-Württemberg 2020 [Drucksache 16/9337]. Letzter Zugriff am 05.05.2025 unter: https://www.landtag-bw.de/resource/blob/251656/ac0a7dbe360cb5bd4850ac0892a36d4e/16_9337_D.pdf.

Dakka, A., Nazir, Z., Shamim, H., Jean, M., Umair, M., Muddaloor, P., et al. (2022). Ill Effects and Complications Associated to Removable Dentures With Improper Use and Poor Oral Hygiene: A Systematic Review. *Cureus. 14*(8): e28144.

Ekstrand, K. R. (2016). High Fluoride Dentifrices for Elderly and Vulnerable Adults: Does It Work and if So, Then Why? *Caries Res., 50 Suppl 1*, 15-21.

Jordan, A., Hertrampf, K., Hoffmann, T., Kocher, T., Nitschke, I., Schiffner, U., et al. (2016). Zahnmedizinische Erhebungskonzepte. In: Institut der Deutschen Zahnärzte I, editor. Fünfte Deutsche Mundgesundheitsstudie (DMS V). Köln: *Deutscher Zahnärzte Verlag*, p. 85-116.

Jordan, R., Micheelis, W.. (2016). Fünfte Deutsche Mundgesundheitsstudie DMS V Institut der Deutschen Zahnärzte I, editor. Köln: Deutscher Zahnärzte Verlag.

KT-books GbR, letzter Zugriff am 13.08.2024 unter: https://kt-books.de/media/geldzaehltest_nach_nikolaus_2023.pdf

Marinho, V.C., Chong, L.Y., Worthington, H.V., Walsh, T. (2016). Fluoride mouthrinses for preventing dental caries in children and adolescents. *Cochrane Database Syst Rev;7*(7), CD002284.

Marinho, V.C. (2009). Cochrane reviews of randomized trials of fluoride therapies for preventing dental caries. *European archives of paediatric Dentistry, 10*(3), 183-91.

Nikolaus, T. B.M., Specht-Leible, N., Oster, P., Schlierf, G. (1995). The Timed Test of Money Counting: a short physical performance test for manual dexterity and cognitive capacity. *Age Ageing,* 24(3), 257-258.

Nitschke, I., Micheelis, W. (2016). Krankheits- und Versorgungsprävalenzen bei Älteren Senioren mit Pflegebedarf. In: Institut der Deutschen Zahnärzte I, editor. Fünfte Deutsche Mundgesundheitsstudie (DMS V). Köln: *Deutscher Zahnärzte Verlag.* S. 557-78.

Nitschke, I., Hahnel, S. (2021). Zahnmedizinische Versorgung älterer Menschen: Chancen und Herausforderungen. *Bundesgesundheitsbl 64*, 802–811. https://doi.org/10.1007/s00103-021-03358-1.

Nitschke, I., Kunze, J., Hopfenmüller, W., Reiber, T. (2012). Die zahnmedizinische funktionelle Kapazität – ein Instrument in der Gerostomatologie. *Quintessenz 63*, 207–210.

Nordstrom, A., Birkhed, D. (2010). Preventive effect of high-fluoride dentifrice (5,000 ppm) in caries-active adolescents: a 2-year clinical trial. *Caries Research;* 44(3), 323-31.

Shahani, S. (2014). *Mundgesundheit in 5 Duisburger Seniorenheimen* [Dissertation]: Witten/Herdecke.

Srinivasan, M., Schimmel, M., Riesen, M., Ilgner, A., Wicht, M. J., Warncke, M., et al. (2014). High-fluoride toothpaste: a multicenter randomized controlled trial in adults. *Community dentistry and oral epidemiology,* 42(4), 333–340.

Statista. Anzahl der Pflegebedürftigen in Deutschland zum Jahresende 2021 nach Art der Versorgung und Pflegegrad 2023. Letzter Zugriff am 10.10.2024 unter: https://de-statista-com.uni-wh.idm.oclc.org/statistik/daten/studie/36438/umfrage/anzahl-der-zu-hause-sowie-in-heimen-versorgten-pflegebeduerftigen-seit-1999/.

Statista. Anzahl der zu Hause sowie in Heimen versorgten Pflegebedürftigen in Deutschland in den Jahren 1999 bis 2021: Statista; 2022. Letzter Zugriff am 10.10.2024 unter: https://de-statista-com.uni-wh.idm.oclc.org/statistik/daten/studie/36438/umfrage/anzahl-der-zu-hause-sowie-in-heimen-versorgten-pflegebeduerftigen-seit-1999/.

Techtmann, G. (2015). Die Verweildauern sinken. Statistische Analysen zur zeitlichen Entwicklung der Verweildauer in stationären Pflegeeinrichtungen. Letzter Zugriff am 05.05.2025 unter https://alters-institut.de/wp-content/uploads/2020/08/Alters-Institut-Die-Verweildauern-sinken-2015.pdf.

Ueberschär, M., Günay, H. Wurzelkaries-Inzidenz unter AmF/SnF2-Mundspülung. *Deutsche Zahnärztliche Zeitschrift.* 1991;46, 566-8.

Zenthöfer, A., Cabrera, T., Rammelsberg, P., & Hassel, A. J. (2016). Improving oral health of institutionalized older people with diagnosed dementia. *Aging & mental health,* 20(3), 303–308. https://doi.org/10.1080/13607863.2015.1008986.

Zenthöfer, A., Meyer-Kühling, I., Hufeland, A. L., Schröder, J., Cabrera, T., Baumgart, D., Rammelsberg, P., & Hassel, A. J. (2016). Carers' education improves oral health of older people suffering from dementia - results of an intervention study. *Clinical interventions in aging, 11,* 1755–1762. https://doi.org/10.2147/CIA.S118330.

Zimmer, S., Didner, B., & Roulet, J. F. (1999). Clinical study on the plaque-removing ability of a new triple-headed toothbrush. *Journal of clinical periodontology,* 26(5), 281–285.

Zimmer, S., Kolbe, C., Kaiser, G., Krage, T., Ommerborn, M., & Barthel, C. (2006). Clinical efficacy of flossing versus use of antimicrobial rinses. *Journal of periodontology,* 77(8), 1380–1385.

1.4 Wechselwirkungen zwischen Parodontitis und Allgemeinerkrankungen

James Deschner

1. Wie hängen Parodontitis und Allgemeinerkrankungen zusammen?
2. Können Entstehung und Verlauf von Allgemeinerkrankungen durch Förderung der Mundgesundheit positiv beeinflusst werden?
3. Welche besonderen Aspekte sollten im Alter und bei Pflegebedürftigkeit berücksichtigt werden?

1.4.1 Einleitung

Mundgesundheit sowie physische und mentale Gesundheit eines Menschen stehen in einem engen Zusammenhang. Im Umkehrschluss bedeutet die Beziehung zwischen oraler und allgemeiner Gesundheit, dass Erkrankungen der Mundhöhle häufig mit Allgemeinerkrankungen assoziiert sein können. Der Zusammenhang zwischen oraler und allgemeiner Gesundheit verdeutlicht, dass die Mundhöhle mit ihren vielfältigen Strukturen und Funktionen ein wichtiger Teil des Gesamtorganismus ist.

1.4.2 Gemeinsame Risikofaktoren und Ursache-Effekt-Beziehungen

Insbesondere in den letzten beiden Jahrzehnten belegen wissenschaftliche Studien überzeugend, dass bestimmte Allgemeinerkrankungen bei Vorhandensein von oralen Erkrankungen signifikant häufiger vorkommen und umgekehrt (Hajishengallis, 2022). Die Zusammenhänge zwischen oralen und allgemeinen Erkrankungen beruhen zum Teil auf gemeinsamen Risikofaktoren (Darby, 2022; Vetter & Mascha, 2017). So ist zum Beispiel bekannt, dass Rauchen die Wahrscheinlichkeit für Parodontitis, eine Erkrankung des Zahnhalteapparates (Parodont), aber auch für kardiovaskuläre Erkrankungen erhöht (Apatzidou, 2022; Sharma et al., 2023; Thiem et al., 2023; Wu Y et al., 2022). Insofern ist das vermehrte Vorkommen von Herzinfarkt und Schlaganfall bei an Parodontitis Erkrankten zumindest teilweise auch auf den gemeinsamen Risikofaktor Rauchen zurückzuführen (Leng et al., 2023; Qin et al., 2021). Weitere gemeinsame Risikofaktoren für orale und allgemeine Erkrankungen sind beispielsweise höheres Alter, bestimmte genetische Dispositionen, Disstress, Adipositas, niedrigere sozio-ökonomische Stellung und höherer Alkoholkonsum (Darby, 2022). Zahlreiche Studien belegen aber auch, dass die Zusammenhänge zwischen oralen und allgemeinen Erkrankungen nicht nur durch gemeinsame Risikofaktoren zustande kommen (nonkausaler Zusammenhang), sondern dass orale Erkrankungen direkt zur Entstehung und Progression von Allgemeinerkrankungen beitragen können (kausaler Zusammenhang, Kausalität, Ursache-Wirkung-Beziehung) (Ding et al., 2022; Oliveira et al., 2023; Orlandi et al., 2014; Sun et al., 2021; Teeuw et al., 2014). Mit Kausalität ist also gemeint, dass orale Erkrankungen an der Entstehung bzw. dem Fortschreiten von Allgemeinerkrankungen direkt oder indirekt beteiligt sind. Eine Kausalität kann aber auch in entgegengesetzter Richtung vorliegen, d. h., dass Allgemeinerkrankungen die Entstehung und Progression oraler Erkrankungen fördern. Die Aufdeckung solcher Kausalitäten hat großes Potenzial für die Prävention, Diagnostik und Therapie zahlreicher oraler und allgemeiner Erkrankungen. Zusammenfassend sei hier festgehalten, dass orale Erkrankungen häufig mit allgemeinen Erkrankungen assoziiert sind und dass diese Zusammenhänge einerseits auf gemeinsamen Risikofaktoren und andererseits aber auch auf tatsächlichen Ursache-Wirkung-Beziehungen, oftmals in beide Richtungen (bidirektionale Kausalität), beruhen.

1.4.3 Gingivitis und Parodontitis

In der Mundhöhle können zahlreiche Erkrankungen vorkommen, wobei neben Karies (bakteriell-bedingte Zerstörung von Zahnhartgeweben) und endodontischen Erkrankungen (Erkrankungen des Pulpa-Dentin-Komplexes, d. h. des Zahninneren) vor allem Gingivitis und Parodontitis auftreten. Bei der Gingivitis handelt es sich um eine Entzündung der Gingiva (des Zahnfleischs), ohne

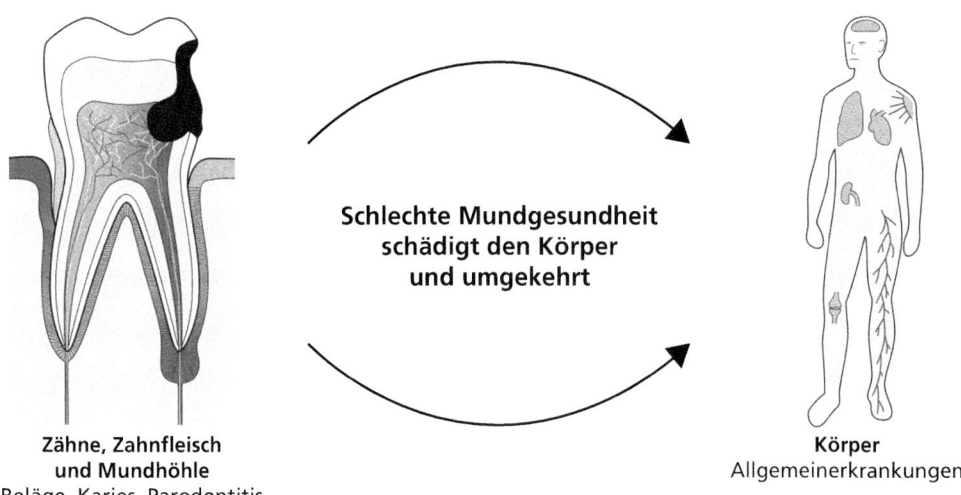

Abb. 1.7: Erkrankungen der Mundhöhle und Allgemeinerkrankungen können gemeinsame Risikofaktoren oder eine bidirektionale Ursache-Effekt-Beziehung (Kausalität) aufweisen (Quelle: mund-pflege.net).

dass hierbei der die Zähne umgebende Knochen betroffen ist (Chapple et al., 2018; Gasner & Schure, 2023). Gingivitis wird hauptsächlich durch mikrobielle Beläge auf der Zahnoberfläche, zumeist durch eine unzureichende Mundhygiene, verursacht und ist durch Rötung, Blutung, Schwellung und gegebenenfalls Schmerzen gekennzeichnet. Ist durch den mikrobiellen Angriff zusätzlich auch Knochen um die Zähne verlorengegangen, liegt eine Parodontitis, d. h. eine entzündliche Erkrankung des gesamten Zahnhalteapparates vor (Gasner & Schure, 2023; Papapanou et al., 2018). Zähne mit Parodontitis weisen parodontale Taschen auf, d. h. einen unterschiedlich großen bzw. tiefen Spalt zwischen dem den Zahn umgebenden Knochen und dem Zahnfleischsaum. Des Weiteren können solche Zähne aufgrund des Knochenverlusts gelockert sein. Oftmals treten bei Parodontitis keine Schmerzen auf, sodass diese Erkrankung leider lange Zeit unentdeckt bleibt. Unbehandelt kann die Parodontitis zu Zahnverlust führen, was wiederum mit einer Beeinträchtigung der Kaufunktion, der Ästhetik und des Wohlbefindens bzw. der Lebensqualität einhergehen kann (Durham et al., 2013; Fan et al., 2023; Kosaka et al., 2016). Da bei einer Parodontitis im Extremfall alle Zähne betroffen sein können, bedeutet diese chronisch-entzündliche und mikrobiell-verursachte Erkrankung eine enorme Belastung für den Gesamtorganismus. In der Regel ist die Entzündungs- und Bakterienlast bei der Parodontitis höher und anhaltender als bei anderen oralen Erkrankungen, sodass die Zusammenhänge zwischen Parodontitis und Allgemeinerkrankungen am besten untersucht werden können. Die Parodontitis kann nicht nur wenige bis hin zu allen Zähnen in der Mundhöhle betreffen, sondern auch der Knochenabbau kann nur gering ausgeprägt oder sehr fortgeschritten (bis zur Wurzelspitze ausgedehnt) sein (Gasner & Schure, 2023; Papapanou et al., 2018). Die höchste Entzündungs- und Bakterienbelastung für den Gesamtorganismus liegt in der Regel dann vor, wenn sehr viele Zähne an einer unbehandelten, stark fortgeschrittenen Parodontitis erkrankt sind. Zwar können auch junge Menschen, extrem selten sogar Kinder, an einer Parodontitis leiden, die meisten Menschen entwickeln jedoch erst im mittleren Lebensalter eine Parodontitis. Unter den jüngeren Erwachsenen (35–44-Jährige) waren im Jahr 2014 bereits 50 % an Parodontitis erkrankt. Mit zunehmendem Alter nimmt die Anzahl der Menschen, die von einer Parodontitis betroffen sind, weiter zu. Bei den jüngeren Senioren (65–74-Jährige) waren es 65 % und bei den älteren Senioren (75–100-Jährige) sogar über 90 % (Jordan & Micheelis, 2016). Insofern ist diese chronisch-entzündliche und mikrobiell-bedingte Erkrankung der Mundhöhle von ganz besonderer Bedeutung für ältere und vor allem pflegebedürftige Menschen, bei denen die Mundhygiene oftmals sehr eingeschränkt ist (Bellander et al., 2021; Niesten et al., 2017). Im Folgenden sollen daher die Zusammenhänge zwischen Parodontitis und einigen altersassoziierten Allgemeinerkrankungen näher beleuchtet werden.

1.4.4 Parodontitis und Diabetes mellitus

Zu den Allgemeinerkrankungen, deren Assoziationen mit Parodontitis am besten untersucht worden sind, zählt Diabetes mellitus. Diabetes mellitus ist eine komplexe Stoffwechselerkrankung, deren Leitsymptom der erhöhte Blutzucker (Hyperglykämie) darstellt. Unter den verschiedenen Diabetestypen spielt Typ 2-Diabetes aufgrund der hohen Prävalenz eine besondere Rolle (Bundesärztekammer et al., 2023). In Deutschland sind über 8 Millionen Menschen an Typ 2-Diabetes erkrankt. Diabetes kann bei schlechter Blutzuckereinstellung pathologische Veränderungen an kleinen und großen Blutgefäßen hervorrufen, sodass Augen-, Nieren- und Nervenerkrankungen sowie Herz-Kreislauferkrankungen (sogenannte Folge- und Begleiterkrankungen) bei Menschen mit Diabetes häufiger vorkommen. Zu diesen zählt auch das diabetische Fußsyndrom. Ein Maß für die Blutzuckereinstellung der letzten 2–3 Monate ist der HbA1c-Wert, welcher den Anteil des glykierten Hämoglobins am Gesamthämoglobin angibt. Zahlreiche Studien konnten zeigen, dass bei einem schlecht eingestellten Diabetes (HbA1c ≥ 7) ein erhöhtes Risiko für Parodontitis besteht (Kowall et al., 2015; Lim et al., 2007). Auch der Effekt bzw. der Erfolg einer Parodontitistherapie ist bei einem schlecht eingestellten Diabetes eingeschränkt (Kaur et al., 2015). Für die orale Gesundheit ist daher die regelmäßige Kontrolle und optimale Einstellung des Blutzuckers bei Menschen mit Diabetes wichtig. Eine Vielzahl von Studien hat belegt, dass durch eine Parodontitisbehandlung der Blutzucker bei Typ-2-Diabetes signifikant gesenkt werden kann (Borgnakke et al., 2015; Oliveira et al., 2023). Insofern ist die Behandlung von parodontal erkrankten Pflegebedürftigen zur Vermeidung oder Verbesserung des Diabetes mellitus sowie dessen Folge- und Begleiterkrankungen von großer Bedeutung.

1.4.5 Parodontitis und kardiovaskuläre Erkrankungen

Ebenfalls zu den altersassoziierten Erkrankungen gehören Herz-Kreislauferkrankungen wie Herzinfarkt, Schlaganfall und periphere arterielle Verschlusskrankheit. Diese kardiovaskulären Erkrankungen werden durch zahlreiche Risikofaktoren begünstigt, z. B. Adipositas, Diabetes mellitus und Rauchen (Roth et al., 2020; Sharma et al., 2023; Yuan et al., 2022; Wu Y et al., 2022). Ursache für kardiovaskuläre Erkrankungen ist die Atherosklerose, d. h. die Akkumulation von atherosklerotischen Plaques in der Arterienwand. Durch die Wandverdickung kann die Blutversorgung des Herzens, des Gehirns oder der Extremitäten beeinträchtigt sein, sodass es gegebenenfalls durch ein Blutgerinnsel (Thrombus) zu einem Herzinfarkt, Schlaganfall bzw. einer peripheren arteriellen Verschlusskrankheit kommen kann. Kardiovaskuläre erkrankte

Menschen leiden häufiger an Parodontitis (Leng et al., 2023; Qin et al., 2021). Seit geraumer Zeit ist bekannt, dass Entzündungen im Körper (z. B. Parodontitis) die Entstehung der Atherosklerose fördern können (Kong et al., 2022). Gleichzeitig sind Menschen nach einem Schlaganfall häufig nicht mehr in der Lage, eine adäquate Mundhygiene zu betreiben (Kim et al., 2018). Insofern besteht zwischen kardiovaskulären Erkrankungen und Parodontitis auch ein kausaler Zusammenhang. Eine Parodontitisbehandlung kann Atherosklerose verringern, zumindest bei jenen Menschen, die klinisch noch nicht an einer kardiovaskulären Erkrankung leiden (Ding et al., 2022; Orlandi et al., 2014). Daraus folgt, dass durch die Behandlung einer Parodontitis bei einem pflegebedürftigen Menschen die Gefäßgesundheit gefördert und somit möglicherweise auch das Risiko für kardiovaskuläre Erkrankungen mit klinischer Symptomatik gesenkt werden kann.

Mit steigendem Alter steigt auch das Risiko für Hypertonie, also einen erhöhten Blutdruck (Islam et al., 2023). Zu den weiteren Risikofaktoren für Hypertonie zählen ebenfalls Adipositas, Diabetes mellitus und Rauchen. Der systolische und diastolische Blutdruck bei Menschen, die an Parodontitis erkrankt sind, ist im Vergleich zu parodontal gesunden Menschen erhöht (Martin-Cabezas et al., 2016; Muñoz Aguilera et al., 2020). Die Behandlung der Parodontitis kann möglicherweise helfen, die Hypertonie zu verbessern.

1.4.6 Parodontitis und Adipositas

Sehr gut belegt ist auch der Zusammenhang zwischens Parodontitis und Adipositas. Übergewichtige und adipöse Menschen leiden vermehrt an einer Parodontitis, und parodontal Erkrankte sind häufiger übergewichtig oder adipös (Chaffee & Weston, 2010; Kim et al., 2022). Es wird angenommen, dass vor allem die Adipositas die Ursache für diesen Zusammenhang darstellt (Jepsen et al., 2020). So werden z. B. vermehrt Entzündungsmoleküle aus dem vergrößerten Fettgewebe bei Adipositas ins Blut abgegeben, die auch in die Mundhöhle gelangen und dort die Entstehung und Progression der Parodontitis unterstützen können. Andererseits ist aber auch denkbar, dass die Parodontitis zu Übergewicht und Adipositas beitragen könnte (Jepsen et al., 2020). So ist die Kaufunktion bei Parodontitis-Erkrankten oftmals eingeschränkt, sodass unter Umständen vermehrt auf weiche und kalorienreiche Nahrung ausgewichen wird. Die Parodontitis nimmt zudem Einfluss auf den Hormonhaushalt (z. B. vermehrte Insulinproduktion) und das Darmmikrobiom, welches wiederum für die Verdauung von Nahrungsbestandteilen wichtig ist. Die Aufrechterhaltung bzw. Verbesserung der Mundgesundheit könnte daher auch einen positiven Einfluss auf das Körpergewicht (Vermeidung von Über-, aber auch Untergewicht) ausüben.

Vollständigkeitshalber sei erwähnt, dass es eine Assoziation zwischen Parodontitis und metabolischem Syndrom gibt, d. h., dass Menschen mit einem metabolischen Syndrom häufiger an einer Parodontitis leiden (Campos et al., 2022; Rosário-Dos-Santos et al., 2022). Dies ist nachvollziehbar, da zu den Komponenten des metabolischen Syndroms, je nach Definition, Adipositas, Diabetes mellitus und Hypertonie gehören, die wiederum selbst mit Parodontitis assoziiert sind.

1.4.7 Parodontitis und rheumatoide Arthritis

Eine weitere Allgemeinerkrankung, die mit Parodontitis in einem engen Zusammenhang steht, ist die rheumatoide Arthritis. Es handelt sich um eine chronisch-entzündliche Systemerkrankung des Bindegewebes, die vorwiegend die Gelenke betrifft (Díaz-González et al., 2023). Frauen sind häufiger als Männer betroffen. An einer Parodontitis erkrankte Menschen haben ein signifikant höheres Risiko für rheumatoide Arthritis und umgekehrt (de Oliveira Ferreira et al., 2019; Qiao et al., 2020). Obwohl es zwar auch gemeinsame Risikofaktoren für beide Erkrankungen gibt, handelt es sich ebenfalls um eine kausale Beziehung zwischen diesen Erkrankungen (Del Rei Daltro Rosa et al., 2021; Larsson & Burgess, 2022; Sun et al., 2021). Die systemische Entzündung, der systemische Knochenverlust, die eingeschränkte manuelle Beweglichkeit und bestimmte Medikationen bei der rheumatoiden Arthritis können die parodontale Entzündung und Destruktion bei der Parodontitis verstärken (Koziel & Potempa, 2022). Andererseits ist bekannt, dass bestimmte Enzyme von Bakterien, die bei der Parodontitis eine besondere Rolle spielen, Autoimmunreaktionen hervorrufen und dadurch die rheumatoide Arthritis fördern (Ahmadi et al., 2023; Koziel & Potempa, 2022). Durch die Behandlung der Parodontitis kann die Arthritisaktivität (z. B. Gelenkschwellung und -schmerz) gesenkt werden, sodass auch aus diesem Grunde die Therapie der Parodontitis bei Menschen mit rheumatoider Arthritis wichtig ist (Del Rei Daltro Rosa et al., 2021; Sun et al., 2021).

1.4.8 Parodontitis und Osteoporose

Eine weitere altersassoziierte Erkrankung ist die Osteoporose (Valenzuela-Martínez et al., 2023). Sie stellt eine systemische Skeletterkrankung dar, die durch eine niedrige Knochenmasse, eine mikroarchitektonische Verschlechterung des Knochengewebes und daher ein erhöhtes Risiko für Knochenfrakturen charakterisiert ist. Auch die Osteoporose tritt bei Frauen häufiger als bei Männern auf. Neben der altersbedingten (senilen) Osteoporose, an der sowohl Frauen als auch Männer gleichermaßen erkranken, kommt bei Frauen zusätzlich die postmenopausale Osteoporose vor. Aufgrund des Östrogenmangels nach der Menopause fehlt der positive Effekt dieses Hormons beim Knochenstoffwechsel (Compston, 2001; Emmanuelle et al., 2021). Östrogen wirkt entzündungshemmend, fördert den Knochenaufbau und hemmt den Knochenabbau. Die Senkung des Östrogenspiegels im Zusammenhang mit der Menopause führt daher zu einem zusätzlichen Knochenverlust bei Frauen. Die Osteoporose betrifft auch die Kieferknochen, sodass der mikrobiell bedingte Knochenabbau bei der Parodontitis noch leichter und schneller voranschreiten kann (Koth et al., 2021; Selvakumar et al., 2022; Yu & Wang, 2022). Andererseits wird angenommen, dass die Parodontitis auch den systemischen Knochenabbau bei der Osteoporose über Entzündungsmoleküle, die aus der Mundhöhle über das Blut in den gesamten Körper gelangen, fördern kann (Yu & Wang, 2022). Häufig wird Osteoporose mit verschiedenen antiresorptiven Medikamenten therapiert, z. B. Bisphosphonaten oder Anti-RANKL-Antikörpern (Amin et al., 2023). Diese Medikamente sind sehr wirksam und verlangsamen den Knochenabbau. Allerdings kann es bei der Therapie mit solchen Antiresorptiva auch zu Kiefernekrosen kommen (Kuroshima et al., 2022). Eine adäquate Mundhygiene, weitere präventive Maßnahmen (z. B. professionelle Zahnreinigung), regelmäßige zahnärztliche Kontrolluntersuchungen und gegebenenfalls auch Behandlungen sind daher bei Menschen mit Osteoporose essenziell.

1.4.9 Parodontitis und Lungen-, Darm- sowie Nierenerkrankungen

Auch respiratorische Erkrankungen (z. B. chronisch-obstruktive Lungenerkrankung (COPD), Pneumonien und obstruktive Schlafapnoe) sind mit Parodontitis assoziiert (Molina et al., 2023; Shi et al., 2018; Wu et al., 2022; Zeng et al., 2012). So begünstigt Parodontitis die Entstehung von COPD und Pneumonien. Andererseits kann die obstruktive Schlafapnoe durch Förderung der Mundtrockenheit die Bildung von Zahnbelag und so die Entstehung und Progression einer Gingivitis und Parodontitis begünstigen. Auch Nierenerkrankungen sowie chronisch-entzündliche Darmerkrankungen (Morbus Crohn und Colitis ulcerosa) kommen bei an Parodontitis erkrankten Menschen häufiger vor (Deschamps-Lenhardt et al., 2019; Domokos et al., 2022; Papageorgiou et al., 2017).

1.4.10 Parodontitis und neurodegenerative Erkrankungen

In den letzten Jahren haben zahlreiche Studien offenbart, dass Parodontitis auch mit neurodegenerativen Erkrankungen assoziiert ist. So ist die Häufigkeit von Morbus Alzheimer, Morbus Parkinson und Demenzen bei an einer Parodontitis Erkrankten im Vergleich mit parodontal Gesunden deutlich erhöht (Banakar et al., 2023; Hu et al., 2021; Kaliamoorthy et al., 2022; Martande et al., 2014; Pradeep et al., 2015).

Morbus Parkinson ist eine langsam fortschreitende neurodegenerative Erkrankung mit verschiedenen motorischen, verhaltensbezogenen und psychologischen Beeinträchtigungen (Reich & Savitt, 2019). Bei dieser Erkrankung sind Nervenzellansammlungen (Basalganglien) im Gehirn betroffen, die an der Kontrolle der willkürlichen und unwillkürlichen Bewegung beteiligt sind. Neben der Verlangsamung der Bewegungen kommen noch weitere Symptome hinzu, z. B. Muskelsteifigkeit (Rigor), Ruhetremor (Ruhezittern) und/oder Gang- und Gleichgewichtsstörungen (posturale Instabilität). Des Weiteren können verschiedene sensorische, vegetative, psychische und/oder kognitive Symptome auftreten. Sehr häufig weisen Erkrankte eine verminderte Speichelproduktion und daher Mundtrockenheit auf (Barbe et al., 2017).

Insofern verwundert es nicht, dass an Morbus Parkinson Erkrankte mehr Zahnbelag, häufiger Gingivitis und Parodontitis sowie mehr Zahnverlust aufweisen (Pradeep et al., 2015; Verhoeff et al., 2023). Zudem wird angenommen, dass bei einer Parodontitis vermehrt Bakterien, deren Bestandteile und Produkte sowie Entzündungsmoleküle, aus der Mundhöhle zum oder sogar ins Gehirn gelangen, wo sie zu einer Entzündung und einem Absterben von dopaminproduzierenden Nervenzellen führen können. Die trägt in Folge zur Entstehung und Progression der Parkinson-Erkrankung bei (Kaur et al., 2016).

Bei Morbus Alzheimer handelt es sich um eine weitere neurodegenerative Erkrankung, die ebenfalls altersassoziiert ist (Monteiro et al., 2023). Zwei Drittel aller an Demenz erkrankten Menschen leiden unter Morbus Alzheimer. Typisch für Morbus Alzheimer ist die Entstehung von charakteristischen Beta-Amyloid-Plaques außerhalb der Nervenzellen im Gehirn. Innerhalb der Nervenzellen entstehen zudem Neurofibrillenbündel. Diese Veränderungen beeinträchtigen die Signalübertragung zwischen den Nervenzellen im Gehirn. Ferner kommt es zu einer Hirnatrophie, Vertiefung der Windungsfurchen sowie Erweiterung der Hirnkammern. Im Vergleich zu hirnorganisch Gesunden haben Menschen mit einer Alzheimerdemenz mehr Beläge an den Zähnen, häufiger Gingivitis und Parodontitis oder weisen einen höheren Verlust an Zähnen auf (Hu et al., 2021; Kaliamoorthy et al., 2022; Martande et al., 2014). Mit zunehmendem Fortschreiten der Erkrankung und der damit verbundenen kognitiven Beeinträchtigung ist eine selbstständige adäquate Mundhygiene nicht mehr möglich, wodurch die Bildung von Zahnbelag und parodontalen Erkrankungen weiter begünstigt wird. Es wird vermutet, dass aufgrund der Parodontitis Bakterien und Entzündungsmoleküle vermehrt zum oder ins Gehirn gelangen und dort eine Entzündung, Nervendegeneration und Bildung von beta-Amyloid-Plaques induzieren, sodass die Alzheimer-

Erkrankung gefördert wird (Uppoor et al., 2013). Tierversuche konnten dies bereits nachweisen [Dominy 2019; Ishida, 2017]. Möglicherweise trägt also die Parodontitis zur Entstehung von beta-Amyloid-Plaques und Neurofibrillenbündeln im Gehirn und somit zu Morbus Alzheimer bei. Wie Morbus Parkinson und Morbus Alzheimer sind auch andere Demenzen mit Parodontitis assoziiert (Banakar et al., 2023).

Zusammenfassend sei betont, dass die Zusammenhänge zwischen parodontalen und neurodegenerativen Erkrankungen kausaler Natur sind. Gemeinsame Risikofaktoren (z. B. Rauchen und Alter) spielen darüber hinaus ebenfalls eine Rolle.

1.4.11 Fazit

Neben zahlreichen gemeinsamen Risikofaktoren (nonkausaler Zusammenhang) hängen Parodontitis und Allgemeinerkrankungen auch kausal zusammen. Parodontitis steigert das Risiko für zahlreiche Erkrankungen (z. B. Diabetes mellitus, rheumatoide Arthritis, kardiovaskuläre sowie respiratorische und neurodegenerative Erkrankungen) und umgekehrt. Durch eine Parodontitistherapie können der Blutzucker bei Typ 2-Diabetes und die Aktivität einer rheumatoiden Arthritis gesenkt werden. Zudem kann die Gefäßfunktion bei kardiovaskulär noch nicht erkrankten Individuen durch eine parodontale Behandlung verbessert werden.

Daher ist es von fundamentaler Bedeutung, über die Zusammenhänge zwischen oralen Erkrankungen und Allgemeinerkrankungen aufzuklären. Parodontal erkrankte Menschen sind einer zahnärztlichen Behandlung zuzuführen und gute Mundhygiene ist notwendig, um das Behandlungsergebnis bestmöglich aufrecht zu erhalten. Da orale Erkrankungen mit zahlreichen Allgemeinerkrankungen in einem engen Zusammenhang stehen, ist oftmals eine interdisziplinäre Zusammenarbeit angezeigt und zielführend.

1.4.12 Literatur

Ahmadi, P., Mahmoudi, M., Kheder, R.K. et al. (2023). Impacts of Porphyromonas gingivalis periodontitis on rheumatoid arthritis autoimmunity. *Int Immunopharmacol, 118*, 109936.

Amin, U., McPartland, A., O'Sullivan, M. et al. (2023). An overview of the management of osteoporosis in the aging female population. *Womens Health (Lond), 19*, 17455057231176655.

Apatzidou, D. A. (2022). The role of cigarette smoking in periodontal disease and treatment outcomes of dental implant therapy. *Periodontol 2000, 90*(1), 45–61.

Banakar, M., Sadabadi, Y., Mehran, M. et al. (2023). Beyond the mouth: the impact of periodontal disease on dementia. *Evidence-based dentistry, 24* (3). doi: 10.1038/s41432-023-00925-0.

Barbe, A. G., Heinzler, A., Derman, S. et al. (2017). Hyposalivation and xerostomia among Parkinson's disease patients and its impact on quality of life. *Oral diseases, 23*(4), 464–470.

Bellander, L., Andersson, P., Nordvall, D. et al. (2021). Oral health among older adults in nursing homes: A survey in a national quality register, the Senior Alert. *Nurs Open, 8*(3), 1262–1274.

Borgnakke, W. S. (2015). Does Treatment of Periodontal Disease Influence Systemic Disease? *Dental clinics of North America, 59*(4), 885–917.

Bundesärztekammer (BÄK), Kassenärztliche Bundesvereinigung (KBV), Arbeitsgemeinschaft der Wissenschaftlichen Medizinischen Fachgesellschaften (AWMF) 2023. Nationale Versorgungsleitlinie Typ-2-Diabetes – Langfassung. Version 3.0. [cited: 2023-08-27]. DOI: 10.6101/AZQ/000503. www.leitlinien.de/diabetes.

Campos, J.R., Martins, C.C., Faria, S.F.S. et al. (2022). Association between components of metabolic syndrome and periodontitis: a systematic review and meta-analysis. *Clinical oral investigations, 26*(9), 5557-5574.

Chaffee, B. W., Weston, S. J. (2010). Association between chronic periodontal disease and obesity: a systematic review and meta-analysis. *Journal of periodontology, 81*(12), 1708-1724.

Chapple, I. L. C., Mealey, B. L., Van Dyke, T. E. (2018). Periodontal health and gingival diseases and conditions on an intact and a reduced periodontium: Consensus report of workgroup 1 of the 2017 World Workshop on the Classification of Periodontal and Peri-Implant Diseases and Conditions. *Journal of clinical periodontology, 45 Suppl. 20*, 68–77.

Compston, J. E. (2001). Sex steroids and bone. *Physiological reviews, 81*(1), 419–447.

Darby, I. (2022). Risk factors for periodontitis & peri-implantitis. *Periodontology 2000, 90*(1), 9–12.

de Oliveira Ferreira, R., de Brito Silva, R., Magno, M.B. (2019). Does periodontitis represent a risk factor for rheumatoid arthritis? A systematic review and meta-analysis. *Therapeutic advances in musculoskeletal disease, 11*,1759720X19858514.

Del Rei Daltro Rosa, C. D., de Luna Gomes, J. M., Dantas de Moraes, S. L., Araujo Lemos, C. A., Minatel, L., Justino de Oliveira Limirio, J. P., & Pellizzer, E. P. (2021). Does non-surgical periodontal treatment influence on rheumatoid arthritis? A systematic review and meta-analysis. *The Saudi dental journal, 33*(8), 795–804.

Deschamps-Lenhardt, S., Martin-Cabezas, R., Hannedouche, T., et al. (2019). Association between periodontitis and chronic kidney disease: Systematic review and meta-analysis. *Oral diseases, 25* (2), 385–402.

Díaz-González, F., Hernández-Hernández, M.V. (2023). Rheumatoid arthritis. Medicina Clínica (Barc), S0025-7753(23)00464-5.

Ding, L., You, Q., Jiang, Q., Cao, S., & Jiang, S. (2022). Meta-analysis of the association between periodontal disease, periodontal treatment and carotid intima-media thickness. *Journal of periodontal research, 57*(4), 690–697.

Dominy, S. S., Lynch, C., Ermini, F., Benedyk, M., Marczyk, A., Konradi, A., Nguyen, M., Haditsch, U., Raha, D., Griffin, C., Holsinger, L. J., Arastu-Kapur, S., Kaba, S., Lee, A., Ryder, M. I., Potempa, B., Mydel, P., Hellvard, A., Adamowicz, K., Hasturk, H., Potempa, J. (2019). *Porphyromonas gingivalis* in Alzheimer's disease brains: Evidence for disease causation and treatment with small-molecule inhibitors. *Science advances, 5*(1), eaau3333.

Domokos, Z., Uhrin, E., Szabó, B., et al. (2022). Patients with inflammatory bowel disease have a higher chance of developing periodontitis: A systematic review and meta-analysis. *Frontiers in medicine, 9*, 1020126.

Durham, J., Fraser, H. M., McCracken, G. I., Stone, K. M., John, M. T., & Preshaw, P. M. (2013). Impact of periodontitis on oral health-related quality of life. *Journal of dentistry, 41*(4), 370–376.

Emmanuelle, N. E., Marie-Cécile, V., Florence, T., Jean-François, A., Françoise, L., Coralie, F., & Alexia, V. (2021). Critical Role of Estrogens on Bone Homeostasis in Both Male and Female: From Physiology to Medical Implications. *International journal of molecular sciences, 22*(4), 1568.

Fan, Y., Shu, X., Leung, K. C. M., & Lo, E. C. M. (2023). Association between masticatory performance and oral conditions in adults: A systematic review and meta-analysis. *Journal of dentistry, 129*, 104395.

Gasner, N. S., Schure, R. S. (2023). Periodontal Disease. In: StatPearls [Internet]. Treasure Island (FL): StatPearls Publishing, PMID: 32119477.

Hajishengallis G. (2022). Interconnection of periodontal disease and comorbidities: Evidence, mechanisms, and implications. *Periodontology 2000, 89*(1), 9–18.

Hu, X., Zhang, J., Qiu, Y., et al. (2021). Periodontal disease and the risk of Alzheimer's disease and mild cognitive impairment: a systematic review and meta-analysis. Psychogeriatrics: *the official journal of the Japanese Psychogeriatric Society, 21* (5), 813–825.

Ishida, N., Ishihara, Y., Ishida, K., Tada, H., Funaki-Kato, Y., Hagiwara, M., Ferdous, T., Abdullah, M., Mitani, A., Michikawa, M., & Matsushita, K. (2017). Periodontitis induced by bacterial infection exacerbates features of Alzheimer's disease in transgenic mice. *NPJ aging and mechanisms of disease, 3*(1), 15.

Islam, M.M., Alam, M.J., Maniruzzaman, M. et al. (2023). Predicting the risk of hypertension using machine learning algorithms: A cross sectional study in Ethiopia. *PLoS One, 18*(8), e0289613.

Jepsen, S., Suvan, J., & Deschner, J. (2020). The association of periodontal diseases with metabolic syndrome and obesity. *Periodontology 2000, 83*(1), 125–153.

Jordan, R. A., Micheelis, W. (2016). Fünfte Deutsche Mundgesundheitsstudie (DMS V), Materialienreihe Band 35, 617 Seiten, Deutscher Ärzteverlag.

Kaliamoorthy, S., Nagarajan, M., Sethuraman, V., Jayavel, K., Lakshmanan, V., & Palla, S. (2022). Association of Alzheimer's disease and periodontitis – a systematic review and meta-analysis of evidence from observational studies. *Medicine and pharmacy reports, 95*(2), 144–151.

Kaur, P. K., Narula, S. C., Rajput, R., K Sharma, R., & Tewari, S. (2015). Periodontal and glycemic effects of nonsurgical periodontal therapy in patients with type 2 diabetes stratified by baseline HbA1c. *Journal of oral science, 57*(3), 201–211.

Kaur, T., Uppoor, A., Naik, D. (2016). Parkinson's disease and periodontitis - the missing link? A review. *Gerodontology, 33*(4), 434–438.

Kim, C. M., Lee, S., Hwang, W., Son, E., Kim, T. W., Kim, K., & Kim, Y. H. (2022). Obesity and periodontitis: A systematic review and updated meta-analysis. *Frontiers in endocrinology (Lausanne), 13*, 999455.

Kim, H. T., Park, J. B., Lee, W. C., Kim, Y. J., & Lee, Y. (2018). Differences in the oral health status and oral hygiene practices according to the extent of post-stroke sequelae. *Journal of oral rehabilitation, 45*(6), 476–484.

Kong, P., Cui, Z. Y., Huang, X. F., Zhang, D. D., Guo, R. J., & Han, M. (2022). Inflammation and atherosclerosis: signaling pathways and therapeutic intervention. *Signal transduction and targeted therapy, 7*(1), 131.

Kosaka, T., Ono, T., Kida, M., et al. (2016). A multifactorial model of masticatory performance: the Suita study. *Journal of oral rehabilitation, 43*(5), 340–347.

Koth, V. S., Salum, F. G., de Figueiredo, M. A. Z., & Cherubini, K. (2021). Repercussions of osteoporosis on the maxillofacial complex: a critical overview. *Journal of bone and mineral metabolism, 39*(2), 117–125.

Kowall, B., Holtfreter, B., Völzke, H., Schipf, S., Mundt, T., Rathmann, W., & Kocher, T. (2015). Pre-diabetes and well-controlled diabetes are not associated with periodontal disease: the SHIP Trend Study. *Journal of clinical periodontology, 42*(5), 422–430.

Koziel, J., & Potempa, J. (2022). Pros and cons of causative association between periodontitis and rheumatoid arthritis. *Periodontology 2000, 89*(1), 83–98.

Kuroshima, S., Al-Omari, F. A., Sasaki, M., & Sawase, T. (2022). Medication-related osteonecrosis of the jaw: A literature review and update. *Genesis (New York, N.Y.: 2000), 60*(8-9), e23500.

Larsson, S. C., Burgess, S. (2022). Appraising the causal role of smoking in multiple diseases: A systematic review and meta-analysis of Mendelian randomization studies. *EBioMedicine, 82*, 104154.

Leng, Y., Hu, Q., Ling, Q., Yao, X., Liu, M., Chen, J., Yan, Z., & Dai, Q. (2023). Periodontal disease is associated with the risk of cardiovascular disease independent of sex: A meta-analysis. *Frontiers in cardiovascular medicine, 10*, 1114927.

Lim, L. P., Tay, F. B., Sum, C. F., & Thai, A. C. (2007). Relationship between markers of metabolic control and inflammation on severity of periodontal disease in patients with diabetes mellitus. *Journal of clinical periodontology, 34*(2), 118–123.

Martande, S. S., Pradeep, A. R., Singh, S. P., Kumari, M., Suke, D. K., Raju, A. P., Naik, S. B., Singh, P., Guruprasad, C. N., & Chatterji, A. (2014). Periodontal health condition in patients with Alzheimer's disease. *American journal of Alzheimer's disease and other dementias, 29*(6), 498–502.

Martin-Cabezas, R., Seelam, N., Petit, C., Agossa, K., Gaertner, S., Tenenbaum, H., Davideau, J. L., & Huck, O. (2016). Association between periodontitis and arterial hypertension: A systematic review and meta-analysis. *American heart journal, 180*, 98–112.

Molina, A., Huck, O., Herrera, D., & Montero, E. (2023). The association between respiratory diseases and periodontitis: A systematic review and meta-analysis. *Journal of clinical periodontology, 50*(6), 842–887.

Monteiro, A. R., Barbosa, D. J., Remião, F., & Silva, R. (2023). Alzheimer's disease: Insights and new prospects in disease pathophysiology, biomarkers and disease-modifying drugs. *Biochemical pharmacology, 211*, 115522.

Muñoz Aguilera, E., Suvan, J., Buti, J., et al. (2020). Periodontitis is associated with hypertension: a systematic review and meta-analysis. *Cardiovascular research, 116*(1), 28–39.

Niesten, D., Witter, D. J., Bronkhorst, E. M., et al. (2017). Oral health care behavior and frailty-related factors in a care-dependent older population. *Journal of dentistry, 61*, 39–47.

Oliveira, V. B., Costa, F. W. G., Haas, A. N., et al. (2023). Effect of subgingival periodontal therapy on glycaemic control in type 2 diabetes patients: Meta-analysis and meta-regression of 6-month follow-up randomized clinical trials. *Journal of clinical periodontology, 50*(8), 1123–1137.

Orlandi, M., Suvan, J., Petrie, A., et al. (2014). Association between periodontal disease and its treatment, flow-mediated dilatation and carotid intima-media thickness: a systematic review and meta-analysis. *Atherosclerosis, 236*(1), 39–46.

Papageorgiou, S. N., Hagner, M., Nogueira, A. V., et al. (2017). Inflammatory bowel disease and oral health: systematic review and a meta-analysis. *Journal of clinical periodontology, 44*(4), 382–393.

Papapanou, P. N., Sanz, M., Buduneli, N., et al. (2018). Periodontitis: Consensus report of workgroup 2 of the 2017 World Workshop on the Classification of Periodontal and Peri-Implant Diseases and Conditions. *Journal of clinical periodontology, 45 Suppl 20*, 162–170.

Pradeep, A. R., Singh, S. P., Martande, S. S., et al. (2015). Clinical evaluation of the periodontal health condition and oral health awareness in Parkinson's disease patients. *Gerodontology, 32*(2), 100–106.

Qiao, Y., Wang, Z., Li, Y. et al. (2020). Rheumatoid arthritis risk in periodontitis patients: A systematic review and meta-analysis. *Joint Bone Spine, 87*(6), 556-564.

Qin, X., Zhao, Y., & Guo, Y. et al. (2021). Periodontal disease and myocardial infarction risk: A meta-analysis of cohort studies. *The American journal of emergency medicine, 48*, 103–109.

Reich, S. G., & Savitt, J. M. (2019). Parkinson's Disease. *The Medical clinics of North America, 103* (2), 337–350.

Rosário-Dos-Santos, H. L., Miranda, S. S., Gomes-Filho, I. S., (2022). Periodontitis severity relationship with metabolic syndrome: A systematic review with meta-analysis. *Oral diseases, 29*(7), 2512–2520. doi: 10.1111/odi.14428.

Roth, G. A., Mensah, G. A., Johnson, C. O. et al. (2020). Global Burden of Cardiovascular Diseases and Risk Factors, 1990-2019: Update from the GBD 2019 Study. *Journal of the American College of Cardiology, 76*(25), 2982-3021.

Selvakumar, R., Chandran, A., Patil, A. et al. (2022). Osteoporosis risk group: Screening for osteoporosis in dental clinics using panoramic radiographs. *Journal of education and health promotion, 11,* 271.

Sharma, A., Gupta, I., Venkatesh, U. et al. (2023). E-cigarettes and myocardial infarction: A systematic review and meta-analysis. *International journal of cardiology, 371,* 65-70.

Shi, Q., Zhang, B., Xing, H. et al. (2018). Patients with Chronic Obstructive Pulmonary Disease Suffer from Worse Periodontal Health-Evidence from a Meta-Analysis. *Frontiers in physiology, 9,* 33.

Sun, J., Zheng, Y., Bian, X. et al. (2021). Non-surgical periodontal treatment improves rheumatoid arthritis disease activity: a meta-analysis. *Clinical oral investigations, 25*(8), 4975–4985.

Teeuw, W.J., Slot, E., Susanto, H. et al. (2014). Treatment of periodontitis improves the atherosclerotic profile: a systematic review and meta-analysis. *Journal of clinical periodontology, 41*(1), 70–79.

Thiem, D.G.E., Donkiewicz, P., Rejaey, R. et al. (2023). The impact of electronic and conventional cigarettes on periodontal health-a systematic review and meta-analysis. *Clinical oral investigations, 27*(9) doi: 10.1007/s00784-023-05162-4

Uppoor, A. S., Lohi, H. S., Nayak, D. (2013). Periodontitis and Alzheimer's disease: oral systemic link still on the rise? *Gerodontology, 30*(3), 239–242.

Valenzuela-Martínez, S., Ramírez-Expósito, M. J., Carrera-González, M. P. (2023). Physiopathology of Osteoporosis: Nursing Involvement and Management. *Biomedicines, 11*(4), 1220.

Verhoeff, M.C., Eikenboom, D., Koutris, M. et al. (2023). Parkinson's disease and oral health: A systematic review. *Archives of oral biology, 151,* 105712.

Vetter, T.R., Mascha, E.J. (2017). Bias, Confounding, and Interaction: Lions and Tigers, and Bears, Oh My! *Anesthesia and analgesia, 125*(3), 1042-1048.

Wu, Y., Xiong, Y., Wang, P. et al. (2022). Risk factors of cardiovascular and cerebrovascular diseases in young and middle-aged adults: A meta-analysis. *Medicine, 101*(48), e32082.

Wu, Z., Xiao, C., Chen, F. et al. (2022). Pulmonary disease and periodontal health: a meta-analysis. *Sleep & breathing = Schlaf & Atmung, 26*(4), 1857-1868.

Yu, B., Wang, C.Y. (2022). Osteoporosis and periodontal diseases - An update on their association and mechanistic links. *Periodontology 2000, 89* (1), 99-113.

Yuan, W., Wu, B., Lou, M. et al. (2022). Identification of Risk Factors for Stroke in China: A Meta-Analysis of Prospective Cohort Studies. *Frontiers in neurology, 13,* 847304.

Zeng, X. T., Tu, M. L., Liu, D. Y. (2012). Periodontal disease and risk of chronic obstructive pulmonary disease: a meta-analysis of observational studies. *PLoS One, 7*(10), e46508.

1.5 Inklusive zahnmedizinische Betreuung bei Menschen mit Behinderung

Anna-Lena Hillebrecht & Marc Auerbacher

1. Wann ist eine Behinderung zahnmedizinisch relevant?
2. Welchen Einfluss hat das Alter auf die Mundgesundheit von Menschen mit Behinderung?
3. Was sollte bei der zahnärztlichen Betreuung von Menschen mit Behinderung beachtet werden?

1.5.1 Einleitung

Soziale und kulturelle Normen bestimmen, vielmehr als die Ursachen oder Symptome einer körperlichen, sensorischen oder kognitiven Beeinträchtigung, was in einer Gesellschaft als Behinderung gilt. Eine allgemeingültige Definition von Behinderung und damit eine allgemeingültige Beschreibung dieser heterogenen Personengruppe ist deshalb nicht möglich. Laut statistischem Bundesamt lebten im Jahr 2021 in Deutschland rund 7,8 Millionen Menschen mit einer Schwerbehinderung. Das entspricht 9,4 % der deutschen Bevölkerung. Als schwerbehindert gelten in Deutschland Menschen, denen die Versorgungsämter einen Behinderungsgrad von mindestens 50 anerkannt haben (Destatis, 2024).

Dieses Kapitel rückt die Mundgesundheit von Menschen mit Behinderung in den Fokus und stellt einen inklusiven Ansatz in der zahnmedizinischen Betreuung vor.

1.5.2 Wann ist eine Behinderung zahnmedizinisch relevant?

Im zahnmedizinischen Kontext hat nicht jede Behinderung einen Einfluss auf die Mundgesundheit. Eine Funktionseinschränkung ist nur dann zahnmedizinisch relevant, wenn ein Mensch mit Behinderung:

- nicht in der Lage ist, die häusliche Mundhygiene eigenverantwortlich und selbstständig durchzuführen
- aus unterschiedlichen Gründen bei der zahnärztlichen Untersuchung oder Therapie nicht im üblichen Ausmaß kooperationsfähig ist
- eine Zahnarztpraxis nicht oder nur mit großem Aufwand allein aufsuchen kann
- die Kommunikation nicht auf herkömmliche Weise möglich ist

Gemäß Artikel 25 der UN-Behindertenrechtskonvention haben Menschen mit Behinderung nicht nur ein Recht auf ein Höchstmaß an Gesundheit ohne Diskriminierung aufgrund von Behinderung, sondern auch auf präventive und kurative Gesundheitsleistungen, die sie speziell wegen ihrer Behinderung benötigen, um weitere Behinderungen möglichst gering zu halten oder zu vermeiden (UN-Behindertenrechtskonvention (UN-BRK), 2013). Ob Funktionseinschränkungen oder Allgemeinerkrankungen tatsächlich Auswirkungen auf die Mundgesundheit, beziehungsweise die mundgesundheitsbezogene Lebensqualität haben, hängt im besonderen Maße vom Zusammenspiel der kompensatorischen Umweltfaktoren und dem individuellen Zugang zu einer barrierefreien zahnmedizinischen Versorgung ab.

Sowohl die Funktionsfähigkeit als auch die Teilhabe im Alltag sind gemäß dem Konzept der Weltgesundheitsorganisation (WHO) zur funktionalen Gesundheit (Internationale Klassifikation der Funktionsfähigkeit, Behinderung und Gesundheit, ICF) das Ergebnis bzw. die Folge einer komplexen Beziehung zwischen dem Menschen mit einem Gesundheitsproblem und seinen umwelt- und personenbezogenen Faktoren (▶ Abb. 1.8). So führt Zahnverlust infolge eingeschränkter Mundhygiene und fehlender Therapieoptionen neben einer Reduktion des Wohlbefindens (Hillebrecht, et al. 2019) und der Kaufunktion eventuell auch zu einer reduzierten Teilhabe an Alltagsaktivitäten und damit zu einer zusätzlichen Stigmatisierung.

Orale Erkrankungen haben bei Menschen mit zahnmedizinisch relevanten Behinderung (ZRB, ▶ Tab. 1.2) oft schwerwiegendere Folgen als bei Menschen ohne ZRB. Bestehen zudem systemische Erkrankungen (z. B. Diabetes mellitus, rheumatoide Arthritis), kann eine Parodontitis die Allgemeingesundheit schneller und stärker negativ beeinflussen (▶ Kap. 1.5).

1 Gesund beginnt im Mund

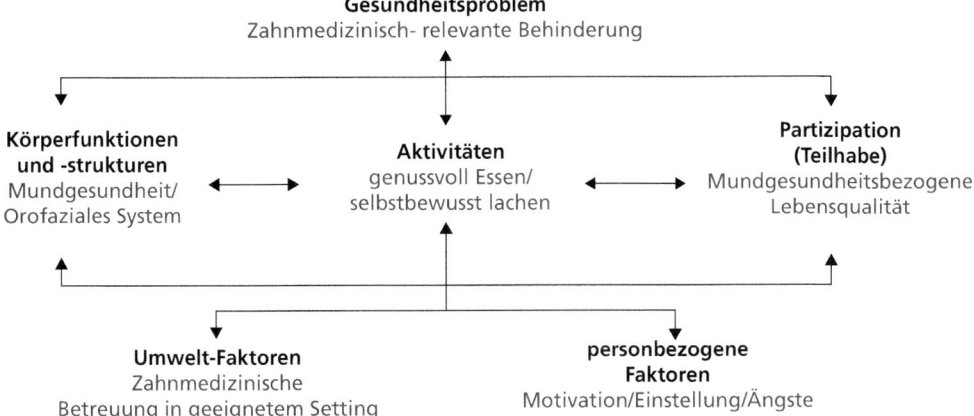

Abb. 1.8: Zahnmedizinisch relevante Aspekte der Internationalen Klassifikation der Funktionsfähigkeit, Behinderung und Gesundheit (ICF) (zahnmedizinisch relevante Ergänzungen in grau nach Hillebrecht zur Abbildung der © Weltgesundheitsorganisation (WHO), übersetzt und herausgegeben durch das Bundesinstitut für Arzneimittel und Medizinprodukte (BfArM) von der International Classification of Functioning, Disability and Health – ICF, herausgegeben durch die Weltgesundheitsorganisation (WHO).

Tab. 1.2: Zahnmedizinisch relevante Behinderungen (ZRB): angeboren, erworben akut, erworben progredient – die Liste erhebt keinen Anspruch auf Vollständigkeit.

angeboren	erworben akut	erworben progredient
Infantile Cerebral Parese (ICP)	Apoplex, Schädel-Hirn-Trauma	Chorea Huntington
Fetales Alkoholsyndrom (FAS)	Intoxikation/Drogenabusus (z. B. Korsakow-Syndrom)	Multiple Sklerose (MS)
Autismus-Spektrum-Störungen	Meningitis	Amyotrophe Lateralsklerose (ALS)
Muskeldystrophien	Psychische Erkrankungen	Demenzielle Erkrankungen
Chromosomenstörungen oder Genmutationen (z. B. Down-, Rett-, Angelman-, Fragiles X-, Williams-Beuren-Syndrom)	Verlust der körperlichen Integrität (z. B. Tumorerkrankungen, Verbrennungen, Amputationen)	

Eine inklusive Zahnmedizin fokussiert nicht nur auf die individuellen Beeinträchtigungen (körperlich/seelisch/kognitiv/sensorisch), sondern kompensiert bzw. ebnet behinderungsassoziierte Barrieren (einstellungs-/umweltbedingt), die die Mundgesundheit gefährden. Bei reduzierter Eigenverantwortlichkeit und/oder eingeschränkter Kommunikationsfähigkeit werden Erkrankungen oft erst in einem fortgeschrittenen Stadium erkannt. Je besser die zahnmedizinisch-relevanten Aspekte einer Funktionseinschränkung durch das betreuende Umfeld und die betreuenden Zahnmediziner*innen kompensiert werden, desto weniger sind nachteilige Auswirkungen auf Mundgesundheit und mundgesundheitsbezogene Lebensqualität zu erwarten. Um orale Erkrankungen bzw. Folgeschäden bei Menschen mit ZRB zu verhindern, müssen zahnmedizinische Präventions-, Therapie- und Betreuungskonzepte individuell auf die jeweiligen Funktionseinschränkungen abgestimmt werden, wobei der Mensch mit seinen behinderungsunabhängigen Bedürfnissen im Mittelpunkt stehen muss. Das Behandlungsspektrum hängt u. a. von der Kooperations- und Therapiefähigkeit dieser Menschen ab. Durch die Gestaltung des Behandlungssettings kann die Kooperationsfähigkeit positiv unterstützt werden (Buda, 2016).

1.5.3 Welchen Einfluss hat das Alter auf die Mundgesundheit von Menschen mit Behinderung?

Das Risiko, eine kognitive und/oder körperliche Funktionseinschränkung zu erleiden, steigt mit zunehmendem Alter. Rund ein Drittel (34 % oder 2,6 Millionen) der schwerbehinderten Menschen war im Jahr 2021 älter als 75 Jahre (Destatis, 2024).

Wenn im höheren Lebensalter eine ZRB eintritt, ist für den langfristigen Erhalt von Mundgesundheit primär der Mundgesundheitszustand zum Zeitpunkt des Auftretens der ZRB entscheidend. Idealerweise besteht beim Eintritt einer ZRB kein zahnmedizinischer Behandlungsbedarf und es müssen lediglich Prophylaxemaßnahmen an die jeweilige Situation angepasst werden. Werden Defizite in der Mundhygiene nicht kompensiert bzw. bestand schon vor dem Auftreten einer ZRB ein zahnmedizinischer Behandlungsbedarf, so sollte das ideale Zeitfenster für die zahnmedizinische Therapie angepasst werden. Hierfür ist die Ursache der ZRB und deren Prognose entscheidend. Neben Menschen mit angeborenen Erkrankungen (z. B. Syndromen) profitieren auch Menschen mit progredient verlaufenden Erkrankungen (z. B. Multiple Sklerose, Demenz, Morbus Parkinson) von einer zeitnahen und pragmatischen Therapie, um ein Maximum an Mundgesundheit zu erhalten bzw. zu fördern. Bei Menschen mit akut eintretenden Erkrankungen (z. B. Zustand nach Apoplex, Schädel-Hirn-Trauma) sollten die zahnmedizinischen Interventionen nach Absprache mit dem Hausarzt bzw. der Hausärztin zu einem Zeitpunkt der maximalen gesundheitlichen Stabilität erfolgen. Dank einer verbesserten medizinischen Versorgung erreichen auch Menschen mit angeborenen und/oder früh erworbenen Behinderungen ein immer höheres Lebensalter (Christensen et al., 2009). Für Jugendliche mit Behinderung oder chronischen Erkrankungen (▶ Kap. 1.7) ist der Übergang in das Erwachsenenalter mit zusätzlichen Herausforderungen verbunden. Die Transition in der zahnmedizinischen Versorgung dieser Menschen erfordert besondere Aufmerksamkeit, um die Mundgesundheit über die gesamte Lebensspanne hinweg zu erhalten.

Mit dem Alter steigt allgemein das Risiko für Gesundheitsprobleme, die auch die Mundgesundheit direkt oder indirekt beeinflussen (▶ Kap. 1.5). Bei Menschen mit ZRB potenzieren sich die Risiken für orale Erkrankungen. Zu den häufigsten Problemen gehören:

- *Biofilmassoziierte orale Erkrankungen (Karies/Parodontitis):* Je länger ein Defizit in der Mundhygiene besteht, desto höher ist das Risiko für orale Erkrankungen (Gil-Montoya et al. 2015).
- *Xerostomie:* Eine verminderte Speichelproduktion, die häufig auf Nebenwirkungen von Medikamenten zurückzuführen ist, erhöht das Risiko für Karies und Infektionen in der Mundhöhle (Scully, 2003; Porter et al., 2004).
- *Zähneknirschen/Bruxismus:* Dauerhaftes Zähneknirschen ist bei einigen neurologischen Erkrankungen besonders prävalent,

führt häufig zu einer vorschnellen Abnutzung der Zahnhartsubstanzen und kann zudem Probleme im Bereich der Kaumuskulatur sowie der Kiefergelenke führen (Mahdi et al., 2021; Alam et al., 2023).
- *Traumata:* Zahnfehlstellungen (z. B. Distalbiss[3]), motorische Einschränkungen und fehlende Abstützreflexe können das Risiko für Verletzungen an Zähnen, Schleimhäuten und Kieferknochen erhöhen (Silveira et al., 2020; Devi et al., 2024).

Frühe orale Schäden summieren sich im Alter, gleichzeitig können altersassoziierte Funktionseinschränkungen und/oder Erkrankungen dazu führen, dass die Therapiefähigkeit abnimmt und eine zahnmedizinische Behandlung zunehmend erschwert wird (Buda, 2016; Queen, 2016; Rech et al., 2022). Die individuellen präventiven Unterstützungsmaßnahmen müssen bei Menschen mit Mundhygienedefiziten, unabhängig vom Lebensalter, regelmäßig überprüft und angepasst werden (Hillebrecht et al., 2024). Außerdem müssen behinderungsassoziierte und altersassoziierte Risikofaktoren (z. B. Schluckstörungen, Tremor, Frailty) bei der zahnmedizinischen Therapieplanung berücksichtigt werden. Um dem zahnmedizinischen Behandlungsbedarf dieser wachsenden Personengruppe zukünftig besser gerecht zu werden, müssen Barrieren beim Zugang zu Mundgesundheitsmaßnahmen abgebaut und Voraussetzungen für eine inklusive Zahnmedizin geschaffen werden.

Zugangsbarrieren zur zahnmedizinischen Versorgung

Menschen mit ZBR haben häufig zusätzliche Hürden beim Zugang zu einer zahnmedizinischen Versorgung zu bewältigen:

---

3 Liegt der Unterkiefer im Verhältnis zum Oberkiefer zu weit zurück, spricht man von einer »Distalbisslage«.

- *Physische Barrieren:* Zahnarztpraxen sind nicht oder nur bedingt für Menschen mit körperlichen Behinderungen zugänglich.
- *Kommunikationsbarrieren:* Patient*innen mit kognitiven oder kommunikativen Einschränkungen benötigen möglicherweise spezielle Unterstützung, um ihre Bedürfnisse zu äußern und Anweisungen zur Mundpflege verstehen zu können (Gebärdendolmetscher, Talker, Verständigungstafeln, usw.).
- *Finanzielle Barrieren:* Die Kosten für zahnmedizinische Behandlungen können für Menschen mit schweren Behinderungen, die möglicherweise über kein oder nur ein eingeschränktes Einkommen verfügen, eine erhebliche Belastung darstellen.
- *Barrieren im Gesundheitswesen:* Fehlende Expertise im Umgang mit Menschen mit Behinderung und unangemessene Honorierung der zeit- und personalintensiven Betreuung.

1.5.4 Was sollte bei der zahnmedizinischen Betreuung von Menschen mit Behinderung beachtet werden?

Ziel einer inklusiven Zahnmedizin ist es, durch eine konsequente, individuelle und lebenslange Unterstützung bei der Umsetzung von Prophylaxemaßnahmen, Erkrankungen der oralen Strukturen zu vermeiden. Neben der Kenntnis über die häufigsten Ursachen von Behinderungen (▶ Tab. 1.2) gilt es, die zahnmedizinisch relevanten Funktionseinschränkungen einzuschätzen und diesen entsprechend zu begegnen (▶ Tab. 1.3). Voraussetzung für das Gelingen einer zahnärztlichen Behandlung ist die adäquate Kommunikation mit allen Beteiligten auf Augenhöhe.

Das Betreuungs- und/oder Behandlungssetting (aufsuchende Betreuung, Gestaltung des Behandlungszimmers, Behandlung im Wachzustand, Sedierung oder Allgemeinanästhesie) sollte auf behinderungsassoziierte Bedürfnisse abgestimmt werden (Buda, 2016; Auerbacher et al., 2023).

Bei prothetischem Behandlungsbedarf sind bei der Wahl des prothetischen Therapeutikums ebenfalls behinderungsassoziierte und medizinische Faktoren (Adaptation, Handling, Xerostomie) zu berücksichtigen.

Um die Mundgesundheit bei Menschen mit ZRB langfristig zu verbessern, sind gezielte Strategien erforderlich:

- *Individuelle Mundpflegeunterstützung* bei der täglichen Mundhygiene, die die individuellen Bedürfnisse und Fähigkeiten berücksichtigt
- *Regelmäßige zahnmedizinische Kontrolluntersuchungen*, um orale Pflegedefizite und zahnmedizinischen (Be-)Handlungsbedarf rechtzeitig zu identifizieren
- *Interdisziplinäre Zusammenarbeit* zwischen (Zahn-)Mediziner*innen, Angehörigen, Pflegepersonal, Betreuer*innen und anderen Gesundheitsdienstleistenden
- *Ausbildung und Aufklärung*, z. B. über Informationsmaterialien (▸ elektronisches Zusatzmaterial) und Schulungsprogramme, zur Stärkung des Bewusstseins für die Bedeutung der Mundgesundheit bei Menschen mit Behinderung im Sinne des Expertenstandards »Förderung der Mundgesundheit in der Pflege«.

Tab. 1.3: Zahnmedizinisch relevante Funktionseinschränkung und entsprechende Strategien zur zahnmedizinischen Betreuung

Zahnmedizinisch relevante Aspekte	Maßnahme
Kommunikation	• Kommunikationsarten erfragen (verbal, bildunterstützt, Gebärdensprache, Talker) und wenn notwendig Informationen oder Unterstützung (z. B. Dolmetscher*in, Betreuungspersonen) einholen.
Mobilität	• Zufriedenheit mit dem Zugang zur Praxis, sowie zu Sanitär- und Behandlungsräumen erfragen und ggf./wenn möglich optimieren. • Frage nach dem Transfer klären, ggf. Hilfestellung geben • Verantwortlichkeiten für die Terminvereinbarung festlegen.
Mundhygiene	• Mundhygienefähigkeiten feststellen, trainieren • Unterstützungsbedarf regelmäßig überprüfen und ggf. anpassen • Bei Unterstützungsbedarf: Verantwortlichkeiten und kompensatorische Maßnahmen planen/überprüfen.

1.5.5 Fazit

Die Mundgesundheit ist ein essenzieller Bestandteil der allgemeinen Gesundheit, des Wohlbefindens und der gesellschaftlichen Teilhabe. Die Gewährleistung und Aufrechterhaltung einer guten Mundgesundheit bei erwachsenen Menschen mit ZRB erfordert auf Grund behinderungsassoziierter Funktionseinschränkungen und Begleiterscheinungen, sowie eventuellen Grunderkrankungen besondere Strategien. Eine inklusive Zahnmedizin kann dazu beitragen, die gesellschaftliche Teilhabe für Menschen mit ZRB, durch ein Maximum an Mundgesundheit, zu erleichtern bzw. ein Leben lang aufrechtzuerhalten.

1.5.6 Literatur

Alam, M. K. et al., (2023). Prevalence of bruxism in down syndrome patients: A systematic review and meta-analysis. *Journal of oral rehabilitation, 50*(12), 1498–1507.

Auerbacher, M. et.al., (2023): Oral health in patients with neurodegenerative and cerebrovascular disease: a retrospective study. *Disability and rehabilitation, 45*(14), 2316–2324.

BfArM (2022). ICF als Klassifikation der Komponenten von Gesundheit. Letzter Zugriff am 10.10.2010 unter: https://www.bfarm.de/DE/Kodiersysteme/Klassifikationen/ICF/_node.html.

Buda, L. V., (2016). Ensuring Maintenance of Oral Hygiene in Persons with Special Needs. *Dental clinics of North America, 60*(3), 593–604.

Christensen, K. et al., (2009). Ageing populations: the challenges ahead. *Lancet (London, England), 374*, 1196–1208.

Devi, K. P. et al., (2024). Risk factors associated with traumatic dental injuries in individuals with special healthcare needs-A systematic review and meta-analysis. *Dental traumatology: official publication of International Association for Dental Traumatology, 40*(1), 91–110.

Gil-Montoya, J. A. et al., (2015). Oral health in the elderly patient and its impact on general wellbeing: a nonsystematic review. *Clinical interventions in aging, 10*, 461–467.

Hillebrecht, A.-L. et al., (2019): Changes in the oral health-related quality of life in adult patients with intellectual disabilities after dental treatment under general anesthesia. *Clinical oral investigations, 23*(10), 3895–3903.

Hillebrecht, A.-L. et al., (2024): Comparison of facilitators and barriers to providing oral hygiene measures in dependent older people and young children: A systematic review. *Gerodontology, 41*(1), 111–124.

Mahdi, S. S. et al., (2021): Oral Manifestations of Rett Syndrome-A Systematic Review. *International journal of environmental research and public health, 18*(3), 1162.

Porter, S. R. et al., (2004): An update of the etiology and management of xerostomia. *Oral surgery, oral medicine, oral pathology, oral radiology, and endodontics, 97*(1), 28–46.

Queen, A. N., (2016): Evidence-based Dentistry and Its Role in Caring for Special Needs Patients. *Dental clinics of North America, 60*(3), 605–611.

Rech, R. S. et al., (2022): Frequency and associated factors for swallowing impairment in community-dwelling older persons: a systematic review and meta-analysis. *Aging clinical and experimental research, 34*(12), 2945–2961.

Scully, C.,(2003): Drug effects on salivary glands: dry mouth. *Oral diseases, 9*(4), 165–176.

Silveira, A. L. N. de MES et al., (2020): The relationship between special needs and dental trauma. A systematic review and meta-analysis. *Dental traumatology : official publication of International Association for Dental Traumatology, 36*(3), 218–236.

Statistisches Bundesamt (Destatis), 2024 Letzter Zugriff am 02.05.2024 unter: https://www.destatis.de/DE/Themen/Gesellschaft-Umwelt/Gesundheit/Behinderte-Menschen/_inhalt.html.

UN-Behindertenrechtskonvention (2013) Letzter Zugriff am 02.05.2024 unter: https://www.behindertenrechtskonvention.info/gesundheitssorge-3910.

1.6 Besonderheiten bei Kindern mit Behinderung

Roswitha Heinrich-Weltzien

1. Welche spezifischen Probleme der Mundgesundheit treten bei Kindern mit Behinderung auf und welche Ursachen, Einflussfaktoren und Rahmenbedingungen liegen dem zugrunde?
2. Welche besonderen Risiken sind bei Frühgeborenen zu beobachten?
3. Wie ist den spezifischen Problemen zahnärztlich und pflegerisch zu begegnen?

1.6.1 Einleitung

Kinder mit Behinderung sind eine sehr heterogene Gruppe, die aufgrund von genetischen, entwicklungsbedingten oder erworbenen Erkrankungen, Traumata oder umweltbedingten Ursachen wesentliche Einschränkungen ihrer täglichen Aktivitäten aufweisen (American Academy of Pediatric Dentistry (AAPD), 2022). Eingeschlossen sind Kinder mit körperlichen, geistigen, sensorischen, verhaltens- und entwicklungsbedingten, kognitiven oder emotionalen Beeinträchtigungen, die einer besonderen medizinischen Betreuung bedürfen (AAPD, 2022). Dies setzt Fachkenntnisse und Erfahrungen über die klinische Routine hinaus voraus, um den spezifischen Unterstützungs- und Behandlungsbedarfslagen dieser vulnerablen Patient*innen gerecht zu werden.

1.6.2 Spezifische Probleme der Mundgesundheit bei Kindern mit Behinderung

Die Mundgesundheit von Kindern mit Behinderung ist nach wie vor unbefriedigend, insbesondere wenn sie von einer geistigen, psychischen und Mehrfach-Behinderung betroffen sind. Untersuchungen aus Deutschland berichten, dass Kinder mit Behinderung im Vergleich zu ihren gesunden Altersgefährten mehr unbehandelte Karies, schwerere Formen parodontaler Erkrankungen (Gingivitis, Parodontitis), häufiger Zahnstellungs- und Kieferanomalien, dentale Strukturstörungen, Zahntraumata und komplexe Befunde aufweisen, ihnen zugleich jedoch kariespräventiven Maßnahmen wie die Fissurenversiegelung nicht zuteilwerden (Dziwak et al., 2017; Hempel et al., 2014; Schmied & Heinrich-Weltzien 2009; Schüler et al., 2017a, 2017b; Schwerz et al., 2016; Heinrich-Weltzien et al., 2019; Schmidt et al., 2020; Schulte & Schmidt 2021). Als eine Folge der unbehandelten Karies treten odontogene Infektionen vor allem im Milchgebiss von Kindern mit körperlichen und geistigen Behinderungen auf (Dziwak et al., 2017).

1.6.3 Ursachen, Einflussfaktoren und Rahmenbedingungen

Ursächlich wird die orale Krankheitslast auf die Grunderkrankung und die damit einhergehenden kognitiven und motorischen Einschränkungen zurückgeführt, welche in einer mangelnden Zahnpflege resultieren (Anders & Davis 2010, Heinrich-Weltzien et al., 2022). Weiterhin dürften der erhöhte Zeit- und Personalaufwand der zahnärztlichen Behandlung im Vergleich zu gesunden Patient*innen, die von den Zahnärzt*innen als besonders belastend empfundene Behandlungssituation, das defizitär selbsteingeschätzte zahnärztliche Fachwissen im Umgang mit diesen Patient*innen sowie die ungenügende Honorierung der zahnärztlichen Leistungen im kassenzahnärztlichen Vergütungssystem zu dieser Versorgungslücke beitragen (Heinrich-Weltzien et al., 2013). Einer aktuellen Umfrage unter deutschen Kinderzahnärzt*innen zu Folge empfinden mehr als ein Drittel der 91 Befragten die Behandlung von Kindern mit Behinderung und psycho-emotionalen Störungen psychisch als sehr bzw. extrem stressbelastend (Schmidt et al., 2022b), was wiederum als eine Barriere in der zahnärztlichen Versorgung dieser Patient*innengruppe gewertet werden kann.

Die jüngsten Daten aus der repräsentativen Studie zur Gesundheit von Kindern und Jugendlichen in Deutschland (KiGGS Welle 2, 2014–2017) zeigen, dass 3–17-jährige Kinder und Jugendliche mit Behinderung im Vergleich zu ihren Altersgefährten ohne Behinderung in den drei Monaten vor der Befragung häufiger einmal oder wiederholt

Zahnschmerzen hatten (23,5 % bzw. 15,9 %) und bei ihnen das zweimal tägliche Zähneputzen seltener stattfand (33,5 % bzw. 22,2 %) (Krause et al., 2022). Ein niedriger sozioökonomischer Status der Familien hatte dabei einen wesentlichen negativen Einfluss auf beide Parameter. Dieses Ergebnis lässt die Vermutung zu, dass ein niedriger Sozialstatus wesentlich stärker die Mundgesundheit von Kindern mit Behinderung bestimmt als ihre Behinderung selbst. Zudem wurden keine Unterschiede in der Inanspruchnahme zahnärztlicher Kontrolluntersuchungen zwischen Kindern und Jugendlichen mit und ohne Behinderung festgestellt. Jeweils ein Viertel von ihnen suchte seltener als zweimal jährlich eine Zahnarztpraxis auf (Krause et al., 2022). Obwohl Kinder mit Behinderung im Allgemeinen ein erhöhtes Karies- und Gingivitisrisiko aufgrund ihrer unzureichenden Zahnpflege besitzen, erhalten sie seltener notwendige individualprophylaktische Maßnahmen, wie praktisches Zahnputztraining unter Einbeziehung der Bezugsperson, die Fluoridierung der Zähne, die Fissurenversiegelung und Ernährungsberatung. Mögliche Ursachen für das fehlende Inanspruchnahmeverhalten sind u. a. ein eingeschränkter wohnortnaher Zugang zu einer Zahnarztpraxis, der Schweregrad der kindlichen Behinderung, ein niedriger familiären Sozialstatus verbunden mit einem defizitären Mundgesundheitsbewusstsein und die nicht zu unterschätzenden zeitlichen und psychischen Belastungen, die die Behinderung eines Kindes für führsorgepflichtige Personen im Alltag mit sich bringen. Dass der Schweregrad der Behinderung ein möglicher Faktor für die fehlende Inanspruchnahme individualprophylaktischer Maßnahmen ist, wird durch die Auswertung von Abrechnungsdaten der Kassenzahnärztlichen Bundesvereinigung (KZBV) zur aufsuchenden Versorgung gestützt (Schmidt et al., 2022a). Danach wurden bei Kindern und Jugendlichen mit einem Pflegegrad oder dem Bezug von Eingliederungshilfe seltener individualprophylaktische Maßnahmen ausgeführt und abgerechnet als bei gesunden Gleichaltrigen. Jugendliche mit einer geistigen Behinderung im Alter von 13–18 Jahren weisen zudem weniger versiegelte Zähne auf als Gleichaltrige mit einer Körper- oder Hörbehinderung; letztere unterschieden sich nicht von ihren gesunden Altersgefährten (Hempel et al., 2014). Des Weiteren ließ eine Interventionsstudie zur Verbesserung des Zahnputzverhaltens bei Kindern und Jugendlichen mit einer geistigen Behinderung keine Verbesserung erkennen, bei denjenigen mit körperlichen und Sinnesbeeinträchtigungen hingegen schon (Lamba et al., 2015). Dass ein individualisiertes krankenhausbasiertes Zahnputztraining bei Kindern und Jugendlichen mit psychischen Störungen zwar zu einer Reduktion des Plaquebefalls nicht jedoch zu einer Verbesserung der Selbstkontrolle der Mundhygiene führt (Bock et al., 2022), unterstreicht wiederum den höheren Unterstützungsbedarf dieser vulnerablen Patient*innengruppe.

In ▶ Tab. 1.4 sind die Ursachen der häufigsten oralen Manifestationen bei Kindern mit Behinderung sowie der zahnärztliche und pflegerische Unterstützungsbedarf zusammengefasst.

Tab. 1.4: Orale Manifestationen, ihre Ursachen sowie der zahnärztliche und pflegerische Betreuungsbedarf bei Kindern mit Behinderung (modifiziert nach Heinrich-Weltzien et al., 2019, 2022).

Erkrankungsbedingte Ursachen	Zahnärztlicher & pflegerischer Betreuungsbedarf
Schlechte Mundhygiene	
<ul><li>motorische Funktionseinschränkungen, geistige und sensorische Behinderungen, psychoemotionale Störungen, abwehrendes Verhalten bei der Durchführung der Mundpflege</li><li>keine adäquaten Pflegemittel (z. B. Zahnbürste, Zahnpasta)</li><li>Anwendung der Pflegemittel erfolgt nicht bedarfsgerecht oder erfolgt gar nicht</li></ul>	<ul><li>Erfassung der Schwere der einzelnen Beeinträchtigungen</li><li>ggf. Vorstellung des Kindes bei Fachärzt*innen (Neurologie, Pädiatrie)</li><li>Erarbeitung und Training einer individualisierten Mundhygienetechnik mit dem/der Patient*in, Eltern/Bezugsperson</li><li>Empfehlung von hilfreichen Mundpflegeprodukten: Zahnbürste, Zahnpasta, Gel und Mundspüllösung, Zungenreiniger, Mundöffner</li><li>Täglich mehrfache Nutzung einer fluoridhaltigen Zahnpasta, wöchentliche Verwendung eines hochkonzentrierten Fluoridgels</li><li>Förderung der Selbstpflegekompetenz, wenn immer möglich</li><li>Zahnarzt/-ärztin: Vierteljährliche Kontrolle des Mundhygienestatus, ggf. Adaptation der Mundhygienetechnik, professionelle Zahnreinigung (PZR), professionelle Verabreichung von hochkonzentrierten Fluoridpräparaten</li></ul>
Karies	
<ul><li>siehe auch »Schlechte Mundhyiene«</li><li>Zahnstellungs und Kieferanomalien, dentale Schmelzstrukturstörungen, schlechte oder fehlende Selbstreinigung der Mundhöhle, Schluckstörungen, Mundatmung</li><li>unzureichende Fluoridnutzung</li><li>Verabreichung von breiiger, klebriger Kost</li></ul>	<ul><li>Verbesserung der Mundhygiene (siehe oben)</li><li>Ernährungsberatung sowie Aufklärung der Eltern/Bezugsperson zur Kariesätiologie und -prävention</li><li>Zahnarzt/-ärztin: Restauration der kariösen Läsionen</li></ul>
Parodontalerkrankungen	
<ul><li>siehe auch »Karies«</li><li>Gingivahyperplasie als Nebenwirkung der Antikonvulsiva-Medikation bei komorbiden Patient*innen mit Anfallsleiden</li></ul>	<ul><li>Verbesserung der Mundhygiene (siehe oben)</li><li>Ernährungsberatung sowie Aufklärung der Eltern/Bezugsperson zur Kariesätiologie und -prävention</li><li>Gezielte Nutzung antibakterieller Präparate: Chlorhexidin-Gel (einbürsten oder einmassieren)</li><li>Kontraindikation antibakterieller Mundspüllösungen bei Patient*innen mit Schluckstörungen und Unfähigkeit zu Spülen</li><li>Exzessive Gingivamassage zur Begrenzung der Gingivahyperplasie</li><li>Zahnarzt/-ärztin: Behandlung der parodontalen Erkrankung</li></ul>

Tab. 1.4: Orale Manifestationen, ihre Ursachen sowie der zahnärztliche und pflegerische Betreuungsbedarf bei Kindern mit Behinderung (modifiziert nach Heinrich-Weltzien et al., 2019, 2022). – Fortsetzung

Erkrankungsbedingte Ursachen	Zahnärztlicher & pflegerischer Betreuungsbedarf
Zahnstellungs- und Kieferanomalien	
• Grunderkrankung, unversorgte Karies, frühzeitiger Zahnverlust, inkompetenter Lippenschluss, Mundatmung, hypotone oro-fazialer Muskulatur, Fehllage der Zunge, Zungenpressen Dominanz von Angle-Klasse-II-Anomalien[4], Protrusion[5] der oberen Frontzähne und frontal offener Biss	• Vorstellung des Kindes beim Kieferorthopäd*innen und Logopäd*innen • Abklärung einer funktionellen Therapie zur Initiierung des Mundschlusses
Dentale Traumata	
• psycho-emotionale und Verhaltensstörungen (z. B. Aufmerksamkeits-Defizit-(Hyperaktivitäts)-Störung AD(H)S) • geistige oder Mehrfachbehinderung in Verbindung mit Epilepsie, Risikofaktoren: inkompetenter Lippenschluss, Angle-Klasse-II-Anomalien und Protrusion der oberen Frontzähne *Hinweis*: Versorgungsgrad deutlich geringer als bei gesunden Kindern	• Zahnarzt/-ärztin: Restauration der frakturierten Zähne und Schienungen nach Verletzungen des Zahnhalteapparates oder Wurzelfrakturen in Abhängigkeit von der Compliance • Vorstellung des Kindes bei/m Kieferorthopäden/-orthopädin und Logopäden/Lögopädin • Abklärung einer funktionellen Therapie zur Initiierung des Mundschlusses • Abklärung der Eingliederung eines Mundschutzes
Bruxismus, Habits, selbstverletzendes Verhalten	
• Bruxismus bedingte Attrition korreliert mit dem Schweregrad der Behinderung • Fingerlutschen und -beißen, Lippensaugen, Kauen auf Gegenständen • selbstverletzendes Verhalten z. B. der Finger als Stimulus oder zur Beruhigung	• Vorstellung des Kindes bei neurologischen Fachärzt*innen: Abklärung einer Botulinum-Toxin-Therapie zur Reduktion der Muskelspannung • Abgewöhnung von Habits und selbstverletzendem Verhalten durch Verwendung eines Fingerschutzes (Handschuh)
Erosionen	
• gastro-ösophagealer Reflux verbunden mit Erbrechen und Schluckstörungen • erosive Defekte häufig im Bereich der Molaren und unteren Frontzähne im Milch- und bleibenden Gebiss	• Vorstellung des Kindes in der Pädiatrie zur Abklärung eines gastro-ösophagealen Refluxes • Reduzierung der Verabreichung erosiver Lebensmittel • Applikation erosionspräventiver Lösungen • Zahnarzt/-ärztin: ggf. Restauration erosiver Defekte

---

4 Die Angle-Klassifikation beschreibt die Verzahnung und Stellung der Zähne von Oberkiefer und Unterkiefer zueinander in sagittaler Richtung (»pfeilwärts«: von vorn nach hinten):
 - Klasse I: neutral
 - Klasse II: Zähne im Unterkiefer zu Oberkiefer nach hinten (distal) verschoben.
 - Klasse III: Zähne im Unterkiefer zu Oberkiefer nach vorne (medial) verschoben.

5 Protrusion beschreibt eine Fehlstellung der Zähne oder des Kiefers über die normale Position hinaus nach vorne.

Tab. 1.4: Orale Manifestationen, ihre Ursachen sowie der zahnärztliche und pflegerische Betreuungsbedarf bei Kindern mit Behinderung (modifiziert nach Heinrich-Weltzien et al., 2019, 2022). – Fortsetzung

Erkrankungsbedingte Ursachen	Zahnärztlicher & pflegerischer Betreuungsbedarf
Schmelzstrukturstörungen	
• insbesondere bei frühgeborenen Kindern	• Zahnarzt/-ärztin: ggf. Restauration von Läsionen mit Oberflächendefekten, die Beläge begünstigen und • Einschätzung der Prognose strukturgestörter Zähne, Extraktion dauerhaft hypersensibler Zähne zur Schmerzreduktion erwägen
Sialorrhoe (Sabbern)	
• häufig bei Kindern mit geistiger und Mehrfachbehinderung *Hinweis:* negative sozialen Akzeptanz und negativer Einfluss auf die Lebensqualität	• Logopädische Therapie zum Training des Schluckreflexes und Mundschlusses • Neurologische Abklärung einer Botulinum-Toxin-Therapie zur Reduktion vom Speichelfluss und der Spannung der Schluckmuskulatur

1.6.4 Frühgeborene – Eine besondere Risikogruppe

Eine bislang zu wenig beachtete zahnärztliche Risikogruppe sind Frühgeborene. Aufgrund ihres allgemeinen Entwicklungsrückstandes und vielfältiger Komorbiditäten, wie Retinopathie, Schwerhörigkeit, chronischen Lungenerkrankungen, neurologischen und motorischen Entwicklungsstörungen, Verhaltensauffälligkeiten, Angststörungen und »inadäquatem Sozialverhalten« (Arpi & Ferrari 2013) weisen Frühgeborene ein erhöhtes orales Erkrankungsrisiko auf. Übersichtsarbeiten zeigen, dass die Frühgeburtlichkeit das Risiko und Vorkommen der frühkindlichen Karies signifikant erhöht (Shi et al., 2020, Twetman et al., 2020). Ursächlich ist hierfür die frequente hochkalorische, kariogene Nahrungsverabreichung in Verbindung mit einer unregelmäßigen Zahnpflege. Im Vergleich zu Reifgeborenen werden daher auch häufiger Gingivitiden bei Frühgeborenen beobachtet. Einer Metaanalyse zu Folge haben Frühgeborene ein dreifach höheres Risiko für die Entwicklung von Schmelzstrukturstörungen (Bensi et al., 2020). Diese sind wiederum ein prädisponierender Faktor für die Kariesentwicklung, was sich in der Assoziation zwischen Schmelzstrukturstörungen und der Karies im Milchgebiss zeigt (Costa et al., 2017). Frühgeborene, die perinatal intensivmedizinisch betreut und oro-tracheal intubiert wurden, weisen häufig Veränderungen der Gaumenmorphologie in Form von Asymmetrien und Gaumenfurchen als Folge der Tubusposition auf (Bag et al., 2021). Diese können bis in die späte Kindheit persistieren und mit Sprachbeeinträchtigungen einhergehen. Aufgrund ihrer vielfältigen allgemeinmedizinischen Beeinträchtigungen sind Frühgeborene zahnärztliche Risikopatient*innen, die einer kontinuierlichen und interdisziplinären Betreuung bedürfen (Schüler & Heinrich-Weltzien 2020, 2022).

1.6.5 Fazit

Kinder mit Behinderung haben aufgrund ihrer Grunderkrankungen und zahlreicher Komorbiditäten ein erhöhtes orales Erkrankungsrisiko; in der Regel ist ihre Mundgesundheit schlechter als die, gesunder Gleichaltriger. Um ihre gesundheitliche Benachteiligung zu begrenzen bzw. aufzuheben, ist eine bessere präventiv orientierte und interdisziplinär ausgerichtete zahnärztliche Behandlung und Betreuung zu fordern. Darüber hinaus bedürfen Kinder mit Behinderung ein unterstützendes häusliches Umfeld bei der täglichen Durchführung ihrer Zahn- und Mundpflege. Mit der umfassenden Förderung ihrer Mundgesundheit kann eine zusätzliche Krankheitslast vermieden werden, was zur Verbesserung der Lebensqualität dieser vulnerablen Patient*innengruppe beiträgt.

1.6.6 Literatur

American Academy of Pediatric Dentistry. Definition of special health care needs. 2022: 18. Letzter Zugriff am 31.03.2023 unter: https://www.aapd.org/globalassets/media/policies_guidelines/d_shcn.pdf.

Anders, P. L., Davis, E. L. (2010). Oral health of patients with intellectual disabilities: a systematic review. *Special care in dentistry: official publication of the American Association of Hospital Dentists, the Academy of Dentistry for the Handicapped, and the American Society for Geriatric Dentistry, 30*(3), 110–117.

Arpi, E., Ferrari, F. (2013). Preterm birth and behaviour problems in infants and preschool-age children: A review oft the recent literature. *Developmental medicine and child neurology, 55*(9), 788-796.

Bag, A., Gayen, K., Sikdar, R. et al. (2021). Enlightening the effects of premature birth on dental and orofacial development: A review. *International Journal of Health Sciences and Research, 11*(9),157-163.

Bensi, C., Costacurta, M., Belli, S. et al. (2020). Relationship between preterm birth and developmental defects of enamel: A systematic review and meta-analysis. *International journal of paediatric dentistry, 30*(6), 676-686.

Bock, B., Guentsch, A., Heinrich-Weltzien, R. et al. (2022). Effect of individualized oral health care training provided to 6-16-year-old psychiatric in-patients – randomized controlled study. *International journal of environmental research and public health, 19*(23), 15615. Doi: 10.3390/ijerph192315615.

Costa, F. S., Silveira, E. R., Pinto, G. S. et al. (2017). Developmental defects of enamel and dental caries in the primary dentition: A systematic review and meta-analysis. *Journal of dentistry, 60*, 1-7. Doi: 10.1016/j.jdent.2017.03.006.

Dziwak, M., Heinrich-Weltzien, R., Limberger, K. et al. (2017). Dental health and odontogenic infections among 6- to 16-year-old German students with special health care needs (shcn). *Clinical oral investigations, 21*(6), 1997-2006.

Heinrich-Weltzien, R., Hennig, C-L., Jacobs, C. et al. (2019). Kieferorthopädische Behandlungsaspekte bei Kindern mit (komplexen) Behinderungen. *Oralprophylax & Kinderzahnheilkunde, 42*, 16–23. Doi: org/10.3238/OPKZH.2019.0016-0023

Heinrich-Weltzien, R., Bücher, K., Schüler, I. M. (2022). Das rollstuhlgebundene Kind in der Zahnarztpraxis. *Quintessenz, 73*(4), 372-381.

Heinrich-Weltzien, R., Wagner, A., Micheelis, W. (2013). Fachwissen und subjektive Belastung der zahnärztlichen Behandlung von Kindern mit Behinderungen – Eine Befragung der Thüringer Zahnärzteschaft. *Oralprophylaxe & Kinderzahnheilkunde, 35*(2), 81-88.

Hempel, E., Limberger, K., Möller, M. et al. (2014) Mundgesundheit von Erfurter Schüler/innen mit und ohne Behinderungen. *Gesundheitswesen, 77*(4), 263–268. Doi: 10.1055/s-0034-1377032.

Krause, L., Seeling, S., Prütz, F. (2022). Zahnschmerzen, Zahnputzhäufigkeit und zahnärztliche Kontrolluntersuchungen bei Kindern und Jugendlichen mit und ohne Behinderungen. *Journal of Health Monitoring, 7*(1), 52–65. Doi: 10.25646/9566.

Lamba, R., Rajvanshi, H., Sheikh, Z. et al. (2015). Oral Hygiene needs of special children and the effects of supervised tooth brushing. *International journal of scientific study, 3*(5), 30–35.

Schmidt, P., Fricke, O., Schulte, A.nG. (2022a). Aufsuchende zahnärztliche Versorgung von Kindern und Jugendlichen mit Pflegegrad oder Eingliederungshilfe – eine Auswertung von Abrechnungsdaten der KZBV. *Gesundheitswesen, 84*(10), 952-960. Doi: 10.1055/a-1388-7203.

Schmidt, P., Petrakakis, P., Schulte, AG. (2020). Caries prevalence in 6- to 10-year-old German schoolchildren with and without disability. *Community dental health, 37*(4), 281-286.

Schmidt, P., Reis, D., Schulte, AG. (2022b). Self-Assessment of knowledge on the treatment of children and adolescents with special care needs: results of a survey amongst German dentists with key expertise in Paediatric Dentistry. *Journal of personalized medicine, 12*(7), 1173. Doi: 10.3390/jpm12071173.

Schmied, K., Heinrich-Weltzien, R. (2009). Mundgesundheit von Kindern und Jugendlichen mit psychischen Störungen. *Kinder- und Jugendmedizin, 9*(8), 480-483.

Schüler, I. M., Heinrich-Weltzien, R. (2020). Zahnärztliche Betreuung von Kindern und Jugendlichen mit psychischen Auffälligkeiten. *Quintessenz, 71*(4), 396-405.

Schüler, I. M., Heinrich-Weltzien, R. (2022). Frühgeborene – Zahnärztliche Risikopatienten? *Quintessenz, 73*(8), 766–773.

Schüler, I. M., Bock, B., Heinrich-Weltzien, R. et al. (2017a). Status and perception of oral health in 6- 17-year old psychiatric inpatients – randomized controlled trial. *Clinical oral investigations, 21*(9), 2749-2759. Doi: org/10.1007/s00784-017-2077-3.

Schüler, I. M., Dziwak, M., Schmied, K. et al. (2017b). Mundgesundheit von Kindern und Jugendlichen mit geistiger Behinderung und psycho-emotionalen Störungen aus Niedersachsen und Thüringen. *Gesundheitswesen, 81*(3), 207-214.

Schulte, A.G., Schmidt, P. (2021). Mundgesundheit bei Menschen mit Behinderung in Deutschland – eine Literaturübersicht. *Bundesgesundheitsbl, 64*(7), 793-801. Doi: org/10.1007/s00103-021-03352-7.

Schwerz, R., Ifland, S., Heinrich-Weltzien, R. (2016). Mundgesundheit und Mundgesundheitsverhalten von Schülern mit Behinderungen aus Weimar Stadt und Land. *Oralprophylaxe & Kinderzahnkd, 38*, 62-68. Doi: org/10.3238/opkzh.2016.0062-0068.

Shi, L., Jia, J., Li, C. et al. (2020). Relationship between preterm, low birth weight and early childhood caries: A metaanalysis of the case-control and cross-sectional study. *Bioscience reports, 40*(8), BSR20200870. Doi: 10.1042/BSR20200870.

Twetman, S., Boustedt, K., Roswall, J. et al. (2020). Systematic review suggests a relationship between moderate to late preterm birth and early childhood caries. *Acta paediatrica (Oslo, Norway: 1992), 109*(12), 2472–2478. Doi: org/10.1111/apa.15424

1.7 Schlucken und Schluckstörungen

Mirjam Gauch & Julia Hirschwald

1. Wie funktioniert Schlucken?
2. Was sind Schluckstörungen und wie lassen sich diese erkennen?
3. Welche Schritte müssen bei Verdacht auf Schluckstörungen erfolgen?

1.7.1 Einleitung

In diesem Beitrag werden die allgemeinmedizinischen Grundlagen zu Schluckphysiologie und Schluckstörungen (Dysphagien) beschrieben sowie wesentliche Erkrankungen aufgeführt, welche mit einer Dysphagie assoziiert sind. Dabei wird auf die »Red Flags« für das Vorliegen einer Dysphagie hingewiesen. Es folgen Informationen zum Dysphagie-Screening bei älteren Personen und der klinischen und bildgebenden Schluckdiagnostik. Die allgemeinen Hinweise zum Umgang mit Dysphagien sollen eine Orientierung für alle behandelnden Personen bieten. Der Einblick in logopädische Ansätze und Therapieverfahren hat das Ziel, die Handlungsfelder der Fachdisziplin darzustellen und eine Basis für Interdisziplinarität in der medizinischen Versorgung älterer Personen zu schaffen.

1.7.2 Schluckphysiologie

Der physiologische Schluckakt wird klassischerweise in vier Phasen unterteilt (Logemann, 1983). Das Verständnis der Schluckphysiologie hat sich mit dem zunehmenden Wissen in diesem Bereich verändert. Heute wird überwiegend die Ansicht vertreten, dass die Übergänge zwischen den Phasen fließend sind, da sie in einem direkten Wechselspiel miteinander stehen. Für das Verständnis des zeitlichen Ablaufs des physiologischen Schluckens und die interprofessionelle Kommunikation ist das Phasenmodell jedoch von Vorteil (Frank et al., 2021). Der Mindestanspruch an die Schluckphysiologie ist dabei eine ausreichende Sicherheit und Effizienz. Ein Grundverständnis des Schluckablaufes scheint wesentlich, um die Dysphagie zu verstehen (Daniels et al., 2019).

In der »oralen Vorbereitungsphase« wird die zu schluckende Nahrung oder Flüssigkeit – der sogenannte »Bolus« – geformt (bei Nahrung gekaut und zerkleinert, eingespeichelt und auf der Zunge platziert) und anschließend in der »oralen Transportphase« in Richtung Pharynx befördert. Dadurch wird der pharyngeale Schluck und somit die »pharyngeale Phase« initiiert. In dieser Phase wird der Bolus durch den Pharynx und den Ösophaguseingang transportiert. Hierbei ist der Schutz der oberen und unteren Atemwege essenziell. In der »ösophagealen Phase« wird der Bolus durch die peristaltische Bewegung des Ösophagus schließlich in den Magen transportiert (▶ Abb. 1.9) (Frank et al., 2021). Manche Autor*innen beschreiben zusätzlich eine »präorale Phase«, in welcher Nahrung und Flüssigkeiten mithilfe von Fernsinnen wahrgenommen, eine Speichelproduktion und Körperpositionierung vorgenommen und die Speise oder das Getränk zum Mund geführt wird (Hand-Mund-Koordination) (Coombes, 1996).

Gesteuert wird der Schluckvorgang auf zentraler Ebene. Ausgehend von beidseitig angelegten kortikalen Arealen verlaufen Fasersysteme zu den Hirnnervenkernen. Diese im Hirnstamm liegenden Kerne (auch: Schluckzentren/Central Pattern Generators) sind für die räumlich-zeitliche Koordination des Schluckens verantwortlich. Efferente und afferente Nervenfasern innervieren die Schluckmuskulatur und sorgen für die notwendige fazio-oro-pharyngo-laryngeale Sensibilität (Prosiegel & Weber, 2018).

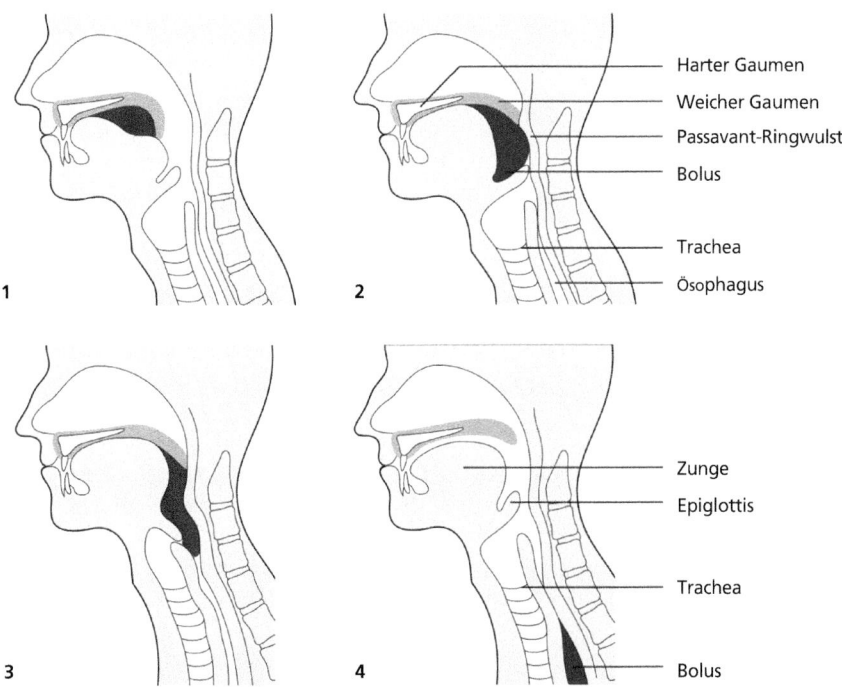

Abb. 1.9: Schluckakt: Orale Vorbereitungshase (1), Orale Transportphase (2), Pharyngeale Phase (3), Ösophageale Phase (4).

1.7.3 Schluckstörung (Dysphagie)

Wenn der oben beschriebene Schluckakt nicht mehr sicher und/oder effizient abläuft, kann daraus eine Dysphagie resultieren. Eine Dysphagie bezeichnet den gestörten Transport von Nahrung oder Flüssigkeit von der Mundhöhle bis in den Magen. Dabei können eine, mehrere oder alle Schluckphasen betroffen sein, wodurch die Atemwege gefährdet und/oder die erforderliche individuelle Nahrungs- und Flüssigkeitsmenge ggf. nicht erreicht werden können (Frank et al., 2021). Eine Dysphagie kann mit Symptomen wie Angst und Depression assoziiert sein und beeinträchtigt die Lebensqualität von Betroffenen mitunter massiv (Verdonschot et al., 2013). Essen und Trinken hat auch einen hohen Stellenwert in unseren sozialen und kulturellen Kontexten und eine Dysphagie somit entsprechende psychosoziale Folgen (Chen et al., 2009). Zusätzlich geht die Dysphagie mit einem erhöhten Risiko für medizinische Komplikationen wie Malnutrition und Dehydratation oder Delirien einher (Grossi et al., 2023; Tagliaferri et al., 2019). Die Aspiration, definiert als das Eindringen von Material in die unteren Atemwege, ist ein Hauptsymptom der Dysphagie und kann zu Pneumonien führen (Yoshimatsu et al., 2022). Nicht jede Dysphagie mit Aspiration muss jedoch eine Pneumonie zur Folge haben. Das Auftreten von Pneumonien ist hierbei abhängig von der Aspiratmenge, -häufigkeit, -art, der immunologischen Kompetenz, der Präsenz und Effektivität des Hustenstoßes und der Menge und Virulenz der kontaminierenden Keime (Schröter-Morasch, 2022). Langmore et al. haben schon 1998 folgende Prädiktoren für das Auftreten einer Pneumonie identifiziert:

- erforderliche Unterstützung bei der Nahrungsaufnahme und bei der Mundpflege
- Anzahl der kariösen Zähne
- Sondenernährung
- mehr als eine medizinische Diagnose
- Anzahl der einzunehmenden Medikamente
- Rauchen

Interessanterweise wurde festgestellt, dass eine Dysphagie ein wichtiges Risiko für eine Pneumonie darstellt. Sie allein reicht jedoch im Allgemeinen nicht aus, um eine Pneumonie zu verursachen, wenn nicht auch andere Risikofaktoren vorhanden sind (Langmore et al., 1998).

Dysphagie bei älteren Personen

Altersbedingte Veränderungen wie eine Sarkopenie, die reduzierte Elastizität des Bindegewebes und Änderungen von Körperhaltung und Achsenskelett, können sich auf den Schluckvorgang auswirken. Eine Reduktion der Nervenfaserdichte, Veränderungen von Sensorik und Sensibilität sowie eine Xerostomie können ebenfalls die Schluckfunktion beeinträchtigen (Muhle et al., 2015). Diese altersbedingten, physiologischen Veränderungen des Schluckaktes werden unter dem Begriff »Presbyphagie« zusammengefasst. Sie haben nicht zwingend Krankheitswert, gehen jedoch mit einer reduzierten Kompensationsreserve einher und können somit das Risiko für die Manifestation einer Dysphagie erhöhen (Muhle et al., 2015). Rund 50 % der in einer vollstationären Pflegeeinrichtung lebenden und 70 % der geriatrischen Patient*innen im Krankenhaus sind von einer Dysphagie betroffen (Lin et al., 2002).

Mit zunehmendem Alter steigt die Wahrscheinlichkeit für das Auftreten neurologischer Erkrankungen und diese sind häufig mit Dysphagien assoziiert. ▶ Tab. 1.5 bietet einen Überblick zu der Prävalenz von neurogenen Dysphagien je nach Grunderkrankung.

Dysphagien gehen gleichzeitig mit zahlreichen HNO-ärztlichen und internistischen Erkrankungen einher, wie z. B. Tumore im Bereich von Naso-, Oro-, Hypopharynx

Tab. 1.5: Prävalenz von neurogenen Dysphagien (Baijens et al., 2016; Dziewas & Pflug, 2020; Kalf et al., 2012; Suttrup & Warnecke, 2016).

Neurogene Dysphagie	Prävalenz in Prozent
Ischämischer / hämorrhagischer Infarkt	≥ 50 %
Schädel-Hirn-Trauma	bis zu 60 %
Parkinson-Krankheit	≥ 80 %
Multisystematrophie (MSA)	ca. 73 %
Progressive supranukleäre Blickparese (PSP)	ca. 83 %
Dementielle Erkrankungen	bis zu 84 %
Amyothrophe Lateralsklerose	bis zu 100 %
Myasthenia gravis	bis zu 50 %
Multiple Sklerose	≥ 33 %
Myositis	bis zu 86 %

und/oder im Larynxbereich. Operative Eingriffe, Bestrahlungen, Chemo- und Radiochemotherapie verändern die strukturellen Voraussetzungen für den physiologischen Schluckablauf und können ebenfalls eine Dysphagie hervorrufen. Durch falsche Druckverhältnisse im Hypopharynx können sich in muskelschwachen Zonen sogenannte Zenker-Divertikel bilden. Diese können zu einem Globusgefühl, Regurgitationen und zu Aspirationen führen (Prosiegel & Weber, 2018).

Dysphagie: Red Flags

Dysphagien lassen sich mit dem bloßen Auge nicht zuverlässig diagnostizieren. Allerdings gibt es zahlreiche klinische Anzeichen, die auf das Vorliegen einer Dysphagie hinweisen. Die folgenden Hinweise gilt es als »Red Flags« im Blick zu haben oder in der Anamnese zu erfragen.

Direkte Hinweise (Symptome als möglich direkte Folge einer Dysphagie) (Frank et al., 2021; Prosiegel & Weber, 2018):

- Intraorale Speisereste nach dem Essen
- Schwierigkeiten beim Kauen
- Austreten von Speichel/Flüssigkeiten/Nahrung aus Nase oder Mund
- Veränderung der Atmung beim bzw. nach dem Essen oder Trinken
- Zyanose und Tachykardie bei akuter Aspiration (< 1 Min. nach dem Schlucken)
- Wiederholtes Nachschlucken bzw. Nachtrinken
- Würgen/Husten/starkes Räuspern/Niesen beim bzw. nach dem Essen oder Trinken
- Feuchter/belegter/brodeliger Stimmklang beim bzw. nach dem Essen oder Trinken
- Angestrengtes Schlucken und kompensatorische Mitbewegungen
- Subjektive Schluckbeschwerden, z. B. »Steckenbleiben« von Nahrung in der Speiseröhre bzw. Druck oder Schmerzen hinter dem Sternum
- Sodbrennen/Übelkeit/Erbrechen

Indirekte Hinweise (Symptome als mögliche indirekte Folge einer Dysphagie) (Frank et al., 2021; Prosiegel & Weber, 2018):

- Wiederkehrende Pneumonien/Atemwegserkrankungen/unklares Fieber
- Malnutrition oder Dehydratation bis hin zur Exsikkose
- Ungewollter Gewichtsverlust
- Ablehnung von Essens-Einladungen (soziale Isolation)
- Verlängerte Nahrungsaufnahme
- Vermeidung bestimmter Nahrungsmittel oder Konsistenzen
- Ablehnung der Nahrungsaufnahme
- Veränderte Temperatur-/Geschmackswahrnehmung beim Essen oder Trinken

Nicht immer werden diese Beschwerden subjektiv wahrgenommen und aktiv berichtet. Studien zeigen, dass viele ältere Personen ihre Schluckbeschwerden einem normalen Alterungsprozess zuschreiben (Chen et al., 2009). Bei einigen neurologischen Erkrankungen, wie beispielsweise. der Parkinson-Krankheit, liegen Beeinträchtigungen der sensorischen Wahrnehmung vor, wodurch Veränderungen des Schluckens ebenfalls subjektiv häufig nicht wahrgenommen werden. Insbesondere stille Aspirationen, die aufgrund von fehlenden Schutzreflexen wie Husten oder Räuspern nicht äußerlich wahrnehmbar sind, stellen ein erhöhtes Risiko für Komplikationen dar. Stille Aspirationen treten bei ca. 20–30 % von Personen mit dementiellen Erkrankungen auf (Dziewas & Pflug, 2020). Stille Aspirationen treten zudem häufiger bei breiiger Kost als bei Flüssigkeiten auf (Frank et al., 2021).

Dysphagiediagnostik

Im deutschsprachigen Raum führen meist Logopäd*innen[6] die Beratung, Prävention, Diagnostik und Therapie bei Menschen mit Dysphagien durch. Fehlendes Wissen in der Bevölkerung, um die Bedeutung von Logopäd*innen für das Dysphagiemanagement führt häufig dazu, dass Personen mit Dysphagie sehr spät oder keine Überweisung für eine Schluckdiagnostik und -therapie erhalten (Howells et al., 2019), wodurch das Risiko für die genannten Komplikationen steigt (Crary et al., 2012). Daher sind das frühzeitige Screenen, Diagnostizieren und Behandeln von Dysphagien ausschlaggebend.

Je nach Setting und Patient*innenpopulation sollte zunächst ein validiertes und standardisiertes Dysphagiescreening durchgeführt werden, um diejenigen Personen zu identifizieren, die ein hohes Risiko für eine Dysphagie haben. Das Screening kann dabei durch Angehörige aller Professionen erfolgen, die u. a. auch mit dem Thema Mundgesundheit befasst sind.

International verbreitet ist der sogenannte Gugging Swallowing Screen (GUSS, welcher bislang für den Bereich Intensivpflege und akuter Schlaganfall validiert ist (Trapl et al., 2007; Troll et al., 2023). Für den geriatrischen Bereich empfiehlt die Deutsche Gesellschaft für Geriatrie das Dysphagie-Screening-Tool-Geriatrie (DSTG). Im DSTG werden drei Evaluationskriterien herangezogen (Thiem et al., 2023):

- der Allgemeinzustand im Sinne einer ausreichenden Vigilanz[7] und Kopf-/Rumpfkontrolle,
- die Inspektion der Mundhöhle mit der Beobachtung von Speichelschluck, Zungenmotilität und Reinigungsmechanismen sowie
- ein Wasserschlucktest mit zunächst 5 ml (entspricht ca. einem Teelöffel) und anschließend 30 ml Wasser mit Evaluation von Anzeichen wie Husten/Räuspern/Stimmklangveränderung.

---

6 Im Sinne der Lesbarkeit nennen wir nur Logopäd*innen, alle verwandten Berufsgruppen sind damit angesprochen, bspw. Sprachtherapeut:innen.

7 Wachheit bzw. Daueraufmerksamkeit eines Menschen.

Fällt das Screening und damit das Risiko für Dysphagie positiv aus oder berichten die Patient*innen von subjektiven Schluckbeschwerden, so ist eine weiterführende Diagnostik durch Logopäd*innen einzuleiten. Durch die Logopäd*innen wird in der Regel zunächst eine klinische Schluckuntersuchung (KSU) durchgeführt, welche eine ausführliche Anamnese, die Erhebung des Hirnnervenstatus, eine grobe Beurteilung der kommunikativen, motorischen und kognitiven Fähigkeiten, das Inspizieren der Mundhöhle und klinische Schluckversuche mit ggf. verschiedenen Konsistenzen beinhaltet. Es gilt zu beachten, dass eine KSU keine zuverlässige Aussage über das Auftreten von Penetration/Aspiration und die zugrundeliegende beeinträchtigte Biomechanik liefern kann (Frank et al., 2021).

Basierend auf den Ergebnissen der KSU wird entschieden, ob und wenn ja, welche bildgebende Schluckdiagnostik angeschlossen wird. Als Goldstandard gelten die FEES (Fiberoptisch Endoskopische Evaluation des Schluckens) und die VFSS (Videofluoroskopie des Schluckaktes) (▶ Abb. 1.9). Bei der FEES handelt es sich um eine transnasale Diagnostik mit flexiblem Endoskop, die am Patient*innenbett und von speziell geschultem Personal (meist Logopäd*innen und/oder Ärzt*innen) durchgeführt wird. Die VFSS wird von Radiolog*innen im Tandem mit Logopäd*innen durchgeführt. Die Auswahl des Verfahrens sollte auf den klinisch diagnostischen Befunden basieren. In der Praxis ist jedoch häufig auch die Verfügbarkeit des Instruments für die Auswahl ausschlaggebend. Ziel der bildgebenden Diagnostik ist nicht nur die Überprüfung der Sicherheit und Effizienz der oralen Flüssigkeits- und Nahrungsaufnahme, sondern auch die zugrundeliegende Biomechanik, sowie die Beurteilung zur Wirkung von kompensatorischen Verfahren und besonders die weitere Therapieplanung. Zusätzlich kann eine erneute bildgebende Diagnostik im Behandlungsverlauf hilfreich sein, um mögliche Veränderungen zu überprüfen (Frank et al., 2021).

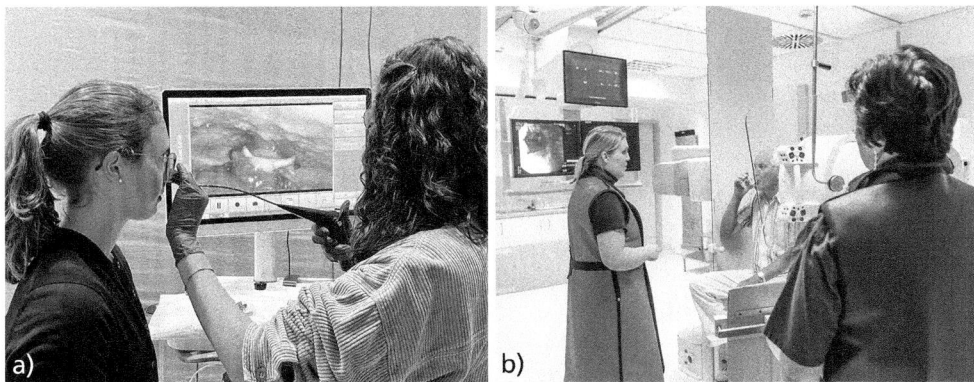

Abb. 1.10: Goldstandard der Schluckdiagnostik: Fiberoptisch Endoskopische Evaluation des Schluckens (FEES, a, Foto: Julia Hirschwald) und Videofluoroskopie (VFSS, b) des Schluckaktes (Quelle: MDD Pictures).

1.7.4 Allgemeine Maßnahmen des Dysphagiemanagements

Während die Schlucktherapie zumeist in den Zuständigkeitsbereich von Logopäd*innen fällt, erfordert die Alltagsversorgung von Personen mit Dysphagie eine enge interdisziplinäre Zusammenarbeit. Pflegefachpersonen übernehmen Aufgaben wie z. B. die Unterstützung der betroffenen Menschen beim Essen und Trinken.

Bei Menschen mit dementiellen Erkrankungen wirken sich sowohl eine individuelle Essensbegleitung als auch das Essen in Gesellschaft positiv auf den Ernährungszustand und die Lebensqualität der Betroffenen aus (Abdelhamid et al., 2016). Zahlreiche Studien belegen die prophylaktische Wirkung von strukturierter Mundpflege und einer intensiven Schlucktherapie im Sinne einer Reduktion von Aspirationsraten und einer Verbesserung des Ernährungszustandes bei Menschen mit Dysphagie (Crary et al., 2012; Müller et al., 2022). Die Positionierung und Mobilisierung von Personen mit Dysphagie kann die Schluckfunktion maßgeblich beeinflussen. Insbesondere auf eine aufrechte Sitzposition und eine Kopf- und Rumpfkontrolle ist zu achten (Miyauchi et al., 2019).

Eine effektive Mundpflege ist ein wesentlicher Baustein des Dysphagiemanagements. Strukturierte Mundpflege reduziert die Inzidenz von Pneumonien bei Menschen mit Dysphagien nachweislich (Müller et. al, 2022). Die tägliche Mundpflege sollte dabei an den Schweregrad der Dysphagie angepasst und durch eine regelmäßige professionelle Zahnreinigung durch Zahnärzt*innen ergänzt werden. Lim und Kolleg*innen empfehlen z. B. die Verwendung einer Zahnpasta mit geringer Schaumbildung bei Vorliegen bereits einer milden Dysphagie und zusätzlich die Durchführung der Mundhygiene nach jeder Mahlzeit bei Vorliegen einer moderaten Dysphagie (Lim et al., 2018). Die Autor*innen beziehen sich auf eine Schweregradeinteilung nach Waxman und setzen eine klinische und bildgebende Diagnostik für die Anpassung von Mundpflegemaßnahmen voraus (Waxman et al., 1990). Neben der mechanischen Mundpflege wird von Expert*innen zusätzlich der Einsatz von antibakteriellen Wirkstoffen wie z. B. Chlorhexidin empfohlen (Cao et al., 2022). Dysphagien können mit einer objektiv messbaren verminderten Speichelproduktion (Hyposalivation) oder einem subjektiven Gefühl der Mundtrockenheit (Xerostomie), aber auch mit vermehrtem Speichelfluss einhergehen. Bei vermehrtem Speichelfluss muss zwischen einer tatsächlich gesteigerten Speichelproduktion (Hypersalivation) und einem verminderten Speichelmanagement (Sialorrhoe) unterschieden werden. Eine Sialorrhoe kann ihre Ursache in einer reduzierten Schluckfrequenz oder auch in einer fehlenden pharyngealen Schluckinitiierung haben. Die Differenzierung ist insofern relevant, als sich das therapeutische Vorgehen unterscheidet (Frank et al., 2021). Maßnahmen zur Speichelreduktion, wie z. B. die operative Entfernung der Speicheldrüsen, bekämpfen andernfalls nicht die eigentliche Ursache und können dann in eine Hyposalivation umschlagen (Lim et al., 2018).

Logopädische Dysphagietherapie

Die logopädische Therapie bei Dysphagie nutzt sowohl restituierende als auch kompensatorische Verfahren. Restituierende Verfahren haben das Ziel, gestörte Funktionen wiederherzustellen und intakte Funktionen zu fördern (Dziewas & Pflug, 2020). Liegt eine Muskelschwäche im oropharyngealen Bereich vor, ist es das Ziel, die betroffenen Muskeln durch spezifisches Training zu kräftigen (»Strength Training«). Beispiele für häufig im Praxisalltag verwendete kraftbasierte

Übungen sind das Shaker-Manöver[8] (Shaker et al., 2002) oder kräftiges Schlucken (effortful swallow). Liegt kein Kraftdefizit, sondern ein Koordinationsproblem der am Schlucken beteiligten Strukturen vor, ist ein sogenanntes »Skill Training« indiziert. Hierbei ist es das Ziel, die Bewegungskoordination und das Timing der am Schlucken beteiligten Funktionen zu verbessern. Unterstützend kann es dabei hilfreich sein, Biofeedbackverfahren zu verwenden, um Aspekte des Schluckens beispielsweise visuell sowohl für die Patient*innen als auch die Therapeut*innen darzustellen. Je nach Verfügbarkeit eignen sich hier unter anderem die FEES oder auch die Oberflächenelektromyographie (sEMG). Eine Software, mit der sowohl Strength- als auch Skill-Training mit sEMG-Biofeedback durchgeführt werden kann ist das Biofeedback in Strength and Skill Training (BiSSkiT) (▶ Abb. 1.11).

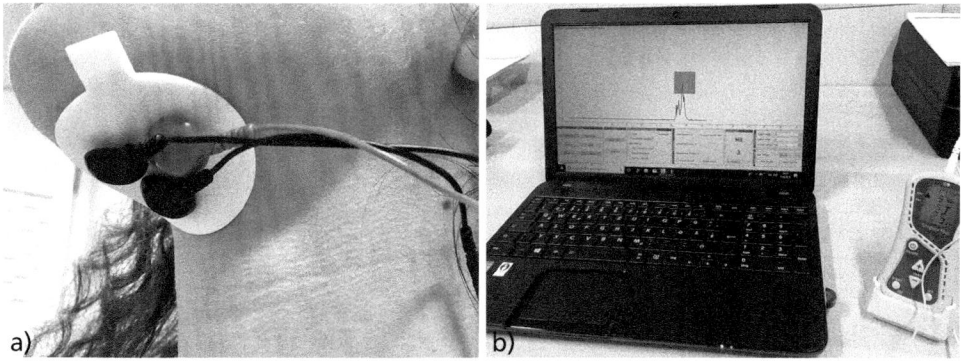

Abb. 1.11: Oberflächenelektromyographie (sEMG): Über aufgeklebte Elektroden (a) lässt sich der Schluckakt für das Biofeedback in Strength and Skill Training (BiSSkiT) visualisieren (b).

Kompensatorische Verfahren werden eingesetzt, um die Schluckeffizienz und -sicherheit während des Schluckvorgangs sofort zu erhöhen, sie sind aber zumeist nur kurzfristig erfolgreich. Hierzu zählen u. a. Haltungsänderungen, wie das Chin-Tuck Manöver[9] oder Schlucktechniken, wie das Supraglottische Schlucken[10]. Des Weiteren kann die Kost modifiziert und Flüssigkeiten können angedickt werden. Hierbei ist jedoch darauf zu achten, dass das Andicken von Flüssigkeiten zwar einerseits die Fließgeschwindigkeit reduziert, was dazu führt, dass die Betroffenen mehr Zeit haben, um den Schluck zu initiieren und den Larynx zu verschließen (Frank et al., 2021). Eine aktuelle Untersuchung zeigte, dass leicht angedickte Flüssigkeiten (IDDSI Level 1; siehe Erläuterung unten) das Auftreten von Aspirationen reduzieren können (Borders & Steele, 2024). Andererseits vermindern angedickte Flüssigkeiten bei Betroffenen häufig die Lebensqualität, werden deshalb mitunter nicht gut akzeptiert, was wiederum zu einer geringeren Flüssigkeitsaufnahme und somit einem höheren Risiko einer Dehydratation führen kann. Zudem gibt es bislang keine Evidenz, dass angedickte Flüssigkeiten ebenfalls das Auftreten von Pneumonien senken. Im Gegenteil, sehr stark angedickte Flüssigkeiten können zu mehr und zu schwerer ausgeprägten Pneumonien führen (O'Keeffe et al., 2023).

---

8 Übung zur Verbesserung der Öffnung des oberen Ösophagussphinkters.
9 Schlucken mit Kopfneigung nach vorne (Kopfanteflexion).
10 Kinn leicht gegen die Brust senken. Tief durch die Nase einatmen, die Luft anhalten und dabei Schlucken.

Eine Kostmodifikation kann zwar das Risiko der Erstickung oder Verlegung der Atemwege reduzieren, jedoch zeigen Studien auch hier, dass es die Lebensqualität negativ beeinträchtigen kann, weniger Nahrung zugeführt wird und somit eine Malnutrition entstehen oder verstärkt werden kann. Oftmals kann es ausreichend sein, die Kost in mundgerechte Stücke zu schneiden, um so Komplikationen zu vermeiden (O'Keeffe et al., 2023).

Die Effektivität von angedickten Flüssigkeiten oder modifizierter Kost sollte daher immer mittels bildgebender Schluckdiagnostik überprüft werden und sollte stets in Absprache mit den Patient*innen erfolgen. Falls angedickte Flüssigkeiten und/oder eine modifizierte Kost implementiert werden, sollte die Konsistenz stets einheitlich angegeben werden, um die Kommunikation aller beteiligten Partner*innen zu verbessern. International verbreitet ist hier IDDSI (International Dysphagia Diet Standardization Initiative, www.iddsi.org), eine 8-stufige standardisierte Skala, welche auch ins Deutsche übersetzt wurde (IDDSI, 2020).

Bei modifizierter Kost sollte darauf geachtet werden, dass die Nahrung ansprechend aussieht und abwechslungsreich gestaltet ist, sodass sie angenommen wird und die erforderliche Kalorien- und Nährstoffzufuhr erreicht wird. Zu diesem Thema wurden vielfältige Materialien veröffentlicht (z. B. www.geschmeidigekoestlichkeiten.at/).

Eine mögliche Alternative zu angedickten Flüssigkeiten für Menschen, die ein Aspirationsrisiko bei Flüssigkeiten haben, kann das »Frazier Free Water Protocol« (Panther, 2005) darstellen. Personen mit Dysphagie können im Rahmen dieses Protokolls kleinere Wassermengen nur nach gründlicher Mundpflege und mindestens 30 Minuten nach einer Mahlzeit zu sich nehmen. Dies kann die Hydratation und Lebensqualität der Betroffenen aufrechterhalten bzw. steigern. Durch die vorherige Mundpflege und das Trinken ausschließlich von Wasser, ist das Risiko einer Pneumonie trotz Aspiration deutlich reduziert (Gillman et al., 2017; Panther, 2005).

Eine logopädische Behandlung kann von Haus-, Zahn- oder sonstigen Fachärzt*innen verordnet werden (§ 33a HM-RL). Die zahnärztliche Heilmittelverordnung erfolgt immer auf einem Vordruck im DIN-A4 Format (gleiches Muster wie für die Physiotherapie). Neben der Angabe der Diagnosegruppe (»SC« – Dysphagie/Schluckstörung) wird die Leitsymptomatik eingetragen (z. B. »Schädigung des Schluckaktes in der oralen Phase«) und eine Therapiedauer festgelegt (häufig 45 Min.). Eine Frequenzangabe mit Umsetzungsspielraum (z. B. »1-3x pro Woche«) erleichtert den Prozess für Patient*innen und Behandler*innen. Die maximale Verordnungsmenge für eine Heilmittelverordnung bei Schluckstörung liegt bei zehn Therapieeinheiten (heilmittelkatalog.de).

1.7.5 Fazit

Die Logopädie ist als Fachdisziplin für die Beratung, Prävention, Diagnostik und Therapie bei Dysphagie zuständig. Strukturierte Mundpflege hat einen hohen Stellenwert für die Behandlung von Menschen mit Dysphagie und kann das therapeutische Outcome erheblich verbessern. Für die Versorgung von geriatrischen Personen sollten Mundgesundheit und Dysphagie stets gemeinsam betrachtet werden. Die interdisziplinäre Zusammenarbeit der Professionen Pflege, Logopädie, Ernährungsberatung und Zahnmedizin ist in diesem Zusammenhang unbedingt erforderlich. Gleichzeitig sollte das Wohl und Interesse der Patient*innen sowie auch die Bedürfnisse von Angehörigen im Vordergrund der Behandlung stehen.

1.7.6 Literatur

Abdelhamid, A., Bunn, D., Copley, M., Cowap, V., Dickinson, A., Gray, L., Howe, A., Killett, A.,

Lee, J., Li, F., Poland, F., Potter, J., Richardson, K., Smithard, D., Fox, C., & Hooper, L. (2016). Effectiveness of interventions to directly support food and drink intake in people with dementia: Systematic review and meta-analysis. *BMC Geriatrics, 16*(1), 26. https://doi.org/10.1186/s12877-016-0196-3.

Baijens, L. W., Clavé, P., Cras, P., Ekberg, O., Forster, A., Kolb, G., Leners, J. C., Masiero, S., Mateos Del Nozal, J., Ortega, O., Smithard, D. G., Speyer, R., & Walshe, M. (2016). European Society for Swallowing Disorders – European Union Geriatric Medicine Society white paper: Oropharyngeal dysphagia as a geriatric syndrome. *Clinical Interventions in Aging, 11*, 1403–1428. https://doi.org/10.2147/CIA.S107750.

Borders, J. C., & Steele, C. M. (2024). The effect of liquid consistency on penetration-aspiration: A Bayesian analysis of two large datasets. *Frontiers in Rehabilitation Sciences, 5*, 1337971. https://doi.org/10.3389/fresc.2024.1337971.

Cao, Y., Liu, C., Lin, J., Ng, L., Needleman, I., Walsh, T., & Li, C. (2022). Oral care measures for preventing nursing home-acquired pneumonia. *Cochrane Database of Systematic Reviews, 11*(11). https://doi.org/10.1002/14651858.CD012416.pub3.

Carlaw, C., Finlayson, H., Beggs, K., Visser, T., Marcoux, C., Coney, D., & Steele, C. M. (2012). Outcomes of a Pilot Water Protocol Project in a Rehabilitation Setting. *Dysphagia, 27*(3), 297–306. https://doi.org/10.1007/s00455-011-9366-9

Chen, P.-H., Golub, J. S., Hapner, E. R., & Johns, M. M. (2009). Prevalence of Perceived Dysphagia and Quality-of-Life Impairment in a Geriatric Population. *Dysphagia, 24*(1), 1–6. https://doi.org/10.1007/s00455-008-9156-1

Coombes, K. (1996). Von der Ernährungssonde zum Essen am Tisch. In B. Lipp & W. Schlaegel (Hrsg.), *Wege von Anfang an. Frührehabilitation schwerst hirngeschädigter Patienten* (S. 137–143).

Crary, M., Sura, L., Madhavan, A., & Carnaby-Mann, G. (2012). Dysphagia in the elderly: Management and nutritional considerations. *Clinical Interventions in Aging, 287*. https://doi.org/10.2147/CIA.S23404.

Daniels, S. K., Huckabee, M. L., & Gozdzikowska, K. (2019). *Dysphagia following stroke* (Third edition). Plural Publishing.

Deutscher Bundesverband für Logopädie. (2024). Logopädische Kompetenzen. https://www.dbl-ev.de/logopaedie/logopaedische-kompetenzen.

Dziewas, R., & Pflug, C. (2020). Neurogene Dysphagie, S1-Leitlinie. www.dgn.org/leitlinien.

Frank, U., Pluschinski, P., Hofmayer, A., & Duchac, S. (2021). FAQ Dysphagie. Elsevier Health Sciences.

Gillman, A., Winkler, R., & Taylor, N. F. (2017). Implementing the free water protocol does not result in aspiration pneumonia in carefully selected patients with dysphagia: a systematic review. *Dysphagia, 32*, 345-361.

Godara, N., Godara, R., & Khullar, M. (2011). Impact of inhalation therapy on oral health. *Lung India, 28*(4), 272. https://doi.org/10.4103/0970-2113.85689.

Grossi, E., Rocco, C., Stilo, L., Guarneri, B., Inzitari, M., Bellelli, G., Gentile, S., & Morandi, A. (2023). Dysphagia in older patients admitted to a rehabilitation setting after an acute hospitalization: *The role of delirium. European Geriatric Medicine, 14*(3), 485–492. https://doi.org/10.1007/s41999-023-00773-2.

Heilmittelkatalog (2024). Letzter Zugriff am 05.05.2025 unter: https://heilmittelkatalog.de/.

Howells, S. R., Cornwell, P. L., Ward, E. C., & Kuipers, P. (2019). Understanding Dysphagia Care in the Community Setting. *Dysphagia, 34*(5), 681–691. https://doi.org/10.1007/s00455-018-09971-8.

IDDSI. letzter Zugriff am 23.03.2024 unter https://www.iddsi.org/IDDSI/media/images/Translations/IDDSI_Framework_V2_German-_Final_22Jun2020.pdf.

Kalf, J. G., De Swart, B. J. M., Bloem, B. R., & Munneke, M. (2012). Prevalence of oropharyngeal dysphagia in Parkinson's disease: A meta-analysis. *Parkinsonism & Related Disorders, 18*(4), 311–315. https://doi.org/10.1016/j.parkreldis.2011.11.006.

Langmore, S. E., Terpenning, M. S., Schork, A., Chen, Y., Murray, J. T., Lopatin, D., & Loesche, W. J. (1998). Predictors of aspiration pneumonia: how important is dysphagia?. *Dysphagia, 13*, 69-81.

Langmore, S. E., & Pisegna, J. M. (2015). Efficacy of exercises to rehabilitate dysphagia: A critique of the literature. International Journal of Speech-Language *Pathology, 17*(3), 222–229. https://doi.org/10.3109/17549507.2015.1024171.

Lin, L., Wu, S., Chen, H. S., Wang, T., & Chen, M. (2002). Prevalence of Impaired Swallowing in Institutionalized Older People in Taiwan. *Journal of the American Geriatrics Society, 50*(6), 1118–1123. https://doi.org/10.1046/j.1532-5415.2002.50270.x.

Logemann, J. A. (1983). Evaluation and Treatment of Swallowing Disorders. USA: College-Hill Press.

Miyauchi, N., Nakamura, M., Nakamura, I., & Momosaki, R. (2019). Effect of early versus delayed mobilization by physical therapists on oral intake in patients with sarcopenic dysphagia after pneumonia. *European Geriatric Medici-*

Muhle, P., Wirth, R., Glahn, J., & Dziewas, R. (2015). Schluckstörungen im Alter: Physiologie und Pathophysiologie. *Der Nervenarzt, 86*(4), 440–451. https://doi.org/10.1007/s00115-014-4183-7.

Müller, N., De Beer, C., & Frank, U. (2022). Ist die therapeutische Mundpflege bei Dysphagiepatient*innen verschwendete Zeit? Ein narrativer Review zu Effekten der Mundpflege auf die Pneumoniehäufigkeit und Ableitung einer Handlungsempfehlung. *Sprache · Stimme · Gehör, 46*(03), 150–155. https://doi.org/10.1055/a-1714-1587.

O'Keeffe, S. T., Leslie, P., Lazenby-Paterson, T., McCurtin, A., Collins, L., Murray, A., & SPARC (Swallow Perspectives, Advocacy and Research Collective). (2023). Informed or misinformed consent and use of modified texture diets in dysphagia. *BMC Medical Ethics, 24*(1), 7.

Panther, K. (2005). The Frazier Free Water Protocol. *Perspectives on Swallowing and Swallowing Disorders (Dysphagia), 14*(1), 4–9. https://doi.org/10.1044/sasd14.1.4.

Prosiegel, M., & Weber, S. (2018). Dysphagie: *Diagnostik und Therapie: ein Wegweiser für kompetentes Handeln* (3. Auflage). Springer.

Schröter-Morasch, H. (2022). Trachealkanülenversorgung–Sondenernährung. In G. Bartolome, H. Schröter-Morasch, & H. Feußner (Hrsg.), Schluckstörungen: Interdisziplinäre Diagnostik und Rehabilitation (7. Auflage). Elsevier.

Shaker, R., Easterling, C., Kern, M., Nitschke, T., Massey, B., Daniels, S., & Dikeman, K. (2002). Rehabilitation of swallowing by exercise in tube-fed patients with pharyngeal dysphagia secondary to abnormal UES opening. *Gastroenterology, 122*(5), 1314–1321.

Suttrup, I., & Warnecke, T. (2016). Dysphagia in Parkinson's Disease. *Dysphagia, 31*(1), 24–32. https://doi.org/10.1007/s00455-015-9671-9

Tagliaferri, S., Lauretani, F., Pelá, G., Meschi, T., & Maggio, M. (2019). The risk of dysphagia is associated with malnutrition and poor functional outcomes in a large population of outpatient older individuals. *Clinical Nutrition, 38*(6), 2684–2689. https://doi.org/10.1016/j.clnu.2018.11.022.

Thiem, U., Jäger, M., Stege, H., & Wirth, R. (2023). Diagnostic accuracy of the ›Dysphagia Screening Tool for Geriatric Patients‹ (DSTG) compared to Flexible Endoscopic Evaluation of Swallowing (FEES) for assessing dysphagia in hospitalized geriatric patients – a diagnostic study. *BMC Geriatrics, 23*(1), 856. https://doi.org/10.1186/s12877-023-04516-7.

Trapl, M., Enderle, P., Nowotny, M., Teuschl, Y., Matz, K., Dachenhausen, A., & Brainin, M. (2007). Dysphagia Bedside Screening for Acute-Stroke Patients: The Gugging Swallowing Screen. *Stroke, 38*(11), 2948–2952. https://doi.org/10.1161/STROKEAHA.107.483933

Troll, C., Trapl-Grundschober, M., Teuschl, Y., Cerrito, A., Compte, M. G., & Siegemund, M. (2023). A bedside swallowing screen for the identification of post-extubation dysphagia on the intensive care unit–validation of the Gugging Swallowing Screen (GUSS)—ICU. *BMC anesthesiology, 23*(1), 122.

Verdonschot, R. J. C. G., Baijens, L. W. J., Serroyen, J. L., Leue, C., & Kremer, B. (2013). Symptoms of anxiety and depression assessed with the Hospital Anxiety and Depression Scale in patients with oropharyngeal dysphagia. *Journal of Psychosomatic Research, 75*(5), 451–455. https://doi.org/10.1016/j.jpsychores.2013.08.021.

Waxman, M. J., Durfee, D., Moore, M., Morantz, R. A., & Koller, W. (1990). Nutritional Aspects and Swallowing Function of Patients With Parkinson's Disease. Nutrition in *Clinical Practice, 5*(5), 196–199. https://doi.org/10.1177/0115426590005005196.

Winkler, R., & Taylor, N. F. (2017). Implementing the Free Water Protocol does not Result in Aspiration Pneumonia in Carefully Selected Patients with Dysphagia: A Systematic Review. *Dysphagia, 32*(3), 345–361. https://doi.org/10.1007/s00455-016-9761-3.

Yoshimatsu, Y., Melgaard, D., Westergren, A., Skrubbeltrang, C., & Smithard, D. G. (2022). The diagnosis of aspiration pneumonia in older persons: A systematic review. *European Geriatric Medicine, 13*(5), 1071–1080. https://doi.org/10.1007/s41999-022-00689-3.

2 Expertenstandard: Perspektiven und Methoden

2.1 Perspektive der Menschen mit pflegerischem Unterstützungsbedarf und deren Angehörigen

Swen Staack

> 1. Was sind die Ursachen für ungenügende Mundhygiene und fehlende zahnärztliche Betreuung?
> 2. Was sind die Folgen?
> 3. Was wünschen sich Betroffene bzw. deren An- und Zugehörige?

2.1.1 Einleitung

Im Dezember 2021 waren 4,96 Millionen Menschen im Sinne des Pflegeversicherungsgesetzes (SGB XI) pflegebedürftig. Die Hochrechnungen für Ende 2023 gehen von 5,1–5,4 Millionen pflegebedürftiger Menschen aus (Destatis, 2024). Angesichts der demografischen Entwicklung werden diese Zahlen auch in den nächsten Jahren stetig steigen.

Pflegebedürftige Menschen und ihre An- und Zugehörigen haben bei der Mund- und Zahngesundheit ein selbstverständliches Anrecht auf eine angemessene Versorgung. Besonders in der stationären Pflegeeinrichtung, aber auch in der ambulanten, häuslichen Versorgung. Die Mund- und Zahngesundheit ist eine wichtige und grundlegende Voraussetzung für gesellschaftliche Teilhabe, Wohlbefinden und Schmerzfreiheit. Pflegebedürftige Menschen dürfen nicht von der zahnärztlichen Versorgung ausgeschlossen werden – trotzdem erleben wir dies im Alltag viel zu oft.

2.1.2 Ursachen für ungenügende Mundhygiene und fehlende zahnmedizinische Betreuung

Ursachen für eine mangelhafte zahnärztliche Versorgung sind nach Erfahrung der Angehörigen:

- Multimorbidität und ein altersbedingt reduzierter Allgemeinzustand lassen Probleme der Mundgesundheit häufig in den Hintergrund treten.
- Pflegebedürftige sind in der Selbststeuerung ihrer Mundhygiene häufig eingeschränkt und nehmen präventive Maßnahmen seltener wahr.
- Pflegebedürftige, häufig immobile Menschen, können zahnärztliche Praxen oft nicht selbst oder nur mit großem Aufwand und Hilfe von außen aufsuchen.
- Spätestens nach dem Umzug in eine stationäre Pflegeeinrichtung und meist schon

in der Häuslichkeit geht der Kontakt zum Hauszahnarzt verloren.
- Gerade bei älteren Menschen kann oftmals eine ausgeprägte Leidensfähigkeit beobachtet werden, mit der Konsequenz, dass in einem desolaten Mund- und Zahngesundheitszustand kein größeres Problem gesehen wird und beginnende Erkrankungen deshalb nicht rechtzeitig erkannt werden.
- Die Zahnarztpraxen sind häufig nicht barrierefrei und der Transport in die Praxis ist aufwendig.
- Therapiemöglichkeiten sind eingeschränkt. Viele Zahnarztpraxen machen keine Hausbesuche und es sind bis heute auch noch lange nicht alle stationären Pflegeeinrichtungen über einen Kooperationsvertrag mit einer Zahnarztpraxis verbunden.
- Zahnärzt*innen sind mit den speziellen Einschränkungen von Menschen mit pflegerischem Unterstützungsbedarf (Demenz, Schluckstörungen, Gebrechlichkeit) nicht hinreichend sensibilisiert.
- Behandlungsangebote in Narkose sind rar und bieten meist nur die Möglichkeit der Zahnentfernung und nicht der Zahnerhaltung. Vor allem in Kliniken sind die Wartezeiten zum Teil sehr lange.
- Pflegekräfte sind nicht ausreichend sensibilisiert für Probleme und Risiken im Zusammenhang mit der Mundgesundheit. Die bedarfsgerechte Pflege der zunehmenden Zahl an Zähnen im Mund sowie der Umgang mit technisch kompliziertem Zahnersatz sind weitere Hürden im Pflegealltag.
- Subjektive Kosten-Nutzenabwägungen unter anderem mit der Begründung des hohen Alters führen zur Ablehnung von eigentlich notwendigen Behandlungen.

Hier gilt es gegenzusteuern und diese Ursachen zu minimieren.

2.1.3 Folgen ungenügender Mundpflege und fehlender zahnmedizinischer Betreuung

Die resultierenden Folgen ungenügender Mundyhgiene sind diverse Mund- und Zahnerkrankungen verbunden mit zum Teil starken Schmerzen und letztendlich vermehrt abgebrochenen Zähnen. Wenn mund- und zahngesundheitliche Probleme nicht erkannt oder erst spät erkannt werden, bleibt häufig nur noch die Möglichkeit, die Zähne zu ziehen – immer wieder auch mit der Notwendigkeit einer Notfallbehandlungen ggf. in Vollnarkose – mit allen Risiken und Nebenwirkungen für die erkrankte Person. Wegen der geringen Adaptionsfähigkeit der pflegebedürftigen, besonders der demenziell erkrankten Menschen ist die Eingliederung von Zahnersatz dann oft nicht mehr möglich. Dies geht einher mit allen bereits genannten Konsequenzen.

Dabei kann die Kaufunktion unter Umständen verloren gehen und dies führt zu einer Einschränkung der Ernährung (Nahrungskarenzen) bzw. das Nahrungsangebot wird den Defiziten angepasst (pürierte, passierte Kost). Fehlen Zähne, ist mitunter auch das Sprechen erschwert und Menschen mit Zahnlücken schämen sich, lachen nicht mehr so gerne und nehmen am Leben nicht mehr uneingeschränkt teil. Das physische und psychische Wohlbefinden leidet. Letzten Endes wird die ohnehin oftmals nur noch geringe Lebensqualität der Betroffenen noch weiter herabgesetzt.

2.1.4 Menschen mit Demenz: Eine hochvulnerable Gruppe

Eine in diesem Zusammenhang besondere und vulnerable Gruppe sind Menschen mit Demenz. Sie sind durch ihre Erkrankung in der adäquaten, gesellschaftlich normgerechten Kommunikation behindert und damit häufig sozial ausgegrenzt. Schmerzen können sie oftmals gar nicht oder für andere nur schwer erkennbar deutlich machen. Dadurch bleiben Mund- und Zahnprobleme gerade bei dieser Gruppe der pflegebedürftigen Menschen häufig unerkannt oder werden nicht wahrgenommen.

Nicht zu unterschätzen ist, dass Lachen und Sprechen ebenfalls Facetten der Kommunikation darstellen. Wenn Menschen sich aufgrund ihres Mundzustandes schämen, sich nach außen mitzuteilen, wird die Erkrankung zunehmend manifestiert. Zudem führt das »sich nicht mitteilen können« der demenziell erkrankten Person zu einem weiteren Rückgang des geistigen Leistungsvermögens. Der soziale und gesellschaftliche Austausch ist nicht nur für Menschen mit Demenz existenziell und kann bestenfalls den Rückzug aus der Gesellschaft verlangsamen. Die Mund- und Zahngesundheit stellt folglich eine Grundvoraussetzung dar, um Menschen mit Demenz soziale Teilhabe zu ermöglichen und damit dem schleichenden Verlust ihrer Identität entgegenzuwirken.

2.1.5 Was wünschen sich Menschen mit Pflegebedarf bzw. deren An- und Zugehörige?

Patient*innen, die physisch und psychisch nicht in der Lage sind, die eigene Mund- und Zahnhygiene durchzuführen, benötigen eine bedarfsgerechte Unterstützung bei der Mundhygiene.

Optimal wäre zudem eine flächendeckende aufsuchende zahnärztliche Versorgung der immobilen und pflegebedürftigen Menschen. Wichtig wäre aus unserer Sicht:

- ein regelmäßiger Mundgesundheitscheck mit Überprüfung der Funktionstüchtigkeit ggf. vorhandener Zahnprothesen (Bonusheft),
- bedarfsgerechte Reinigung der Zähne und ggf. vorhandener Zahnprothesen,
- Hilfestellung bei Mundpflegemaßnahmen unter Einbeziehung und Anleitung der Pflegekräfte und Angehörigen,
- Ernährungsberatung unter Einbeziehung der Pflegekräfte und Angehörigen.

Der Gesetzgeber hat in den letzten Jahren hier schon wichtige Weichen gestellt (z. B. Honorarzuschläge bei Hausbesuchen, präventionsorientierte Leistungspositionen) und es gibt bereits einige Zahnarztpraxen, die erfolgreich mobil arbeiten. Aus unserer Erfahrung sind das aber nach wie vor Ausnahmen. Hier ist sicherlich für die Zukunft Potenzial, die Situation der pflegebedürftigen Menschen zu verbessern. Weitere finanzielle Anreize und eine angemessene Honorierung würden sicher eine Verbesserung der Situation der mobilen Behandlung bewirken.

Zudem berichten uns Zahnarztpraxen, dass der Aufwand in der Praxis ebenfalls erheblich ist (z. B. durch Begleitung innerhalb der Praxis, Lagerung, häufigere Behandlungspausen, Überwachung) und dieser Aufwand im Gegensatz zu dem erhöhten Aufwand im Rahmen von Hausbesuchen bisher gar nicht vergütet wird.

In jedem Fall sollte eine interprofessionelle Zusammenarbeit gefördert werden. Vorrangig zwischen Zahnärzt*innen und Pflegekräften ist ein Miteinander ganz entscheidend für die Mund- und Zahngesundheit von pflegbedürftigen Menschen. So ist z. B. die Selbstbestimmtheit des Menschen pflegekonzeptionell und ethisch ein hohes Gut in der Pflege. Es gibt häufiger Menschen, die schwer pflegebedürftig und im Stadium schwerer Demenz nicht einsichtig in die tägliche Mundpflege oder gar in eine sinnvolle bzw. notwendige zahnärztliche Behandlung sind. In solchen Fällen muss individuell abgewogen werden, ob und wie eine Behandlung bzw. die Zahn- und Mundpflege durchgeführt werden soll. Die Abstimmung mit dem Zahnarzt/der Zahnärztin muss dies berücksichtigen. Die ethischen Werte des Pflegepersonals sind folglich ebenso zu beachten wie auch die der Zahnärzt*innen.

Kooperationsverträge im stationären Bereich sind ein wichtiger Schritt. Zu wenig bekannt ist, dass auch Einrichtungen der Tagespflege Kooperationsverträge mit Zahnarztpraxen geschlossen werden können. Zudem sollten solche oder ähnliche Kooperationen auch im ambulanten Bereich, im Krankenhaus, in Rehabilitationseinrichtungen und nicht zuletzt in Einrichtungen der Behindertenhilfe angestrebt werden.

Die Zusammenarbeit zwischen den Betroffenen, ihren An- und Zugehörigen sowie professionellen Berufsgruppen sollte weiter gefördert werden, um partnerschaftlich ein gemeinsames Verständnis, orientiert an den Bedürfnissen der zu pflegenden Person und mit einem erkennbaren Nutzen von Betroffenen und An- und Zugehörigen, zu entwickeln.

2.1.6 Fazit

Der Expertenstandard »Förderung der Mundgesundheit in der Pflege« ist nach jahrelanger Vernachlässigung des Themas in der Pflege und der Zahnmedizin aus der Sicht der Betroffenen sowie der An- und Zugehörigen ein wichtiger Schritt auf dem Weg zur Verbesserung der Versorgung bezüglich der Mundgesundheit von Menschen mit pflegerischem Unterstützungsbedarf. Wichtig ist, dass die Umsetzung des Expertenstandards nicht erst im stationären, sondern bereits im ambulanten Pflegealltag beginnt und ein gewinnbringendes Miteinander der verschiedenen Professionen – voran der Pflege und Zahnmedizin – für eine verbesserte Mundgesundheit der betroffenen Menschen sorgt.

2.1.7 Literatur

Statistisches Bundesamt (2024) Destatis Bevölkerung – Mehr Pflegebedürftige. Letzter Zugriff am 11.11.2024 unter: https://www.destatis.de/DE/Themen/Querschnitt/Demografischer-Wandel/Hintergruende-Auswirkungen/demografie-pflege.html.

2.2 Methodische Entwicklung von Expertenstandards am Beispiel der Förderung der Mundgesundheit in der Pflege

Petra Blumenberg, Andreas Büscher & Erika Sirsch

2.2.1 Einleitung

Der Expertenstandard »Förderung der Mundgesundheit in der Pflege« wurde unter der Federführung des DNQP entwickelt. Das DNQP wurde 1992 gegründet und legt seit 2000 den Schwerpunkt seiner Arbeit auf die Entwicklung, Konsentierung, modellhafte Implementierung und Aktualisierung von Expertenstandards für unterschiedliche Phänomene, die Menschen mit Pflegebedarf betreffen und Qualitätsrisiken für die pflegerische Versorgung bergen können. Mittlerweile wurden elf Expertenstandards zu pflegerisch relevanten Themen entwickelt, modellhaft implementiert und größtenteils bereits einmal, einige bereits zweimal aktualisiert. Der Expertenstandard »Förderung der Mundgesundheit in der Pflege« stellt insofern eine Besonderheit dar, als die Initiative zur Entwicklung dieses Expertenstandards von der Zahnärzteschaft, vertreten durch die Bundeszahnärztekammer (BZÄK), die Deutsche Gesellschaft für Alterszahnmedizin (DGAZ) und die Deutsche Gesellschaft Zahnmedizin für Menschen mit Behinderung oder besonderem medizinischem Unterstützungsbedarf (DGZMB) ergriffen wurde. Es zeichnete sich bereits sehr früh ab, dass eine gemeinsame Entwicklung dieses Expertenstandards ein sinnvolles und vielversprechendes Unterfangen war, in dem sich zahnärztliche und pflegerische Expertise gut im Sinne der Förderung der Mundgesundheit ergänzen. Somit ist der Expertenstandard »Förderung der Mundgesundheit in der Pflege« der erste Expertenstandard des DNQP, der im Vergleich zu den bisher entwickelten Standards interprofessionell erarbeitet wurde (Sirsch et al., 2022).

2.2.2 Expertenstandards des Deutschen Netzwerks für Qualitätsentwicklung in der Pflege

Expertenstandards sind definiert als

> »…evidenzbasierte, monodisziplinäre Instrumente, die den spezifischen Beitrag der Pflege für die gesundheitliche Versorgung von Patient*innen bzw. Bewohner*innen sowie ihren Angehörigen zu zentralen Qualitätsrisiken aufzeigen und Grundlage für eine kontinuierliche Verbesserung der Pflegequalität in Gesundheits- und Pflegeeinrichtungen bieten. Sie stellen ein professionell abgestimmtes Leistungsniveau dar, das dem Bedarf und den Bedürfnissen der damit angesprochenen Bevölkerung angepasst ist und Kriterien zur Erfolgskontrolle dieser Pflege einschließt. Expertenstandards zeigen die Zielsetzung komplexer, interaktionsreicher pflegerischer Aufgaben sowie Handlungsalternativen und Handlungsspielräume in der direkten Patient*innen- bzw. Bewohner*innenversorgung auf. Sie erheben den Anspruch, wirksame Instrumente der Qualitätsentwicklung zu sein und durch aktiven Theorie/Praxis-Transfer zur Entwicklung und Professionalisierung der Pflegepraxis beizutragen.« (DNQP, 2019, S. 7).

Der professionelle Abstimmungsprozess bei der Entwicklung eines Expertenstandards findet in mehreren Schritten und auf verschiedenen Ebenen statt. Zunächst ist es Aufgabe einer Arbeitsgruppe aus Expert*innen, einen Entwurf des Expertenstandards im Konsens zu erarbeiten. Der zweite Schritt des Abstimmungsprozesses findet im Rahmen einer öffentlichen Konsensuskonferenz statt, zu der die gesamte Fachöffentlichkeit eingeladen wird. Den dritten und letzten Schritt des Abstimmungsprozesses bildet die modellhafte Implementierung, bei der der Expertenstandard hinsichtlich seiner Praxistauglichkeit erprobt wird. Erst nach dem erfolgreichen Durchlaufen aller drei Schritte kann davon ausgegangen werden, dass es sich bei dem Standard um ein »professionell abgestimmtes Leistungsniveau« handelt.

Bislang hat das DNQP die in ▶ Tab. 2.1 aufgeführten Expertenstandards entwickelt.

Expertenstandards werden in einem mehrstufigen Verfahren entwickelt, konsentiert, modellhaft implementiert und aktualisiert. Das methodische Verfahren ist ausführlich in einem Methodenpapier beschrieben, das auf der Homepage des DNQP verfügbar ist (DNQP, 2019). Die Steuerung der Entwicklungs-, Implementierungs- und Aktualisierungsaktivitäten von Expertenstandards übernehmen das wissenschaftliche Team des DNQP und der DNQP-Lenkungsausschuss. Eine Übersicht über das methodische Vorgehen gibt ▶ Abb. 2.1. Die einzelnen Schritte werden nachfolgend am Beispiel des Expertenstandard »Förderung der Mundgesundheit in der Pflege« beschrieben.

Tab. 2.1: Bisher entwickelte und aktualisierte Expertenstandards.

Expertenstandard	Entwicklung	1.Akt.	2.Akt.
Dekubitusprophylaxe	2002	2010	2017
Entlassungsmanagement	2004	2009	2019
Schmerzmanagement bei akuten Schmerzen	2005	2011	2020
Sturzprophylaxe	2006	2013	2022
Förderung der Harnkontinenz	2007	2014	2024
Pflege von Menschen mit chronischen Wunden	2009	2015	
Ernährungsmanagement	2010	2017	
Schmerzmanagement bei chronischen Schmerzen	2015	2020	
Beziehungsgestaltung in der Pflege von Menschen mit Demenz	2019		
Schmerzmanagement in der Pflege (Zusammenführung)	2020		
Förderung der Mundgesundheit	2023		
Erhaltung und Förderung der Hautintegrität in der Pflege	2024		
Erhaltung und Förderung der Mobilität (Expertenstandard nach § 113a SGB XI)	2014	2020	
Expertinnenstandard Förderung der physiologischen Geburt (Hebammen)	2014		

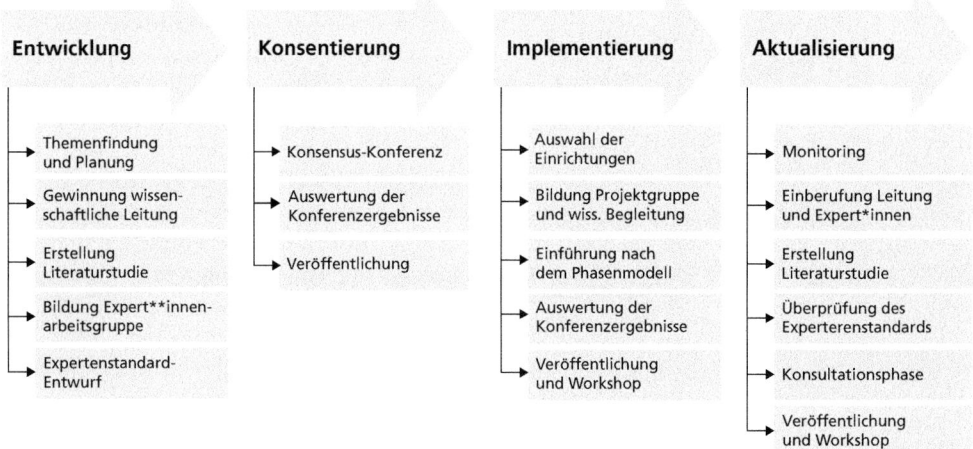

Abb. 2.1: Entwicklung, Konsentierung, Implementierung und Aktualisierung von Expertenstandards (DNQP 2019).

2.2.3 Die Entwicklung des Expertenstandards »Förderung der Mundgesundheit in der Pflege«

Für die Formulierung des pflegerischen Qualitätsniveaus zur Förderung der Mundgesundheit wurde eine interprofessionelle Arbeitsgruppe aus elf Expert*innen aus Pflegewissenschaft und -praxis und fünf Zahnärzt*innen gebildet. Zusätzlich wurde ein Vertreter für die Patient*innen- und Angehörigenperspektive in die Expert*innenarbeitsgruppe berufen. Die wissenschaftliche Leitung dieser Gruppe übernahm Prof. Dr. Erika Sirsch. Sie verantwortete auch die Durchführung einer ausführlichen Recherche und Analyse der vorliegenden Literatur und Evidenz zum Thema. Im Ergebnis soll die Literaturanalyse eine inhaltliche Bewertung der Evidenz durch die Expert*innenarbeitsgruppe ermöglichen, um entsprechende handlungsleitende Empfehlungen für die Praxis aussprechen zu können.

In sechs Sitzungen tauschten sich die Expert*innen über den aktuellen Wissensstand und seine Bedeutung für das pflegerische Handeln in den unterschiedlichen Settings aus. Der vorläufige Expertenstandard-Entwurf wurde im Mai 2021 der Fachöffentlichkeit vorgestellt, konsentiert und nach einer abschließenden Bearbeitung durch die Expertenarbeitsgruppe als Sonderdruck veröffentlicht (DNQP, 2021).

Die modellhafte Implementierung des Expertenstandards

Den abschließenden Schritt im professionellen Abstimmungsprozesses nach der internen Konsentierung in der Expert*innenarbeitsgruppe und der öffentlichen Konsentierung bei der Konsensus-Konferenz, bildet die modellhafte Implementierung des Expertenstandards, für die das DNQP das sogenannte Phasenmodell entwickelt hat. Sie verfolgt das Ziel, Aufschluss über Anwendbarkeit und Akzeptanz in der Pflegepraxis zu gewinnen und Hinweise darüber zu erhalten, welche Bedingungen für eine erfolgreiche Einführung in verschiedenen Settings gegeben sein müssen (DNQP, 2019). Das Implementierungskonzept dient nicht nur der modellhaften Implementierung von Expertenstandards, sondern kann auch für deren regelhafte Implementierung genutzt werden. Durch die hier beschriebene schrittweise Auseinandersetzung mit den Inhalten des neuen Expertenstandards wird dieser für die jeweiligen Praxisbedingungen konkretisiert und so die Akzeptanz zur Umsetzung der neuen Erkenntnisse in der Praxis gefördert.

Für eine Beteiligung an der modellhaften Implementierung können sich Einrichtungen, in denen pflegerische Versorgung erfolgt, im Rahmen einer Ausschreibung bewerben. Die etwa sechs Monate dauernde modellhafte Implementierung orientiert sich am bereits erwähnten Phasenmodell (▶ Abb. 2.2) und wird wissenschaftlich durch das DNQP begleitet. Für die modellhafte Implementierung zum Expertenstandard »Förderung der Mundgesundheit in der Pflege« bewarben sich 40 Einrichtungen aus den verschiedenen Einrichtungsarten des Gesundheitswesens, von denen 30 eine Zusage erhielten. Fünf Einrichtungen mussten das Projekt vorzeitig abbrechen, da pandemiebedingte Herausforderungen sowohl zeitliche als auch personelle Ressourcen knapp werden ließen.

Die modellhafte Implementierung verläuft in vier, sich teilweise überlappenden Phasen: Fortbildung, Konkretisierung und Anpassung des Standards an die besonderen Anforderungen der Zielgruppe, verbindliche Standardeinführung und die abschließende Datenerhebung mit standardisiertem Audit-Instrument (Blumenberg et al., 2023).

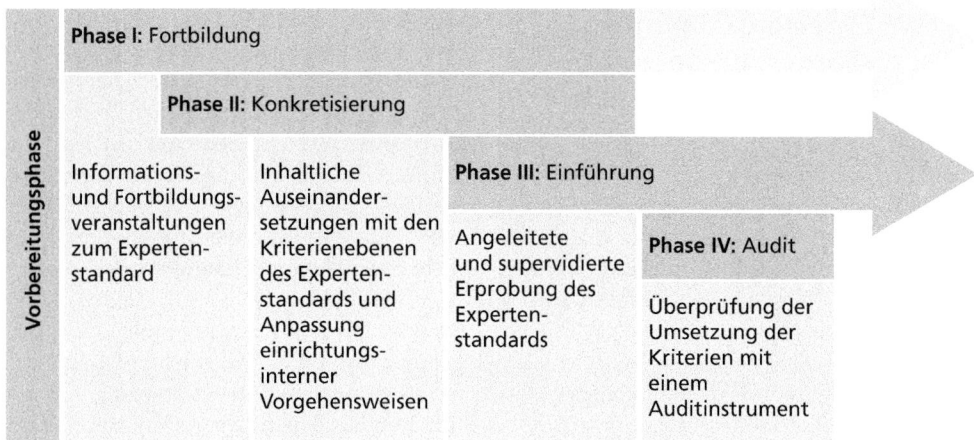

Abb. 2.2: Phasenmodell zur Implementierung von Expertenstandards: Vorbereitung, Fortbildung, Konkretisierung, Einführung und Audit (DNQP, 2019).

In der *Vorbereitungsphase* des Projekts wurden in den beteiligten Einrichtungen Projektverantwortliche benannt, Arbeitsgruppen gebildet, Informationsveranstaltungen angeboten und die Kooperation mit anderen beteiligten Berufsgruppen angebahnt. Eine Voraussetzung für die Umsetzung der Expertenstandards ist die individuelle Kompetenz der beteiligten Pflegefachpersonen. Entsprechend stand in der ersten Phase die Organisation und Durchführung von Fortbildungsveranstaltungen zum Thema des jeweiligen Expertenstandards im Mittelpunkt. Fortbildungen begleiten den gesamten Implementierungsprozess, wobei sich ihre zeitliche und inhaltliche Intensität je nach Stand des Projekts verändern kann.

In der *Fortbildungsphase* konzentrierten sich die an der modellhaften Implementierung beteiligten Einrichtungen zunächst auf die Inhalte des neuen Expertenstandards und vermittelten dessen Kernaussagen. Weitere wichtige Themen waren das Vermitteln von Sicherheit bei der Einschätzung von Veränderungen der Mundgesundheit, der Umgang mit unterschiedlichen Formen des herausnehmbaren Zahnersatzes und besondere Herausforderungen bei der Mundpflege im Hinblick auf die Gefahr der Aspiration oder kognitive Veränderungen.

In der *Konkretisierungsphase* beginnt für die Projektverantwortlichen und Arbeitsgruppen die Auseinandersetzung mit den Standardkriterien und Kommentierungen. Diese gilt es in einer Art und Weise zu konkretisieren, dass ihre Umsetzung einrichtungsspezifisch und gemäß der jeweiligen Patient*innen- oder Bewohnendenzielgruppe möglich wird. So gut wie alle beteiligten Einrichtungen befassten sich mit der Frage, welches Vorgehen bei der Einschätzung der Mundgesundheit das geeignete ist und wie die Ergebnisse aus der Einschätzung in die bestehende Dokumentation integriert werden können. Aber auch die Auswahl zielgruppenspezifischer Pflege- und Hilfsmittel war Thema in den Arbeitsgruppen, die sich zum Zwecke des Austauschs in allen beteiligten Einrichtungen bildeten. Die Expertenstandards bieten einige Möglichkeiten der Konkretisierung, wobei die Anforderung bestehen bleibt, dass die Kernaussagen der einzelnen Struktur-, Prozess- und Ergebniskriterien des Standards unverändert bleiben und mit der Konkretisierung das angestrebte Qualitätsniveau des Standards nicht unterschritten wird (DNQP, 2019).

In der *Einführungsphase* erfolgt die eigentliche Anwendung der Inhalte des Expertenstandards, indem diese in das Alltagshandeln im Modellbereich eingeführt werden. Die Pflegefachpersonen erhalten in dieser Phase angeleitete und supervidierte Gelegenheiten zur Erprobung der im Expertenstandard empfohlenen und in der jeweiligen Einrichtung konkretisierten Handlungsschritte. Als anleitende und unterstützende Personen fungieren die Mitglieder der Arbeitsgruppen und die Projektverantwortlichen, die auch für Rückfragen und Feedback zur Verfügung stehen. Während der Standardeinführung wird dem Anleitungsbedarf und der Akzeptanz der Pflegefachpersonen hohe Bedeutung beigemessen. Festgestellte Veränderungen im professionellen Handeln werden in den Arbeitsgruppen diskutiert und gegebenenfalls zum Anlass für weitere Anpassungen des Expertenstandards genommen.

Den Abschluss der Implementierung bildet ein *Audit* mit einem standardisierten, vom DNQP entwickelten Auditinstrument, das inhaltlich auf den jeweiligen Expertenstandard abgestimmt ist. Im Rahmen dieses Audits werden alle Kriterienebenen des Standards hinsichtlich ihrer Zielerreichung überprüft. Als Datengrundlagen dienen die Pflegedokumentation, eine Befragung der Menschen mit einem pflegerischen Unterstützungsbedarf bei der Mundpflege und eine Personalbefragung. Auf diese Weise kann ein umfassendes Bild über den Umsetzungsgrad der Standardkriterien gewonnen werden. Durchgeführt wird das Audit von den Projektbeauftragten oder anderen Qualitätsexpert*innen, die nicht selbst in der zu auditierenden Pflegeeinheit als Pflegekräfte arbeiten, um eine Selbstbewertung auszuschließen.

2.2.4 Erkenntnisse aus der modellhaften Implementierung des Expertenstandards »Förderung der Mundgesundheit in der Pflege«

Die Erkenntnisse aus der modelhaften Implementierung sollen Aufschluss über die Akzeptanz und Praxistauglichkeit des Expertenstandards geben. Es geht nicht um eine einrichtungsübergreifende Bewertung der Qualität der pflegerischen Leistung. Dies wäre auch gar nicht möglich, da die Rahmenbedingungen in den beteiligten Einrichtungen viel zu unterschiedlich sind und auch sehr unterschiedliche Zielgruppen ausgewählt werden.

Bis auf zwei Projektbeauftragte aus der Langzeitpflege gaben alle Projektbeauftragten in der abschließenden Befragung im Rahmen des Audits an, sich nochmals an einer modellhaften Implementierung beteiligen zu wollen. Positiv angemerkt wurde, dass trotz der erschwerten Bedingungen das Projekt zu einer deutlichen Verbesserung der Mundpflege geführt habe, was auch von vielen Patient*innen und Bewohner*innen wahrgenommen wurde. Die Arbeit in den Arbeitsgruppen hat in allen Einrichtungen sehr gut funktioniert und bei den beteiligten Pflegefachpersonen durch die aktive Einbindung in die Veränderung von Vorgehensweisen zu einer Motivationssteigerung geführt. Der Grund für eine nicht nochmalige Beteiligung bei zwei Projektbeauftragten waren zeitlich knappe Ressourcen, wodurch dem Projekt nicht gerecht werden konnte (DNQP, 2023).

Viele Projektbeauftragte merkten an, dass das Thema der Mundgesundheit durch die modellhafte Implementierung und die intensivere Auseinandersetzung mehr Aufmerksamkeit bekommen habe und den Kolleg*innen bewusst geworden wäre, welch relevanten Beitrag sie zur allgemeinen Gesundheit und zum Wohlbefinden der Patient*innen und Bewohner*innen durch eine regelmäßige individuelle Mundpflege leisten können. Die gezielte Beratung und Anleitung von Menschen mit Problemen oder Risiken bezüglich der Mundgesundheit oder auch deren Angehörigen hat zugenommen und zeige auch Wirkung. Ebenso wurde sensibel darauf geachtet, vorhandene Selbstmanagement-Kompetenzen bei der Mundpflege nicht zu untergraben, sondern unterstützend zu ergänzen, wenn der Bedarf dafür erkannt wurde. Wenig überraschend war für die Projektbeauftragten, dass die tatsächlich erbrachte Mundpflege besser war, als die Ergebnisse der Dokumentationssichtung dies vermuten ließen. Es sei nach wie vor eine Herausforderung, pflegerisches Arbeiten aufwendungsarm zu dokumentieren und doch nachvollziehbar und überprüfbar zu machen.

In Krankenhäusern wird das Thema Mundgesundheit nicht auf allen Stationen eine gleichgestellt hohe Relevanz haben. Für das Projekt wurden gezielt Stationen mit erwartbaren Problemen der Mundgesundheit bei einer großen Anzahl Patient*innen ausgesucht. Als erschwerend werden die teilweise sehr kurzen Liegezeiten angesehen. In drei bis vier Tagen ist kaum eine Verbesserung der Mundsituation möglich und es erwies sich teilweise als schwierig, Kolleg*innen aus dem nachstationären Bereich über erkannte Probleme zu informieren.

Aus den Einrichtungen der stationären Langzeitpflege wird berichtet, dass mit der Einführung des Expertenstandards bereits ab dem Einzugstag neuer Bewohner*innen der Mundhygiene und damit der Mundgesundheit mehr Aufmerksamkeit geschenkt werde. Erfreulich war, dass die Kooperation mit den Zahnärzt*innen in diesem Setting, vermutlich durch die gesetzlichen Möglichkeiten der Kooperationsverträge, sehr gut funktioniert und auch von beiden Seiten als förderlich erlebt wurde. Aber auch ohne einen expliziten Kooperationsvertrag trug das Projekt zu einer verbesserten interprofessionellen Zusammenarbeit bei. Die im Projekt verstärkte Zusammenarbeit mit Zahnärzt*innen zeigte positive Wirkung, indem Informationen zwischen den Beteiligten besser ausgetauscht wurden. Die Projektbeauftragten betonten die Bedeutung einer guten zahnärztlichen Kooperation, um das Qualitätsniveau des Expertenstandards erreichen zu können. Dies fange bei einer regelmäßigen Schulung durch Zahnärzt*innen an und höre bei der regelmäßigen zahnärztlichen Untersuchung auf. In drei Fällen wurde die Mundgesundheit zum Ende des Projektes schlechter eingeschätzt als zu Beginn, was zunächst für Verwunderung sorgte. Vermutet wird jedoch, dass der Blick auf die Durchführung der Mundpflege durch die intensive Auseinandersetzung mit dem Expertenstandard kritischer geworden ist und die Einschätzung der Mundsituation sorgfältiger erfolgte als vor Beginn der modellhaften Implementierung. Eine Herausforderung stellt die Durchführung der Mundpflege bei Menschen mit Demenz dar, bei denen Zeit, Ruhe und kompetente Durchführung gewährleistet sein müssen, um eine gute Mundpflege durchführen zu können (DNQP, 2023).

In den ambulanten Pflegediensten wurde festgestellt, dass die Fortbildungen und Schulungsmaßnahmen beim Pflegepersonal dazu geführt haben, dass sich Kompetenzen in der Durchführung der Mundpflege deutlich verbesserten und proaktiver zu dem Thema beraten wurde. Diese Veränderungen bestätigten sich auch in der Befragung zur Qualität der Mundpflege in der Projektverlaufsdokumentation, die zum Ende des Projektes deutlich besser eingeschätzt wurde (DNQP, 2023).

Viele Projektbeauftragte äußerten sich begeistert über das große Engagement der Pflegenden, sich dem Thema der Mundgesundheit zu widmen und sich intensiv auch mit den Wünschen und Bedürfnissen der Menschen mit Pflegebedarf in puncto Mundpflege auseinanderzusetzen. Auch die Bedeutung der Einbeziehung und der umfassenden Information, Schulung, Beratung der betroffenen Personen und deren Angehörigen in das Thema Mundgesundheit sei durch das Projekt deutlich geworden.

Von den Beteiligten aus der ambulanten Pflege wurde angemerkt, dass der wichtige Bereich der Mundpflege in den meisten Bundesländern Bestandteil des Leistungskomplexes Körperpflege (oder kleine bzw. große Morgen-/Abendtoilette) ist und daher nur abgerechnet werden kann, wenn auch dieser Leistungskomplex gewünscht bzw. vereinbart ist. Nur in zwei Bundesländern (Bayern und Saarland) könnten mundpflegerische Leistungen aktuell separat abgerechnet werden. Angesichts der großen Bedeutung der Mundhygiene für die allgemeine Gesundheit, die über die Körperpflege hinausgeht, wird es als angemessen angesehen, diesen Leistungskomplex separat mit einer angemessenen Finanzierung auch von Hilfs- und Pflegemitteln aufzunehmen oder die Mundpflege und Förderung der Mundgesundheit im Rahmen anderer Vergütungsformen (wie z. B. Zeitvergütungen) explizit zu berücksichtigen. Dies würde auch das weitere Problem lösen, das darin bestand, dass nicht alle Menschen mit einem pflegerischen Unterstützungsbedarf bei der Mundpflege bzw. ihre Zugehörigen überzeugt werden konnten, auf eigene Kosten adäquate Mundpflegeartikel anzuschaffen, ohne die jedoch nach aktuellem Stand des Wissens keine ausreichende Mundpflege gewährleistet werden kann. Und auch für die zahnärztliche Versorgung im ambulanten Bereich wird auf eine Verbesserung gehofft. Aktuell gibt es z. B. mit ambulanten Pflegediensten keine vergleichbaren Möglichkeiten der Zusammenarbeit, wie sie über Kooperationsverträge, die Zahnärzt*innen mit stationären Pflegeeinrichtungen schließen können, schon seit dem Jahr 2014 bestehen. Das Aufsuchen von Zahnärzt*innen stellt einen großen zeitlichen und logistischen Aufwand dar, wenn Angehörige dies nicht übernehmen können.

2.2.5 Fazit

In den beteiligten Einrichtungen wurden mit Abschluss des Projektes bereits erste Überlegungen für eine einrichtungsweite Übertragung der Erkenntnisse angestellt. In einer Einrichtung wird es dafür weiterhin eine Arbeitsgruppe geben, die zum Beispiel prüfen wird, in welchen Bereichen es möglich ist, das Erarbeitete zu übernehmen, und in welchen Bereichen es Anpassungen und Ergänzungen bedarf, beispielsweise beim Vorgehen der Einschätzung oder bei den zur Verfügung stehenden Hilfsmitteln. Die Ergebnisse der modellhaften Implementierung wurden verschriftlicht und in der Buchveröffentlichung zum Expertenstandard veröffentlicht (DNQP 2023).

2.2.6 Literatur

Blumenberg, P., Krebs, M., Stehling, H., Büscher, A. (2023). Das Auditinstrument zum Expertenstandard Förderung der Mundgesundheit in der Pflege. In: Expertenstandard Förderung der Mundgesundheit in der Pflege. Entwicklung – Konsentierung – Implementierung. Osnabrück: DNQP, 184–195.

Deutsches Netzwerk für Qualitätsentwicklung in der Pflege (DNQP). (2019). Methodisches Vorgehen zur Entwicklung, Einführung und Aktualisierung von Expertenstandards in der Pflege und zur Entwicklung von Indikatoren zur Pflegequalität auf Basis von Expertenstandards. Letzter Zugriff am 10.10.2024 unter: https://www.dnqp.de/fileadmin/HSOS/Homepages/DNQP/Dateien/Weitere/DNQP-Methodenpapier2019.pdf

Deutsches Netzwerk für Qualitätsentwicklung in der Pflege (DNQP). (2021). Expertenstandard Förderung der Mundgesundheit in der Pflege. Sonderdruck einschließlich Kommentierung und Literaturanalyse. Osnabrück: DNQP.

Deutsches Netzwerk für Qualitätsentwicklung in der Pflege (DNQP). (2023). Expertenstandard Förderung der Mundgesundheit in der Pflege. Entwicklung – Konsentierung – Implementierung. Osnabrück: DNQP.

Sirsch, E., Ludwig, E., Müller, K., Blumenberg, P., Nitschke, I., Büscher, A. (2022). Förderung der Mundgesundheit in der Pflege – ein interprofessioneller Expertenstandard. *Zeitschrift für Gerontologie und Geriatrie*, *55*, 204–209.

Teil II
Settingspezifische Ansätze zur Implementierung des Expertenstandards

3 Settingspezifische Ansätze zur Implementierung des Expertenstandards – Einblicke in die Praxis

Vorbemerkung

Annett Horn & Elmar Ludwig

Im folgenden Abschnitt stehen Beiträge im Vordergrund, die von Pflegefachpersonen, Praxisanleiter*innen, QM-Beauftragen und Leitungskräften in der pflegerischen Versorgung verantwortet werden. Sie wurden von uns gebeten, ihre Erfahrungen bei der Umsetzung des Expertenstandards in ihrem jeweiligen Praxissetting darzustellen. Wir freuen uns, dass wir für beinahe jedes existierende Versorgungssetting eine*n Autor*in gewinnen konnten.

Beispielhaft werden in den einzelnen Beiträgen die spezifischen Herausforderungen, die mit dem jeweiligen Setting und den dort zu versorgenden Zielgruppen einhergehen, erarbeitet. Die Autor*innen stellen oftmals kreative und innovative Lösungen vor, wie sie diesen Herausforderungen begegnet sind bzw. begegnen. Dabei ist auch zu berücksichtigen, dass viele Implementationserfahrungen noch während der COVID-19-Pandemiezeit und damit oftmals auch unter erschwerten Rahmenbedingungen gemacht wurden. Die in diesem Abschnitt versammelten Beiträge sind ein großer Gewinn und ergänzen sinnvoll die Erfahrungen in der vom DNQP begleiteten modellhaften Implementierung.

Damit Lesende sich schneller in den jeweiligen Kontext der Implementierung eindenken können, wurden die Autor*innen gebeten, ihre (positiven wie auch negativen) Erfahrungen anhand der nachfolgend aufgeführten Leitfragen darzustellen:

Zunächst wurden alle Autor*innen gebeten, das jeweilige Setting kurz vorzustellen und ihren persönlichen Bezug zum Thema Mundgesundheit. Im Anschluss daran sollten die Erfahrungen mit der Mundpflege vor der Einführung des Expertenstandards und daraus entstandene Bedürfnisse dargestellt werden. In diesem Zusammenhang war es wichtig zu erfahren, wie die Motivation von Mitarbeitenden gelang, sich an der Implementierung des Expertenstandards zu beteiligen und welche Fortbildungsmaterialien genutzt wurden, um deren Kompetenzen zu stärken. Unter dem Aspekt »Pflegeprozess« wurden die Autor*innen aufgefordert zu beschreiben, wie sie die Einschätzung der Mundgesundheit vorgenommen haben, welche Maßnahmen überwiegend durchgeführt wurden und bei welchen sie Unterstützung benötigten, welche Hilfsmittel genutzt wurden und wie die Dokumentation und die Zusammenarbeit mit Zahnärzt*innen organisiert wurden. Schlussendlich sollten in einem Fazit noch einmal die herausforderndsten Themen zusammengefasst und dargestellt werden, welche Fragestellungen nicht gelöst werden konnten.

Anhand der von den vielen Autor*innen beschriebenen Prozesse und ihren damit verbundenen Erfahrungen konnten wir erkennen, dass die Implementierung des Expertenstandards eine Vielzahl an Arbeitsschritten beinhaltet. Vor allem hat sich bestätigt, wie wichtig es ist, zu Beginn eine Steuerungsgruppe zu bilden, die den gesamten Prozess der Implementierung des Expertenstandards begleitet. Die Aufgaben der Steuerungsgruppe sind dabei vielfältig, so dass es sich empfiehlt, hier erfahrene Kolleg*innen einzubeziehen. Beinahe alle Autor*innen verweisen darauf, dass der Bedarf an Fortbildungen zum Thema Förderung der Mundgesundheit unter den Mitarbeitenden als hoch eingeschätzt wurde, so dass zu empfehlen ist, diesem Thema eine hohe Priorität (Dauer und Qualität der Fortbildung) einzuräumen. Es wurden zudem gute Erfahrungen damit gemacht, Schulungen zusammen mit anderen Berufsgruppen durchzuführen und nicht nur Pflegefachpersonen zu adressieren. Generell fordern die Autor*innen das Einbeziehen von anderen Personen- bzw. Berufsgruppen, wie bspw. Therapeut*innen, Zahnärzt*innen, Hausärzt*innen, um voneinander zu lernen aber auch, um das Thema Mundgesundheit interprofessionell zu bearbeiten. Um sowohl die Implementierung als auch die Verstetigung der Umsetzung zu gewährleisten, ist es entscheidend, die Motivation des Teams aufrecht zu erhalten – vor allem dann, wenn die Mitarbeitenden mit weiteren Herausforderungen (z. B. Corona-Pandemie, Ressourcenmangel) konfrontiert sind. Die Gefahr, dass die Implementierung als »add on« verstanden wird, ist ansonsten hoch. Ebenso bewährt hat sich aus Perspektive der Autor*innen, frühzeitig Mittel zu entwickeln, die verhindern, dass die Durchführung der Mundpflege vergessen wird, wie dies bspw. bei Menschen mit Demenzerkrankungen vorkommen kann.

3.1 Vollstationäre und teilstationäre Langzeitversorgung

3.1.1 Altenpflege

Ilona Vinzenz

Setting und persönlicher Bezug

Als Träger im Bereich Altenpflege von elf stationären Einrichtungen, sechs ambulanten Pflegediensten, drei Tagespflegen und betreuten Wohnungen ist uns die Implementierung der Nationalen Expertenstandards in der Pflege sehr wichtig und in gewisser Weise Routine. Wir erleben diese als sehr gute Wissens- und Informationsquellen. Expertenstandards sind informativ, praxisnah und hilfreich.

Die modellhafte Implementierung eröffnete unserer Einrichtung die Möglichkeit, unter Begleitung des DNQP, im engen Erfahrungs- und Ideenaustausch mit weiteren, teilnehmenden Einrichtungen aus anderen Versorgungssettings den Expertenstandard »Förderung der Mundgesundheit in der Pflege« zu erproben. Der Austausch mit zahnärztlichem Personal, welches an der Entwicklung des Expertenstandard »Förderung der Mundgesundheit in der Pflege« mitwirkte und die Implementierung übergreifend begleitete, erschien ebenfalls interessant.

Die Einführung des Expertenstandard »Förderung der Mundgesundheit in der Pflege« fand in einer vollstationären Pflegeeinrichtung mit 85 Plätzen statt.

Erfahrungen und Bedarf

Für Pflegende ist es selbstverständlich, dass sie die Mundpflege bei Patient*innen oder Bewohner*innen beachten, begleiten und ggf. übernehmen. Dennoch haben wir immer wieder beobachtet, dass die Mundpflege nicht ausreichend beachtet und durchgeführt wurde bzw. dass Situationen ohne tiefere Hinterfragung und Bewertung als gegeben hingenommen worden sind. Dies fiel immer dann auf, wenn gezielt Fragen gestellt wurden, zum Beispiel bei zahnärztlichen Visiten. Oder auch, wenn erst nach längerer Zeit der Versorgung durch Pflegende entdeckt wurde, dass die pflegebedürftige Person eine (Teil)Prothese trägt, von der bisher niemand etwas wusste. Ebenfalls im Rahmen von Übergaben oder wenn es zu Verlegungen in andere Versorgungssettings kam, konnten Fragen nach der genauen Durchführung der Mundpflege von Pflegenden nicht immer klar beantwortet werden. Von daher waren wir sehr neugierig, welche neuen Möglichkeiten und Ansatzpunkte der Expertenstandard »Förderung der Mundgesundheit in der Pflege« zu bieten hatte.

Motivation und Schulung

Wichtig war und ist es, bei den mitwirkenden Personen aus dem Bereich Pflege aller Qualifikationsniveaus, den An- und Zugehörigen sowie dem (zahn-)ärztlichen Personal den genauen Blick auf die Thematik bewusst zu erweitern. Die vorhandenen Möglichkeiten zur Mitwirkung und dadurch zur Verbesserung der Mundgesundheit durch pflegefachlich kompetentes Handeln muss aufgezeigt werden und dieses ist herbeizuführen. Nur so entsteht Motivation.

Um insbesondere bei den Pflegenden sowie den An- und Zugehörigen das Interesse für eine tiefere Betrachtung dieses »Alltagsthemas« zu erreichen, wurden mehrere Aktionen in zeitlich geplanter Abfolge durchgeführt. Außerdem ergaben sich im Verlauf des Projektes immer wieder kleine Anpassungen und Änderungen, um die Motivation zu erzeugen bzw. aufrecht zu erhalten.

Innerhalb des Projektteams, in dem auch die Leitung der sozialen Betreuung und eine mitarbeitende Person aus dem Bereich Hauswirtschaft mitwirkten, wurde die Buchversion des Expertenstandards ausführlich studiert, vorhandene Gegebenheiten wurden erkannt bzw. analysiert und weitere Möglichkeiten und Bedarfe herausgearbeitet.

Die An- und Zugehörigen wurden über Aushänge im Gebäude, über Veröffentlichungen auf der Homepage und durch (digitale und manuelle) Informationsbriefe über die Teilnahme als Piloteinrichtung zur Implementierung des Expertenstandards informiert. Des Weiteren haben wir zu einer Kick-off-Veranstaltung eingeladen, die leider aufgrund eines Corona-Ausbruchs abgesagt werden musste.

Zeitgleich erfassten wir mit Hilfe eines hausintern entwickelten Fragebogens den aktuellen Wissensstand bei den Pflegenden vor der Implementierung auf Grundlage der Erwartungen des Expertenstandards. Pflegetätigkeiten werden nicht nur von Pflegefachkräften ausgeführt und es besteht bekanntermaßen breites Wissen bei den Pflegehilfskräften, welches es zu erfahren und zu nutzen gilt. Daher war es uns insbesondere wichtig, neben den Pflegefachkräften auch die Pflegehilfs- und Assistenzkräfte etc. mit einzubinden, auch um das Zusammengehörigkeitsgefühl zu stärken.

Die Auswertung der Fragebögen fand gemeinsam mit unserer Kooperationszahnarztpraxis statt. Die Schulungen für Pflegende und alle anderen interessierten Berufsgruppen im Haus wurden auf Grundlage der Erkenntnisse gemeinsam konzipiert.

Ziel war es, die im Expertenstandard aufgeworfenen Fragestellungen z. B. für das Assessment und über Handlungsmöglichkeiten, entsprechend dem Bedarf der pflegebedürftigen Person, beantworten zu können.

Im weiteren Verlauf der Implementierungsphase wurden Fallbesprechungen zum Thema durchgeführt und durch die vertiefte Beschäftigung mit vorhandenen Möglichkeiten wurden erstaunliche Ergebnisse für unsere Bewohner*innen erzielt. Das steigerte die Motivation unserer Pflegenden weiter.

Auch im Rahmen der Anleitung von Auszubildenden und von Pflegehilfskräften, Praktikant*innen und Freiwilligen haben wir viel Wissen vermittelt, die Motivation gesteigert und gute Ansätze und Ideen zurückbekommen.

Seit der Implementierung stellen wir Informationsmaterial zur Verfügung. Dieses wurde teilweise aus vorhandenen Ressourcen bezogen und teilweise selbst bedarfsgerichtet entworfen. Es gibt zahlreiche, niederschwellige und gute Broschüren im Internet. Zur kurzen Nennung hier der Ratgeber vom Zentrum für Qualität in der Pflege (ZQP) oder das Handbuch zur Mundhygiene der Bundeszahnärztekammer (BZÄK). Auch viele kurzweilige und informative Videos sind für Schulungen und Beratungen verfügbar (BZÄK & ZQP).

Als Träger haben wir eine Präsentation zur Umsetzung des Expertenstandards entwickelt und diese hausintern und trägerweit verbreitet. Hierin werden verschiedene Arbeitsleitlinien, z. B. zum Umgang mit abwehrendem Verhalten thematisiert.

Zum Zweck der jährlichen Schulungen und als Nachschlagewerk für den Alltag haben wir den Expertenstandard hausintern in eine kompakte und kurze Version zusammengefasst.

Pflegeprozess

Durch gute Information, Beratung und Schulung der am Prozess beteiligten Pflege(fach)kräfte sowie der An- und Zugehörigen gelang es uns nach der Implementierung sehr gut, vertiefte Informationen zum Thema Mundgesundheit unserer pflegebedürftigen Personen zu sammeln, zu bewerten und entsprechende, individuelle Maßnahmen zur Verbesserung der Mundgesundheit abzuleiten.

Uns ist aufgefallen, dass wir hingegen unserer anfänglichen Einschätzung, Themenbereiche aus dem Bereich Assessment eher unbeobachtet ließen oder nicht vollständig dokumentierten. Wir mussten uns eingestehen, dass die Bearbeitung zwar vorhanden, aber teilweise eher »zufällig« erschien. So beispielsweise die möglichen Auswirkungen einer nicht ausreichenden Mundhygiene auf die Sozialkontakte der von uns versorgten Personen (z. B. durch Scham, Mundgeruch, sozialer Rückzug). Oder es fehlten angemessene Hilfsmittel zur genauen Betrachtung der Mundhöhle wie beispielsweise eine Lampe, ein Zungenspatel und Einmalspiegel. Zu Beginn waren wir nicht umfassend in der Lage, unsere Beobachtung entsprechend zu dokumentieren, da es uns an Wissen und Fachvokabular fehlte. Einige Varianten der heute üblichen Zahnprothesen waren uns unbekannt, es gab keine Vertrautheit mit deren Erscheinungsbild, Handhabung und Pflege. Somit wurden sie teilweise gar nicht als Zahnprothesen erkannt, gepflegt und beobachtet.

Anhand der Empfehlungen des Expertenstandards wurden eigene Formulare zur Einschätzung von Auffälligkeiten und Problemen der Mundgesundheit entwickelt. Wir wollten dabei keine zusätzlichen Dokumente und Formulare schaffen, sondern unsere Bestandsdokumentation entsprechend anpassen und erweitern. Diese Formulare enthalten Fragen zur Informationsgewinnung und dienen gleichzeitig als Informationsquelle und Gedankenanregung. So werden in Form von Auswahlmöglichkeiten und spezifischen Fragen z. B. unterschiedliche Maßnahme-Möglichkeiten aufgezeigt (▶ Tab 3.1).

Aus den unterschiedlichen Informationsquellen, Fragebögen, Formularen gewinnen wir Erkenntnisse, aus denen wir Impulse zur Umsetzung ableiten. So z. B. die Möglichkeit auf ein Absauggerät einen Zahnbürstenkopf aufzusetzen, der insbesondere bei liegenden Personen dabei hilft, gute Mundhygiene zu gewährleisten und zudem die Aspirationsgefahr minimiert. Der Einsatz von elektrischen Zahnbürsten ermöglicht in den meisten Fällen eine verbesserte Zahnreinigung. Selbstverständlich wird und wurde viel ausprobiert, da die Reaktion der zu Pflegenden different ist.

Tab. 3.1: Assessment-Formular zur Mundgesundheit (Auszug).

Gibt es Probleme im Bereich Mund, Mundhöhle, Zähne?		
Lippen, Mundwinkel, Mundschleimhaut, Zunge sind belegt, verletzt, geschwollen, gerötet, trocken/rissig, auffällig verändert	Ja ☐	Nein ☐
Zahnfleisch ist geschwollen, gerötet, blutet, auffällig verändert	Ja ☐	Nein ☐
Zähne, Zahnzwischenräume, Zahnersatz zeigen weiche/harte Beläge oder Speisereste	Ja ☐	Nein ☐
Zähne sind stark beweglich, stark verfärbt, abgebrochen, scharfkantig, auffällig verändert oder fehlen	Ja ☐	Nein ☐
Schmerzen, Schwellungen, Verletzungen	Ja ☐	Nein ☐
Bei Ja: Lokalisation/Ursache/Äußerung d. Schmerzen (Verweis Expertenstandard Schmerz)		

Im Rahmen der Informationssammlung gehen wir vermehrt auf das bisherige Ritual der Mundhygiene ein und versuchen dies bestmöglich beizubehalten.

Für den Implementierungsprozess haben wir einen »Koffer« mit Informationsmaterialen zusammengestellt. In diesem befinden sich z. B. Informationsbroschüren, Anschauungsmaterial, verschiedene Aufsteck-Griffe für Zahnbürsten (wie wir es vom Besteck kennen), QR-Codes die zu Videos zum Thema führen, kurze Textpassagen zur Mundhygiene in englischer, französischer und türkischer Sprache und alle unsere im Einsatz befindlichen Formulare (Screening & Assessment, Wissensabfrage zum Thema, Checklisten, der hausinterne Expertenstandard, Arbeitsleitlinien z. B. zum möglichen Vorgehen bei abwehrendem Verhalten), Mundspatel, Taschenlampe und Einmalspiegel zur Mundhöhleninspektion, Zungenschaber, Interdentalbürsten etc. Dieser Koffer wird regelmäßig genutzt: Im Rahmen der Beratung von An- und Zugehörigen, bei der Schüler*innenanleitung, von den Pflegenden zur eigenen Information, von Logopäd*innen etc. Durch die Inspirationsvielfalt wurden für viele Bewohner*innen neue Möglichkeiten probiert und vieles führte zum langersehnten Erfolg einer stabilen Mundgesundheit.

Andere Berufsgruppen mit nützlichem Fachwissen wie Logopäd*innen und Ergotherapeut*innen werden eng eingebunden, z. B. zur Aspirationsprophylaxe während der Mundpflege oder zur Verbesserung der Sprachfähigkeit durch verbesserte Mundhygiene.

Wir haben ein Übersichtsplakat (*One Minute Wonder*) erstellt, welches schnell in sehr kurzer Zeit die wichtigsten Informationen vermittelt. Des Weiteren stellen wir hausinterne Schulungsmaterialien in Form von Präsentationen sowie ergänzende Lektüre zur Verfügung.

Nach der Implementierung ist die Genauigkeit der Abbildung von Maßnahmen im Maßnahmenplan definiert und Mindestangaben sind gefordert.

Die Bewertung des Risikos im Bereich Mundhygiene »denken wir mit« in den Bereichen Ernährungsrisiko und Schmerzrisiko. Alle Pflegefachkräfte sind darin geschult, dies auch im Pflegeverlaufsbericht transparent zu machen.

In der Strukturierten Informationssammlung (SIS) sind je nach Auswirkung bzw. Ausprägung Informationseinträge in allen fünf Themenfeldern möglich und diese müssen von den Pflegefachkräften bedacht werden. In unserer softwaregestützten Pflegedokumentation haben wir im Bereich »Pflegebericht« eine weitere Themenfeld-Option geschaffen, die bei Eintragungen angewählt werden kann. Dieser Reiter heißt »Zahn- und Mundhygiene«. Hier werden z. B. Schmerzen eingetragen, zahnärztliche Konsile, Probleme, Erfolge etc. die vom Maßnahmenplan abweichen, um eine spätere Themenselektion zu ermöglichen und den Verlauf abzubilden.

Die Zusammenarbeit mit unserer kooperierenden Zahnarztpraxis war während der Implementierung unverzichtbar. Bis heute ist dies unverändert. Wir haben das Glück im ländlichen Raum eine sehr engagierte Zahnarztpraxis gefunden zu haben. Der Informationsfluss ist klar und nach Absprache definiert. Beidseitige Erwartungen sind geklärt. Die Zusammenarbeit läuft routiniert.

Diese beginnt bereits bei der Anmeldung in unserem Haus. Die Aufnahmeformulare wurden um den Punkt »Wer ist die zahnmedizinisch behandelnde Person?« und »Wann war der letzte Zahnarztpraxisbesuch?« erweitert. Die Zahnarztpraxis wird über den Einzug sofort informiert und die weitere Zusammenarbeit wird besprochen (ggf. auch mit den An- und Zugehörigen, jeweils nach Wunsch der pflegebedürftigen Person). Wenn ein Wechsel der Zahnarztpraxis erfolgt, findet eine Erst-Befundung in unserem Haus statt.

Bei Fragen ist die Teilnahme unserer Kooperationspraxis an Fallbesprechungen üblich, eine Anleitung von Pflegefachpersonal durch die Zahnarztpraxis vor Ort ist gelebte Normalität. Dabei ist nicht nur das Thema Schulung von Pflege- und Betreuungspersonal von Belang, sondern auch wie oft, und in welchem möglichen Umfang, vor Ort Visitationen möglich sind, ist besprochen und für alle Beteiligten klar.

Die Arztpraxis hat sich auf die Pflegeheimklientel eingestellt, kommt regelmäßig und anlassbezogen ins Haus und hat in den eigenen Praxisräumen Möglichkeiten für die Anforderungen unserer Klientel geschaffen, so z. B. die Option im Rollstuhl zu behandeln, Transfers auf den Behandlungsstuhl zu ermöglichen oder einer Begleitperson entsprechend Sitzmöglichkeiten neben der Behandlungsliege zu ermöglichen.

Rückblick und Ausblick

Das Thema »Umgang mit abwehrendem Verhalten« war und ist ein Thema, dass unsere Pflegenden und alle am Pflegeprozess beteiligten Personen- und Berufsgruppen immer wieder fordert. Hier haben wir nochmal intensiv Fachwissen vermittelt, Handlungsleitlinien und Empfehlungen definiert und arbeiten viel mit Fallbesprechungen und mit Ausprobieren. Einen Weg, der immer wirkt und bei jeder Person hilft, haben wir nicht gefunden. Wir haben Mittel und Möglichkeiten entdeckt, wo und wie wir besser werden konnten. Wir haben unsere hausinternen Fachexpert*innen intensiv thematisch zur Mundhygiene eingebunden. Dies betrifft beispielsweise unsere gerontopsychiatrischen Pflegefachkräfte, welche wir punktuell und regelhaft zu Besprechungen und Besuchen bei der pflegebedürftigen Person hinzuziehen.

Unsere Praxisanleiter*innen üben die Mundpflege mit unseren Auszubildenden, Praktikant*innen und Mitarbeitenden im freiwilligen sozialen Jahr als eigenes Thema, was bisher eher im »Gesamtpaket Anleitung« der Fall war. In verschiedenen Kontexten werden je nach Zielgruppe, die Durchführung und Dokumentation, die Ableitung von möglichen Maßnahmen, Risikobewertung und Integration anderer potenziell hilfreicher Professionen geschult und angeleitet. Wir beobachten eine deutlich erhöhte Pflege- und vor allem Lebensqualität bei den uns anvertrauten Menschen, welche häufig mit kleinen, neuen Maßnahmen erreicht wird.

Wie erwartet konnten wir bis heute nicht alle Herausforderungen meistern, aber wir haben Erfolge mit großen, positiven Auswirkungen erreicht. Durch den nun sehr guten Wissensstand unseres Pflegepersonals auf dem Gebiet Mundgesundheit, bei gleichzeitiger

Kontaktaufnahme mit anderen Professionen zum Gedankenaustausch und zur Lösungsfindung, ist vieles möglich geworden. Die seltene Tendenz von Pflegekräften, zu früh und noch vor Ausschöpfung aller möglichen Maßnahmen ein »dann ist das halt so« festzustellen, ist zwar noch vorhanden, aber deutlich gemindert. Hier heißt es immer wieder für das Thema zu sensibilisieren, Erfolge zu teilen, Ideen auszutauschen und zu motivieren. Der Wille der pflegebedürftigen Person steht dabei aber immer im Vordergrund. Wenn trotz aller Beratung, Schulung und aufgezeigter Möglichkeiten die hilfreiche und erforderliche Mundhygiene nicht durchgeführt wird oder durchgeführt werden kann, dann respektieren wird dies uneingeschränkt. Dies zu akzeptieren, fällt Pflegenden und Zu- bzw. Angehörigen nicht immer leicht.

Fazit

Die Entscheidung an der Implementierung als Piloteinrichtung teilzunehmen hat sich ausgezahlt.

Nicht nur, dass wir den Expertenstandard »Förderung der Mundgesundheit in der Pflege« implementiert haben, sondern insbesondere unsere Erwartungen an Fachkompetenz und Unterstützung durch das DNQP wurden vollumfänglich erfüllt und trotz schwieriger Rahmenbedingungen durch Personalausfall, Corona-Ausbrüche, Kontaktbeschränkungen etc. gab es eine enge Begleitung. Der Austausch mit den anderen Teilnehmenden aus unterschiedlichen Pflegesettings war und ist sehr gewinnbringend.

Es sind viele kreative Ideen entstanden, auf die wir selbst bis dahin nicht gekommen sind. Das von uns als völlig bekannt empfundene Thema Mundgesundheit hatte unbekannte Facetten, die uns nicht aufgefallen sind und an die wir nicht gedacht haben.

Wichtig war und ist die Einbindung unterschiedlicher Personen- und Berufsgruppen. An erster Stelle stehen selbstverständlich die Bewohner*innen. Zu nennen sind zudem die An- und Zugehörigen, die Zahnarztpraxis, Logopäd*innen, Ergotherapeut*innen, gerontopsychiatrische Fachkräfte aber auch unsere Kolleginnen und Kollegen aus der Hauswirtschaft, der sozialen Betreuung und der Reinigung. Von Anfang an haben wir alle Personengruppen bei den Schulungen und den Informationsveranstaltungen, welche im Laufe der Implementierung immer wieder stattfanden, mitgedacht und eingebunden. Mit Newslettern, Aushängen, hausinternen Informationsbriefen, Besprechungen, Schulungen etc. haben wir alle bestmöglich informiert und dadurch über einen längeren Zeitraum interessiert und motiviert gehalten.

Die ungeheure Zahl an Möglichkeiten, zu handeln, zu beraten, zu informieren, zu schulen, zu kooperieren und voneinander zu profitieren, sind für alle Beteiligten als Gewinn zu bewerten.

Literatur

BZÄK (Bundeszahnärztekammer). Handbuch der Mundhygiene. Letzter Zugriff am 10.10.24 unter: https://www.bzaek.de/fileadmin/PDFs/p/Handbuch_Mundhygiene.pdf.

BZÄK & ZQP. Zehn Kurzfilme von BZÄK und ZQP für pflegende Angehörige. Letzter Zugriff am 10.10.24 unter: https://www.youtube.com/channel/UCwmGBPNN7xOxFbtrnzN86aw.

ZQP (Zentrum für Qualität in der Pflege). Ratgeber Mundpflege – Praxistipps für den Pflegealltag. Letzter Zugriff am 10.10.24 unter: https://www.zqp.de/wp-content/uploads/ZQP-Ratgeber-Mundpflege.pdf.

3.1.2 Junge Pflege

Patryk Myszkowiak

Setting und persönlicher Bezug

Der Eigenbetrieb Leben & Wohnen ist kommunaler Träger von Einrichtungen der stationären Langzeitpflege, der Wohnungslosenhilfe, ambulanter Pflegedienste, mehrerer betreuter Wohnanlagen und Tagespflegen im

Stuttgarter Stadtgebiet. Die Abteilung »Beraten, Begleiten und Entwickeln« ist für das zentrale Bildungs- und Qualitätsmanagement verantwortlich. Dazu gehört auch die Implementierung aktueller pflegewissenschaftlicher Erkenntnisse.

Wir haben uns mit zwei Wohnbereichen der Jungen Pflege im Generationenhaus Heslach für die modellhafte Implementierung des Expertenstandards »Förderung der Mundgesundheit in der Pflege« beworben.

Auf den Wohnbereichen leben insgesamt 50 Bewohner*innen mit vorwiegend chronischen neurologischen Erkrankungen (häufig Multiple Sklerose) im Alter zwischen 20-65 Jahren und gleichzeitig hohem Pflegebedarf. Sie sind nahezu alle im Rollstuhl oder Pflegerollstuhl mobil. Viele von ihnen haben oder entwickeln im Verlauf ihrer Erkrankungen Schluckstörungen mit der Notwendigkeit, Sekret und Schleim abzusaugen.

Erfahrungen und Bedarf

Vor Einführung des Expertenstandards konnten beispielsweise Fragen zu den verschiedenen Arten von Zahnprothesen, nicht immer zuverlässig beantwortet werden. Zudem waren regelmäßige Mundinspektionen nicht institutionalisiert und eine zahnärztliche Versorgung konnte aufgrund fehlender Kooperationen oft nur beschwerdeorientiert organisiert werden.

Deshalb haben wir bereits im Jahr 2017 nach einer Impuls-Fortbildung zum Thema Mundgesundheit im Alter und bei Pflegebedarf u. a. die »Pflegeampel« (▶ Abb. 3.1, ▶ elektronisches Zusatzmaterial) der Landeszahnärztekammer Baden-Württemberg in Absprache mit den Pflegedienstleitungen (PDL), begleitet durch kurze Fortbildungen, als niederschwellige Maßnahme in allen stationären Einrichtungen eingeführt. Die Sensibilisierung für das Thema führte in unserer Abteilung dazu, dass wir in Fachgesprächen mit professionell Pflegenden regelmäßig nach der Mundgesundheit der Bewohner*innen fragten. Die Rückmeldungen aus der Pflegepraxis bestätigten den vermuteten Handlungsbedarf. Gleichzeitig wurde auch im Pflegedokumentationssystem ein Textbaustein eingestellt, der auf die Pflegeampel verweist. Aus heutiger Sicht wurde die Implementierung nicht eng genug begleitet und es musste in den Folgejahren wiederholt an die Nutzung der Pflegeampeln erinnert werden. Zudem konnte nur für einige stationäre Einrichtungen ein Kooperationsvertrag mit einer Zahnarztpraxis realisiert werden.

Motivation und Schulung

Nachdem wir die Zusage für die Teilnahme an der modellhaften Implementierung erhalten haben, wurde eine Koordinationsgruppe mit der PDL, den Wohnbereichsleitungen, den Praxisanleitenden der Wohnbereiche und dem Projektverantwortlichen gebildet. Anschließend wurden die Mitarbeitenden auf den Wohnbereichen sowie die kooperierende Zahnarztpraxis, über das Projektvorhaben informiert.

Zeitgleich erfolgte die Teilnahme an einer zahnärztlichen Begleitstudie durch die Deutsche Gesellschaft für Alterszahnmedizin e. V. (DGAZ) (Nitschke, 2024). Im Rahmen dieser Begleitstudie erfolgten u. a. Fortbildungen zur Mundgesundheit in der Pflege, vorwiegend für Pflegefachkräfte, vereinzelt auch für Pflegehilfskräfte und Auszubildende. Die Praxisanleiter*innen der betreffenden Bereiche wurden zusätzlich praktisch geschult. Ihre Aufgabe war es in der Folge, im Team und bei Übergaben für das Thema Mundgesundheit zu sensibilisieren sowie praktische Hilfestellungen bei der Mundpflege anzubieten. Vor allem bei Bewohner*innen mit krankheitsbedingt erschwertem Zugang zum Mundraum oder bei hoher Aspirationsgefahr wurden die Praxisanleiter*innen hinzugezogen. In den Fortbildungen wurde zur besseren Kommunikation mit der kooperierenden Zahnarztpraxis zwar die Beschreibung von Auffälligkeiten im Bereich der Mundhöhle oder den

LANDESZAHNÄRZTEKAMMER BADEN-WÜRTTEMBERG
LZK Körperschaft des öffentlichen Rechts
Kontaktdaten Zahnärztin/ Zahnarzt
Mundpflegeplan für Name:
grün
gelb
rot
Mund/ Zähne/ Prothesen reinigen...
...allein durch unterstützende Person
...mit Unterstützung bei...
...vollständig selbständig möglich
Oberkiefer Prothese ☐ eigene Zähne ☐
Unterkiefer Prothese ☐ eigene Zähne ☐
Prothesen nachts im Mund? Nein ☐ Ja ☐
Bemerkungen
Letzte Aktualisierung (Bonusheft)
© LZK BW 01/2023 Mundpflegeplan – Pflegeampel 1

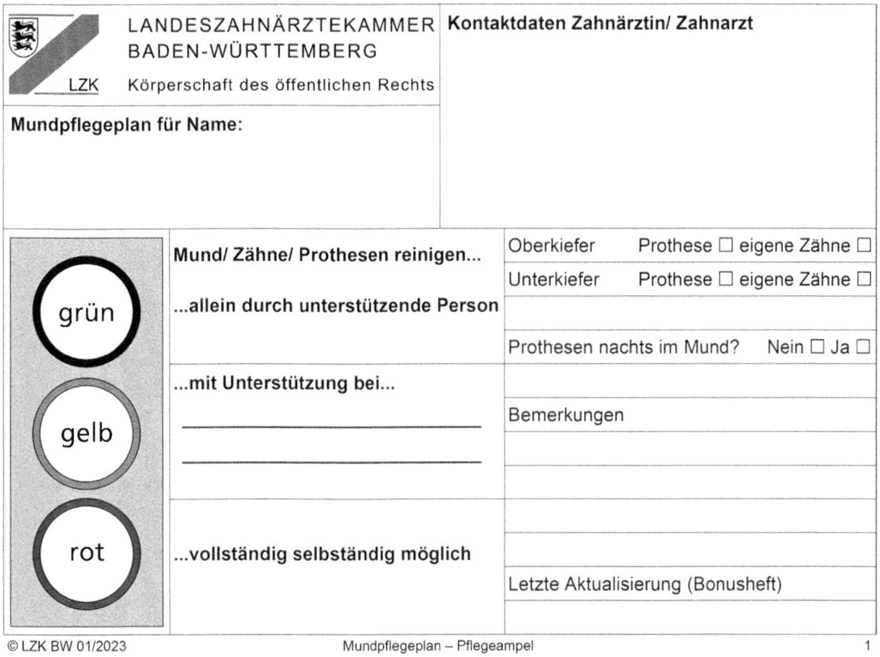

Abb. 3.1: Die Pflegeampel enthält Informationen zum Zahnstatus, zu notwendigen Unterstützungsmaßnahmen, der täglichen Mundpflege sowie zahnärztliche Daten (LZK BW).[11]

Komplikationen im Hinblick auf zahnärztliche Versorgungen trainiert, jedoch wurde schnell klar, dass zur Erkennung und Beschreibung von Auffälligkeiten und Problemen im Mundbereich noch mehr Fortbildungsbedarf besteht.

Pflegeprozess

Im Rahmen der genannten Begleitstudie (Nitschke, 2024) wurden neben den Fortbildungen zusätzlich zahnärztliche Untersuchungen bei einem Großteil der Bewohner*innen durchgeführt, um die Mundgesundheit im Verlauf des Implementierungsprozesses beobachten zu können. Diese Untersuchungen führten schon vor der Einführung von Assessmentinstrumenten dazu, dass Bewohner*innen mit zahnärztlichem Behandlungsbedarf identifiziert wurden und diese durch die kooperierende Zahnarztpraxis einer Behandlung zugeführt werden konnten.

Für die pflegerischen Einschätzungen der Mundgesundheit wurde die deutsche Version des »Oral Health Assessment Tool« (OHAT) (Klotz et al., 2020) in das Pflegedokumentationssystem integriert und an das Setting der stationären Langzeitpflege angepasst. Auf die Einführung eines Screenings wurde verzichtet, da nahezu alle Bewohner*innen bedingt durch Ihre gesundheitlichen Beeinträchtigungen von vornherein die Durchführung eines vertiefenden Assessments erforderlich machen.

Die Praxisanleitenden wurden über die Anwendung aufgeklärt und haben anschlie-

11 Die Pflegeampel wird sichtbar im Badezimmer oder im Schrank der Bewohner*innen aufgehängt werden, damit auch bei wechselndem Pflegepersonal eine bedarfsgerechte Versorgung gefördert wird.

ßend die Mundgesundheit aller Bewohner*innen mit Hilfe des Instruments eingeschätzt. Auffälligkeiten des Mundraums wurden erkannt und der kooperierenden Zahnarztpraxis kommuniziert. Der Durchführungsrhythmus des Assessmentinstruments wurde an unser allgemeines pflegerisches Evaluationsinstrument (alle vier Monate) gekoppelt. Natürlich erfolgt ein Assessment darüber hinaus anlassbezogen bei Auffälligkeiten. Um die regelhafte Durchführung der Mundinspektionen zu fördern, wurde diese terminlich zusammen mit anderen bereits bestehenden Routinen, wie beispielsweise der Überprüfung des Hautzustandes am »Duschtag«, zusammengelegt.

Für die Mundinspektionen wurden den Wohnbereichen Diagnostiklampen zur Verfügung gestellt. Die nachhaltige Umsetzung dieser neuen Maßnahmen wie beispielsweise der Ergebnisdokumentation von Mundinspektionen, wie auch die Evaluation von Maßnahmen benötigt auch in Zukunft viel Zeit, gute Aufklärung und praxisnahe Fortbildung.

Über das Assessmentinstrument hinaus wurde die Pflegeampel der Landeszahnärztekammer Baden-Württemberg als »sichtbares Zeichen« im Rahmen der Kooperation mit der Zahnarztpraxis weiter eingesetzt und zusätzlich im Pflegedokumentationssystem die Mundgesundheit als ein gesonderter Themenschwerpunkt in die Pflegeplanung aufgenommen. Hilfebedarf, Probleme, Ressourcen, Maßnahmen, Zahnstatus, Hilfsmittel, Häufigkeit der Mundinspektion etc. werden dokumentiert.

Rückblick und Ausblick

Den Kern des Implementierungsprojekts bilden die Fortbildungen. Aufgrund der COVID-19-Pandemie mussten diese Fortbildungen mehrmals verschoben werden. Gleichzeitig herrschte eine anhaltende Personalknappheit, sodass im Implementierungszeitraum nicht alle Pflegenden geschult werden konnten und nur wenige Pflegepersonen sich um das Thema Mundgesundheit kümmern konnten.

Eine weitere Herausforderung sind die Kooperationsverträge zwischen Pflegeeinrichtungen und Zahnarztpraxen. Die Modelleinrichtung ist bereits seit mehreren Jahren mit einer Zahnärztin, die ins Haus kommt und Untersuchungen sowie auch kleinere Behandlungen durchführt, über einen Kooperationsvertrag verbunden. Für andere Einrichtungen gestaltet sich die Akquise bis heute schwierig. Gerade wenn die Mobilität der Bewohner*innen sehr stark eingeschränkt ist (elektrische Rollstühle und Pflegerollstühle), sind viele Zahnarztpraxen schwierig zu erreichen, da diese oftmals nicht ebenerdig zugänglich sind oder Aufzüge häufig zu klein sind. Auch würden wir uns für unsere ambulanten Pflegedienste sowie für unsere betreuten Wohnanlagen ähnliche Instrumente wie die Kooperationsverträge wünschen – die gesetzlichen Bestimmungen lassen das aktuell nicht zu.

Eine weitere settingspezifische Herausforderung besteht in der Auseinandersetzung mit den körperlichen Ressourcen und Einschränkungen der Bewohner*innen der Jungen Pflege und vor allem bei Menschen mit chronisch neurologischen Erkrankungen. Die Bewohner*innen verlieren zunehmend die Ressourcen im Bereich der Körperpflege und der Alltagsverrichtungen. Das Zähneputzen (meist mit elektrischer Zahnbürste) ist nicht selten eine der letzten Verrichtungen, die selbständig durchgeführt werden kann. Wenn diese Ressource jedoch für eine suffiziente Mundpflege nicht ausreicht, müssen die Pflegenden einen Aushandlungsprozess anstoßen, der mitunter schwierig sein kann, weil der betroffene Mensch das Gefühl hat, wieder eine Ressource zu verlieren. Beratung und Unterstützung müssen hier besonders sensibel gestaltet werden.

Zu den zukünftigen Herausforderungen zählt die Fortbildung der Pflegenden. Die praktische Arbeitswelt der Mitarbeitenden bedarf einer multimodalen Fortbildungskonzeption, wobei beispielsweise E-Learning als komplementärer Baustein eingesetzt werden könnte. Die Internet-Lernplattform mundpflege.net ist hier ein vielversprechender Ansatz (▶ Kap. 5.6). Die Plattform kann sowohl für Schulungen als auch im Pflegealltag direkt eingesetzt werden.

Auch die Feinabstimmung des genutzten Assessmentinstruments muss weiter vorangetrieben werden. Es hat sich herausgestellt, dass OHAT nach den Empfehlungen des Expertenstandards um einzelne Kriterien ergänzt werden musste und graduelle Einschätzungen in unserem Pflegealltag aufwendig und nicht immer pflegerelevant sind. Die Praktikabilität des aktualisierten Instruments wird momentan in mehreren Einrichtungen getestet.

Fazit

Das Implementierungsprojekt war ein Erfolg für die Bewohner*innen und Pflegenden. Durch die Sensibilisierung und Schulung der Pflegenden, die eingesetzten Instrumente und die gute Zusammenarbeit mit den beteiligten Zahnärzt*innen, konnten Abläufe optimiert und viele notwendige Behandlungen eingeleitet werden. Der Kompetenzgewinn bei den Pflegenden führt zu einer umfassenderen Sicht auf die pflegebedürftigen Menschen mit einem besseren Verständnis der Bedeutung der Mundgesundheit für unsere Bewohner*innen. Schon bei der Umsetzung von kleineren Maßnahmen zeigt sich, dass die Mundgesundheit einen großen Einfluss auf das Wohlbefinden pflegebedürftiger Menschen hat und es sich lohnt, weiter daran zu arbeiten. Der Implementierungsprozess wird nun auf die anderen Einrichtungen unseres Trägers ausgedehnt.

Literatur

Klotz, A. L., Zajac, M., Ehret, J., Hassel, A. J., Rammelsberg, P., & Zenthöfer, A. (2020). Development of a German version of the oral health assessment tool. *Aging clinical and experimental research, 32,* 165-172.

Landeszahnärztekammer Baden-Württemberg (2023). Mundhygieneplan- Pflegeampel. Letzter Zugriff am 13.01.2023 unter https://lzk-bw.de/fileadmin/user_upload/user_upload/Mundhygieneplan-Pflegeampel-gro%C3%9F_09_02.pdf.

Nitschke, I, Schulz F, Ludwig E, Jockusch J. (2024). Implementation of the Expert Nursing Standard: Caregivers' Oral Health Knowledge. *Geriatrics 9*(5):112. https://doi.org/10.3390/geriatrics9050112.

3.1.3 Tagespflege

Andrea Uhlmann,
Alisa Stephan, Jonas Schäfer

Setting und persönlicher Bezug

In der DRK-Tagespflege Hilda in Kollnau/Waldkirch erfolgte für den DRK-Kreisverband Emmendingen über einen Zeitraum von 5 Monaten eine Teilimplementierung des DNQP- Expertenstandards »Förderung der Mundgesundheit in der Pflege«. Die Einrichtung betreut täglich 15 Gäste zwischen 9–16 Uhr. Insgesamt sind ca. 40 Senior*innen angemeldet. Das Team der Mitarbeitenden besteht aus drei Pflegefachpersonen inklusive der PDL und drei Betreuungskräften sowie einer Ehrenamtlichen im Rahmen eines freiwilligen sozialen Jahres (FSJ).

Im Landesverband Badisches Rotes Kreuz e. V. werden unter anderem regelmäßig die DNQP-Expertenstandards geschult. Insbesondere die Implementierung neuer Expertenstandards stellt die Einrichtungen und Dienste vor besondere Herausforderungen im Hinblick auf den Umgang mit den umfangreichen theoretischen Informationen, sowie der konkreten, individuellen Anpassung auf das jeweilige Setting und folglich auch bei der Informationsaufbereitung und Weitergabe.

Im Rahmen einer projektbezogenen Prüfungsleistung im Masterstudium Pflegewissenschaft der Universität Freiburg wurde die DRK-Tagespflege Hilda in Kollnau/Waldkirch bei der Implementierung des Expertenstandards durch zwei Studentinnen unterstützt (Uhlmann & Stephan, 2023). In Rücksprache mit der PDL der Tagespflege Hilda konzentrierte sich die Implementierung auf die Standardebenen Einschätzung (S1) sowie Information, Schulung und Beratung (S3).

Bei der Umsetzung des Expertenstandards in einer Tagespflegeeinrichtung ist zu berücksichtigen, dass sektorenübergreifend verschiedene Versorgungssysteme involviert sind (stationär und ambulant).

Erfahrungen und Bedarf

Der überwiegende Teil der pflegerischen Versorgung in Deutschland wird durch Angehörige erbracht, teilweise in Zusammenarbeit mit ambulanten Pflegediensten (Destatis, 2023). Darüber hinaus können pflegebedürftige Menschen Tagespflegeeinrichtungen in Anspruch nehmen, die in § 41 SGB XI gesetzlich verankert sind. Auch wenn im Jahr 2020 nur ca. 3,2 % aller zu Hause gepflegten Personen Angebote der Tagespflege in Anspruch genommen haben (Destatis, 2022), zählt diese dennoch zu den bekanntesten Entlastungsangeboten für pflegebedürftige Personen und ihre Angehörigen (Frey & Heese, 2011). Die stundenweise Betreuung der Pflegebedürftigen durch professionelle Pflegekräfte entlastet und unterstützt die Angehörigen (Wasić et al., 2022).

Die von einer Tagespflege zu erbringenden Leistungen sind im Rahmenvertrag für die teilstationäre Pflege nach § 75(1) SGB XI für das Land Baden-Württemberg vereinbart. Dazu gehören insbesondere die Gestaltung des Alltagslebens, der sozialen Kontakte und der Tages- und Nachtzeit. Dementsprechend komplementieren sich die Pflege zu Hause und die teilstationäre Pflege und erfordern eine Abstimmung aller Akteure, die am Pflegeprozess beteiligt sind.

Die Fünfte Deutsche Mundgesundheitsstudie zeigt, dass Senior*innen mit Pflegebedarf insgesamt eine schlechtere Mundgesundheit aufweisen als Senior*innen ohne Pflegebedarf (Jordan & Micheelis, 2016). Teilstationäre Einrichtungen, wie die Tagespflege, bieten gerade vor diesem Hintergrund einen geeigneten Zugang für professionell Pflegende, um präventiv, aufklärend und beratend tätig zu werden, auch in Bezug auf die Mundgesundheit.

Motivation und Schulung

Ziel des Projektes war es daher, die Mitarbeitenden zu befähigen, Beratungen zum Thema Mundhygiene so umsetzen, dass Tagespflegegäste und ihre An- und Zugehörigen das in der Beratung erworbene fachspezifische Wissen im Alltag zuhause anwenden können. Hierzu zählt, im Rahmen eines fachgerechten Assessments, pathologische Veränderungen erkennen zu können und diesen durch gezielte Maßnahmen vorzubeugen, aber auch bei Symptomen professionelle Expertise hinzuzuziehen bzw. zu vermitteln. Denn durch eine bedarfsgerechte Mundhygiene bzw. Mundpflege können die Mundgesundheit und insgesamt das Wohlbefinden sowie die Lebensqualität der Tagespflegegäste verbessert werden (Sirsch et al., 2022).

Die Projektgruppe bestand aus den Pflegefachpersonen der Tagespflege als hauptverantwortliche Akteure im Entwicklungs- und Implementierungsprozess. Sie waren die Multiplikator*innen und verantworteten die Informationssammlung, deren Aufbereitung sowie Verbreitung unter den weiteren Mitarbeiter*innen, den Tagespflegegästen sowie den An- und Zugehörigen.

Zudem wurde eine Lenkungsgruppe gebildet, bestehend aus der PDL und den beiden studentischen Projektleitungen. Die Projektleitungen kümmerten sich um die Terminabsprachen mit der PDL, die Einhaltung von Fristen, die Bereitstellung und Weitergabe von Info-Materialien, sowie um die Vorbereitung, Moderation, Protokollierung und die Nachbereitung aller Projekttreffen. Die PDL stand den Projektleitungen organisatorisch und beratend im Hinblick auf die Strukturen innerhalb der Tagespflege zur Seite. Zudem war die PDL im engen Austausch mit den Mitarbeitenden in der Projektgruppe und förderte die Projektfortschritte. Sie war außerdem unterstützend im Hinblick auf die Implementierung im EDV-System und der Dokumentenablage tätig.

Von Beginn an wurde mit zwei zahnärztlichen Expert*innen kooperiert, die ihre zahnmedizinische Perspektive und weitere fachliche Inhalte einbringen konnten. Ein Experte war Mitglied der Arbeitsgruppe zur Entwicklung des DNQP-Expertenstandards »Förderung der Mundgesundheit in der Pflege«. Die andere Expertin ist als Senioren- und Behindertenbeauftragte (SuB) der Landeszahnärztekammer Baden-Württemberg (LZK-BW) tätig. Die SuB wurden im Jahr 2007 von der LZK-BW eingeführt und fungieren als regionale Netzwerk- und Ansprechpartner. Sie unterstützen unter anderem bei Versorgungsbedarfen die Vermittlung zahnärztlicher Betreuung (LZK-BW).

Das Organigramm (▶ Abb. 3.2) zeigt die gesamte Projektorganisation im Überblick.

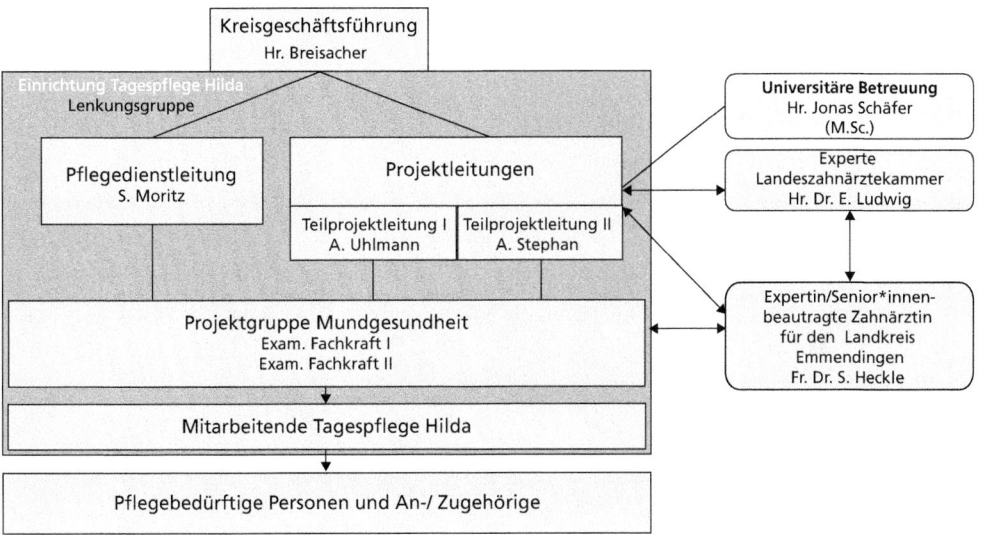

Abb. 3.2: Organigramm (Matrix-Projektorganisation nach Gächter, 2019).

Um eine Verbesserung der Mundgesundheit zu erreichen, wurden zunächst folgende Fragestellungen formuliert:

- Wie gelingt die Implementierung eines Screenings bzw. Assessments zur Feststellung von Risiken oder Problemen bei der Mundgesundheit in einem teilstationären Setting?
- Welches Instrument eignet sich für die Einschätzung der Mundgesundheit bei den Tagespflegegästen am besten?
- Welche Informationsmaterialien können durch professionell Pflegende zur Förderung der Mundgesundheit genutzt werden?
- Welche Maßnahmen der Informationsvermittlung kann eine Tagespflege leisten, um pflegebedürftige Personen sowie deren An- und Zugehörige bei der Förderung der Mundgesundheit zu unterstützen?

Zur Beantwortung dieser Fragestellungen wurden die Projektziele nach der SMART-Methode[12] formuliert (Gächter, 2019).

- Screening- und Assessmentinstrumente zur Erhebung der Mundgesundheit der Tagesgäste sind vorhanden und die Mehrheit der Pflegefachpersonen ist in der Lage diese anzuwenden. Bei Bedarf wird eine zahnärztliche Expertise hinzugezogen und notwendige Behandlungen werden veranlasst.
- Ein zielgruppengerechtes Informationskonzept zur Förderung der »Mundgesundheit in der Pflege« liegt vor und die Mehrheit der Mitarbeitenden sind zu den Materialien sowie deren Anwendung geschult. Die Mitarbeitenden dokumentieren im Rahmen der täglichen Arbeitsdokumentation die Anwendung bzw. Ausgabe der Informationsmaterialien.

Für die Implementierungsphase wurden vier Treffen (à 1,5 h) der Projektleitungen mit der Projektgruppe vereinbart (▶ Abb. 3.3).
Inhalte dieser Treffen waren:

- Impulsvortrag Mundgesundheit zur Sensibilisierung und Vermittlung von Wissen mit einem Phantomkopf (besonderes Angebot der Landeszahnärztekammer Baden-Württemberg)
- Formulierung von Erwartungen, Wünschen, Chancen und Herausforderungen
- Abstimmung eines Einschätzungsinstrumentes für die Mundgesundheit
- Abstimmung zielgruppengerechter Informationsmaterialien
- Rückmeldungen und ggf. Anpassungen im Sinne des Pflegeprozesses

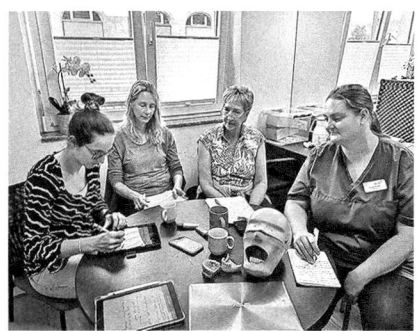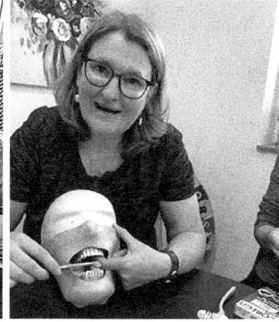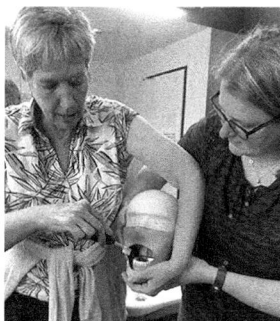

Abb. 3.3 (a–c): Projektgruppentreffen mit Schulung zur Mundgesundheit und Entwicklung der Verfahrensregelung sowie Informationsblätter zur Beratung (Fotos zur Verfügung gestellt von Alisa Stephan und Andrea Uhlmann).

Die anfänglichen Unsicherheiten der Pflegefachpersonen der Projektgruppe in Bezug auf ihre Fachkompetenz und Aufgabenbereiche wurden durch strukturierte Begleitung, Expert*innenaustausch, fachliche Unterstützung und praktische Übungsmöglichkeiten abgebaut. So konnte eine immer aktivere Haltung und zunehmendes Engagement erreicht werden.

Den Projektgruppenmitgliedern wurden zeitliche Spielräume in ihrer täglichen Tätigkeit eingeräumt, in denen sie für das Projekt die fachlichen Inhalte erarbeiten konnten. Somit belief sich der Zeitaufwand für die

---

12 SMART steht hierbei für: Spezifisch, messbar, attraktiv, realistisch und terminiert

Tagespflegeeinrichtung auf insgesamt etwa 12 Stunden für die Projektgruppenmitglieder und zusätzliche Arbeitszeit in einem Ermessensspielraum auf Vertrauensbasis.

Der Zeitaufwand für die Projektleitung betrug ca. 200 Stunden:

- 40 h: Erstellung des Implementierungskonzeptes
- 50 h: Organisation und Durchführung der Projektgruppentreffen
- 10 h: Austausch mit den zahnärztlichen Expert*innen
- 40 h: Zusammenführung der Ergebnisse der Projektgruppe
- 40 h: Implementierungsbericht
- 20 h: Austausch und Absprachen

Zusätzlich wurde eine Verfahrensanweisung entwickelt, strukturelle und administrative Anpassungen innerhalb der Einrichtung vorgenommen und die interprofessionelle Zusammenarbeit etabliert.

Aus den gesichteten Informationsmaterialien zur Mundgesundheit in der Pflege wurden neben dem Expertenstandard der ZQP-Ratgeber »Mundpflege – Praxistipps für den Pflegealltag« (ZQP, 2023) sowie die Internet-Lernplattform www.mund-pflege.net (► Kap. 5.6) ausgewählt. Der Flyer »Pflege Zuhause – Wie erhalte ich die Mundgesundheit des pflegebedürftigen Menschen« vom Informationszentrum Zahn- und Mundgesundheit (IZZ) wurde von allen Beteiligten für den Einstieg als hilfreich erachtet. Der Flyer liegt in inzwischen auch als Ratgeber-Variante in leichter Sprache vor.

Die Internet-Lernplattform www.mundpflege.net wurde zudem auf jedem Computer in der Tagespflegeeinrichtung mit einem Direktlink auf dem Startbildschirm fixiert, um einen niederschwelligen und direkten Zugang zu relevanten Informationen im Hinblick auf die Mundgesundheit zu schaffen. Feedback sowie Fragen bzw. Unklarheiten wurden schriftlich festgehalten und im Austausch mit den zahnärztlichen Expert*innen geklärt.

In Ergänzung zu den oben beschriebenen Infomaterialien wurden für die Beratung der Gäste sowie ihrer An- und Zugehörigen individuelle Informationsblätter entwickelt.

In Bezug auf das Assessment entschied sich die Projektgruppe für das »Oral Health Assessment Tool« (OHAT) (Chalmers et al. 2005), welches in deutscher Sprache vorliegt und für Pflegefachpersonen validiert wurde (Klotz et al., 2020). Auf ein Screening als Erst-Einschätzung wurde verzichtet, da die Gäste der Einrichtung nahezu alle einer der Risikogruppen, die im Expertenstandard beschrieben sind, zugeordnet werden können und daher die Voraussetzungen zur Nutzung eines Assessments erfüllt waren.

Pflegeprozess

Die zahnärztliche Anbindung (Hauszahnarzt), die Regelmäßigkeit der Zahnarztbesuche und die pflegerische Versorgung (Mundpflege) werden in einem überarbeiteten und angepassten Aufnahmebogen dokumentiert.

Im Rahmen der Strukturierten Informationssammlung (SIS) besteht zudem die Möglichkeit, den Mundgesundheitsstatus zu erfassen und bei Bedarf entsprechende pflegerische Maßnahmen zu planen, sowie pflegerische Interventionen, Beratungsgespräche und Angehörigenberatung zu dokumentieren. Darüber hinaus besteht die Möglichkeit, die Berichte nach Mundpflegemaßnahmen zu filtern und somit bei Unklarheiten oder Rückfragen eine Übersicht aller dokumentierten Maßnahmen zu erhalten.

Für Schulungen sowie bei fachlichen Fragen wird die kooperierende Zahnärztin (Senioren- und Behindertenbeauftragte der Landeszahnärztekammer Baden-Württemberg für den Landkreis Emmendingen) hinzugezogen. Diese kann zudem bei Bedarf den Kontakt zu Zahnärzt*innen im nahen Umkreis vermitteln oder im Einzelfall selbst Behandlungen durchführen.

Des Weiteren hinterlegen die Gäste eigene Zahnputzutensilien in einem dafür eingerichteten Schrank/Ablagesystem (▸ Abb. 3.4). So können jederzeit auch während des Aufenthaltes in der Tagespflegeeinrichtung Mundpflegemaßnahmen erfolgen. Zudem stellt die Einrichtung Mundhygieneartikel als Dauerbestand zur Verfügung, um in Beratungssituationen diese vorstellen oder auch bei Bedarf im Rahmen einer Mundpflege direkt auf die entsprechenden Materialien zurückgreifen zu können, falls diese nicht in den persönlichen Materialien vorhanden sind.

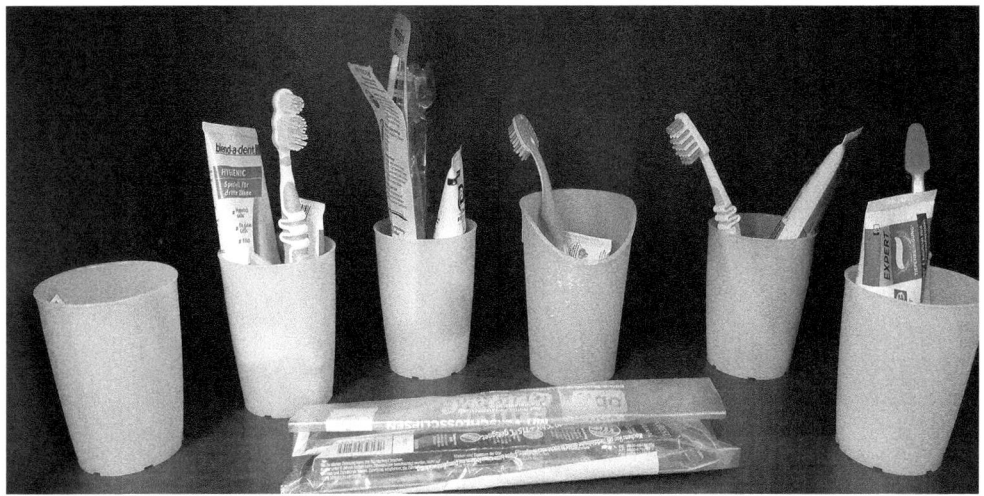

Abb. 3.4: Hinterlegte Mundpflegeutensilien der Tagespflegegäste (Fotos zur Verfügung gestellt von Alisa Stephan und Andrea Uhlmann).

Aufgrund der Projektstruktur und der geäußerten Bedürfnisse der Projektgruppenmitglieder, wurde eine erste Pilotierung zwischen dem dritten und vierten Projekttreffen, parallel zur Erarbeitung der Informationsmaterialien, durchgeführt. Diese orientiert sich an den Empfehlungen von Harvey und Kitson und gewährleistet eine dynamische Projektorganisation (Harvey und Kitson, 2015).

Rückblick & Ausblick

Das Thema Mundgesundheit hatte bis zur Implementierung in der Einrichtung der Tagespflege eine eher untergeordnete Relevanz. Die Implementierung des Expertenstandards ging mit einer großen Veränderung für die Pflegenden einher, sowohl bei der Planung und Organisation des Pflegealltags als auch bei der persönlichen und professionellen Haltung aller Beteiligten. Die Umsetzung erforderte eine aktive Haltung und Partizipation aller Projektbeteiligten. Die Projektziele wurden innerhalb des festgelegten Zeitraums erreicht und darüber hinaus durch weitere Maßnahmen ergänzt.

Sicherlich hätte mehr Zeit eine ausführlichere Einführung zum Thema ermöglicht. Inhalte mussten gestrafft vorgetragen und auch die Zeit für Diskussionen war knapp bemessen. So war es Aufgabe der Projektgruppenmitglieder, sich im Eigenstudium weitere Informationen zu erarbeiten. Auch die vertiefende Auseinandersetzung mit dem Thema Screening und Assessment ist eine Aufgabe für die Zukunft.

Literatur

Blumenberg, P. (2021). Schriftenreihe des Deutschen Netzwerks für Qualitätsentwicklung in der Pflege. Hochschule Osnabrück- Fakultät für Wirtschafts- und Sozialwissenschaften.

Chalmers, I. (2008). Archie Cochrane (1909-1988). *Journal of the Royal Society of Medicine, 101*(1), 41–44. https://doi.org/10.1258/jrsm.2007.071004.

DESTATIS. Statistisches Bundesamt. (2022). Pflegestatistik: Pflege im Rahmen der Pflegeversicherung Deutschlandergebnisse.

Fischer, R. (2013). Berufliche Identität als Dimension beruflicher Kompetenz: Entwicklungsverlauf und Einflussfaktoren in der Gesundheits- und Krankenpflege. Berufsbildung, Arbeit und Innovation: […], Dissertationen, Habilitationen: Bd. 26. Bertelsmann.

Frey, C. & Heese, C. (2011). Versorgung und Hilfe bei Demenz – Bekanntheit von Entlastungsangeboten für Angehörige und Versorgungswünsche. *Pflege & Gesellschaft: Zeitschrift für Pflegewissenschaft, 16*(3). https://edoc.ku.de/id/eprint/7279/.

Gächter, H. P. (2019). Projektmanagement konkret: Nachschlagen, Verstehen, Umsetzen (4., überarb. Aufl.).

Harvey, G. & Kitson, A. L. (Hrsg.). (2015). Implementing evidence based practice in healthcare: A facilitation guide. Routledge. https://www.taylorfrancis.com/books/9781136768088, https://doi.org/10.4324/9780203557334.

Jordan R, Micheelis W. (2016). Fünfte Deutsche Mundgesundheitsstudie DMS V Institut der Deutschen Zahnärzte IDZ, Hrsg. Köln: Deutscher Zahnärzte Verlag.

Klotz, A. L., Zajac, M., Ehret, J., Hassel, A. J., Rammelsberg, P., & Zenthöfer, A. (2020). Development of a German version of the oral health assessment tool. *Aging clinical and experimental research, 32*, 165–172.

LZK-BW. Senioren- und Behindertenbeauftragte der Landeszahnärztekammer Baden-Württemberg. Letzter Zugriff a, 05.05.2025 unter: https://lzk-bw.de/zahnaerzte/alters-und-behindertenzahnheilkunde/senioren-und-behindertenbeauftragte.

Nitschke, I [I.] & Hahnel, S. (2021). Zahnmedizinische Versorgung älterer Menschen: Chancen und Herausforderungen [Dental care for older people: opportunities and challenges]. *Bundesgesundheitsblatt, Gesundheitsforschung, Gesundheitsschutz, 64*(7), 802–811.

Schaeffer, D. & Horn, A. (2023). Gesundheitsförderung und Prävention in der Pflege. Leitbegriffe der Gesundheitsförderung und Prävention. Glossar zu Konzepten, Strategien und. https://doi.org/10.17623/BZGA:Q4-I049-3.0.

Sirsch, E., Ludwig, E., Müller, K., Blumenberg, P., Nitschke, I [Ina] & Büscher, A. (2022). Förderung der Mundgesundheit in der Pflege – ein interprofessioneller Expertenstandard [Promotion of oral health in nursing-An interprofessional expert standard]. *Zeitschrift für Gerontologie und Geriatrie, 55*(3), 204–209. https://doi.org/10.1007/s00391-022-02053-3.

Schmidt-Semisch, H. & Schorb, F. (2021). Public Health. Springer Fachmedien Wiesbaden. https://doi.org/10.1007/978-3-658-30377-8.

Statista. (2023, 7. August). Fachkräftemangel - Bedarf an Pflegekräften in Deutschland bis 2035. Letzter Zugriff am 10.10.2024 unter: https://de.statista.com/statistik/daten/studie/172651/umfrage/bedarf-an-pflegekraeften-2025/.

Wasić, C., Gräßel, E., Luttenberger, K. & Donath, C. (2022). Prädiktoren für die Nutzungsintensität von Tagespflegen bei Menschen mit kognitiven Einschränkungen [Predictors of intensity of use of adult day care centers in people with cognitive impairment]. *Zeitschrift für Gerontologie und Geriatrie, 55*(7), 575–582. https://doi.org/10.1007/s00391-021-01972-x.

ZQP. Mundpflege – Praxistipps für den Pflegealltag. Letzter Zugriff am 05.05.2025 unter: https://www.zqp.de/produkt/ratgeber-mundpflege/.

3.1.4 Einrichtung der Behindertenhilfe

Guido Elsäßer & Silvia Reichmann

Setting und persönlicher Bezug

Die Diakonie Stetten ist eine große Einrichtung der Behindertenhilfe, in der an über 20 Standorten rund 1200 Menschen mit kognitiven Beeinträchtigungen und Mehrfachbehinderungen leben und arbeiten. Im Sozialmedizinischen Zentrum am Hauptstandort in Kernen-Stetten (Baden-Württemberg) befindet sich neben einer Zahnarztpraxis, ein ärztliches Medizinisches Versorgungszentrum (MVZ) sowie eine therapeutische Praxis mit Physiotherapeut*innen, Ergotherapeut*innen und Logopäd*innen. Alle Praxen arbeiten eng interdisziplinär zusammen und behandeln Menschen mit Beeinträchtigungen wie auch

Menschen ohne Beeinträchtigungen im Sinne eines inklusiven Ansatzes. Die Zahnarztpraxis ist barrierefrei erreichbar, die Ausstattung ist an die Bedarfe von Menschen mit körperlichen Beeinträchtigungen adaptiert und das Praxisteam für die besonderen Bedarfslagen von Menschen mit kognitiven und psychischen Beeinträchtigungen sensibilisiert.

Silvia Reichmann, Dentalhygienikerin, arbeitet seit 1985 als Praxisanleiterin für Zahn- und Mundhygiene in der Einrichtung und als Bereichsleiterin Prophylaxe in der Zahnarztpraxis, die 1995 von Guido Elsäßer gegründet wurde.

Erfahrungen und Bedarf

Menschen mit Behinderung verbringen ihr Leben häufig in einer Wohneinrichtung der Behindertenhilfe. Es leben dort also Menschen aller Altersgruppen. Auch auf den Wohngruppen ist die Altersstruktur häufig sehr unterschiedlich. Im Durchschnitt sind Menschen, die Eingliederungshilfe erhalten (also wesentlich behindert sind), 34 Jahre alt mit nahezu gleicher Lebenserwartung wie in der Gesamtbevölkerung (DESTATIS).

Die Umsetzung der UN-Behindertenrechtskonvention u. a. durch das Bundesteilhabegesetz stieß in den letzten Jahren zahlreiche strukturelle Veränderungen in der Behindertenhilfe an (BMAS). Große Wohneinrichtungen für Menschen mit Behinderung werden verkleinert oder aufgelöst und in kleine dezentrale Wohnformen (Wohngemeinschaften) überführt. Entsprechend ändert sich auch der Umfang der Betreuung durch Fachpersonal. Während in besonderen Wohnformen (früher »stationäre Wohnformen«) eine 24/7-Betreuung besteht, reduziert sich der zeitliche Umfang der Betreuung von ambulant betreut wohnenden Personen häufig auf wenige Stunden am Tag. Diese Entwicklung stellt auch neue Anforderungen an die Organisation, um eine ausreichende häusliche Zahnpflege sicherzustellen. Weniger intensiv betreute Personen müssen zunehmend mehr Eigenverantwortung für ihre (Zahn-)Gesundheit übernehmen und somit auch darin geschult werden.

Menschen mit Behinderung sind eine heterogene Personengruppe. Jeder Mensch mit Behinderung hat seine individuellen Beeinträchtigungen und ist von unterschiedlichen Barrieren umgeben. Daraus ergeben sich individuelle Bedarfslagen.

Die Mitarbeitenden auf den Wohngruppen sind ebenfalls eine heterogene Personengruppe. In der Regel begleiten Heilerziehungspfleger*innen Menschen mit Behinderung im Alltag. Heilerziehungspfleger*innen besitzen vielfältige Kompetenzen, insbesondere in der Heilpädagogik, aber auch zunehmend in der Pflege. Sie sind jedoch keine Pflegefachkräfte, auch wenn zu ihrem Aufgabenbereich die Assistenz und ggf. Durchführung der Körperpflege und somit der Zahn- und Mundpflege gehören. Daneben sind in der Behindertenhilfe auch Kranken-, Gesundheits- und Altenpfleger*innen, Sozialarbeiter*innen, Sozialpädagog*innen und Erzieher*innen ebenfalls verantwortlich mit pflegerischen Aufgaben betraut.

Im Laufe der Entwicklung vom Kind zum Erwachsenen soll sich, unter anderem pädagogisch gefördert, eine Selbstbestimmtheit entwickeln. Dies hat früher oder später auch Auswirkungen auf die Zahn- und Mundpflege. Viele Jugendliche und Erwachsene wollen selbst die Zahnpflege durchführen, was grundsätzlich zu befürworten ist. Viele Menschen mit einer kognitiven Beeinträchtigung können sehr gut eigenständig und eigenverantwortlich die tägliche Zahnpflege durchführen, wenn sie entsprechend eingeübt und trainiert wurde. Allerdings besteht häufig eine große Diskrepanz zwischen dem Ergebnis einer völlig selbstbestimmten Zahnpflege und dem eigentlich notwendigen Ergebnis, was durch Anfärben der Zahnbeläge anschaulich aufgezeigt werden kann. Es gilt für die unterstützenden Personen (Eltern, Heilerziehungspfleger*innen, etc.) sehr behutsam und mit pädagogischem Geschick eine Vorgehensweise zu entwickeln, die die Selbstbestimmtheit berücksichtigt und trotzdem eine Unterstützung ermöglicht, um regeläßig ein möglichst gutes Zahnputzergebnis zu erreichen. Der Umfang der Unterstützung ist abhängig vom individuellen Bedarf und steht nicht zwangsläufig in direktem Zusammenhang mit der Art und der Ausprägung einer Behinderung. Viele Menschen mit einer kognitiven Beeinträchtigung benötigen für die Zahn- und Mundpflege keine Hilfe, bei manchen genügt es, sie an das Zähneputzen zu erinnern und wieder anderen muss die Hand geführt werden. Und schließlich gibt es Personen, bei denen die Zahnpflege vollständig übernommen werden muss.

Bei Menschen mit körperlichen Behinderungen oder Sinneseinschränkungen ist schnell erkennbar, ob bei der Zahn- und Mundpflege Unterstützung notwendig ist. Meist können es die Personen selbst artikulieren. Das Erkennen und Festlegen des Ausmaßes an pflegerischer Unterstützung bei Menschen mit einer kognitiven Beeinträchtigung oder/und komplexen Behinderungen ist nicht immer einfach. Deshalb liegt der Schwerpunkt der folgenden Ausführungen auf der Beschreibung der Problematik bei Menschen mit geistiger und/oder komplexer Behinderung.

Motivation und Schulung

Es gründete sich eine interprofessionelle Arbeitsgruppe, bestehend aus einer Pflegedienstleiterin, einer Wohnbereichsleiterin, einer Logopädin, einem Physiotherapeuten, einer Expertin für unterstützte Kommunikation, einer Mitarbeiterin der IT-Abteilung, einer Psychologin, einer Dentalhygienikerin und einem Zahnarzt. Der Gruppe war es ein Anliegen, die Anforderungen an die Umsetzung und Dokumentation möglichst niederschwellig und doch effizient zu gestalten, um die Akzeptanz der Mitarbeitenden auf den Wohngruppen für die einrichtungsinterne Einführung eines weiteren Expertenstandards zu gewinnen.

Schulungen zum Thema Zahn- und Mundgesundheit für Mitarbeitende müssen berücksichtigen, dass unterschiedliche Berufsgruppen an der Betreuung von Menschen mit Behinderung beteiligt sind und somit unterschiedliches Grundwissen vorhanden ist. Die Mundgesundheitsschulungen sind daher nah am Pflege- und Betreuungsalltag orientiert und immer mit einer Einführung in die entsprechende Eingabemaske der einrichtungsinternen Pflegedokumentationssoftware verbunden, damit das Erlernte sofort im Alltag umgesetzt werden kann (▶ Abb. 3.5). Präsenzveranstaltungen mit praktischen Übungen werden lediglich, wegen angespannter Personalsituation, für Multiplikator*innen bzw. Verantwortliche angeboten, die für bestimmte Wohnbereiche als Ansprechpersonen zur Zahn- und Mundpflege zur Verfügung stehen.

Die jederzeit abrufbare Online-Fortbildung im Intranet der Einrichtung soll eine Pflichtfortbildung für alle Mitarbeitenden auf den Wohngruppen werden und orientiert sich eng an der modifizierten Eingabemaske der digitalen Pflegedokumentation. Zur Vertiefung des Wissens und zum Nachschlagen wurde das einrichtungsinterne QM-Handbuch zur Pflege aktualisiert, das Handbuch der Mundhygiene der Bundeszahnärztekammer hinterlegt, sowie auf die Internetplattform www.mund-pflege.net hingewiesen.

Pflegeprozess

Wie im Expertenstandard beschrieben, muss allen unterstützenden Personen bewusst sein, dass die Mundhöhle ein Intimbereich ist. Mit Methoden der Beziehungsgestaltung oder Verhaltensführung ist deshalb zunächst ein belastbares Vertrauensverhältnis herzustellen, bevor mit der Unterstützung bei der Zahn- und Mundpflege begonnen werden kann. Ablehnendes Verhalten muss vermieden werden.

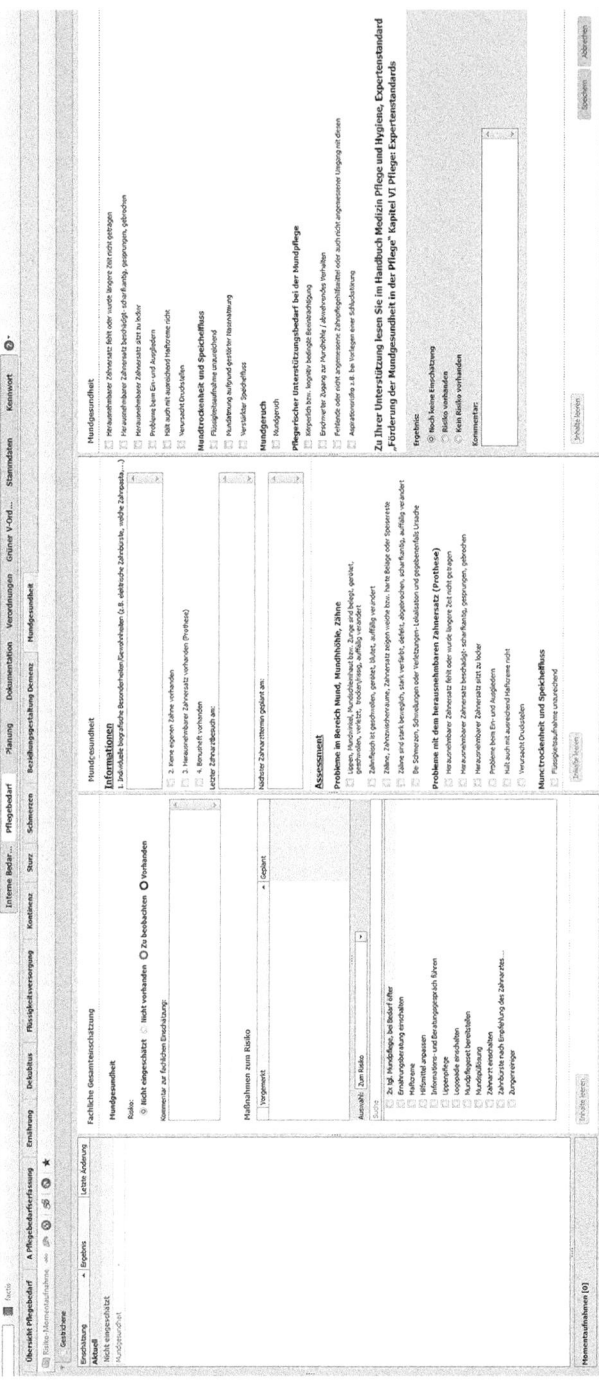

Abb. 3.5 (a-c): Eingabemaske (Ausschnitte) des Pflegedokumentationsprogramms P&D von CGM Clinical Deutschland GmbH: Fachliche Gesamteinschätzung und Assessment.

Die Bewohner*innen müssen über den Sinn des Zähneputzens und den möglichen Folgen der Unterlassung informiert sein. Je nach Bedarf kann dies in leichter Sprache oder mit Methoden der unterstützenden Kommunikation erfolgen. Bewährt haben sich hierbei die Metacom-Bildsymbole, mit denen sich auch die Abläufe beim Zähneputzen gut veranschaulichen lassen (Hallbauer et al.).

Für Menschen mit einer kognitiven Beeinträchtigung oder/und Autismusspektrumstörung ist ein immer gleiches, ritualisiertes und somit vertrautes Vorgehen wichtig. Es vereinfacht die tägliche Zahnpflege erheblich, wenn alle Beteiligten wissen, wo z. B. der Deckel der Zahnpastatube abgelegt, wann der Zahnputzbecher mit Wasser aufgefüllt und wo er abgestellt wird. Vertrautheit gibt Sicherheit. Unsicherheit hingegen provoziert ablehnendes Verhalten.

Das Vorgehen sollte für jede/n Bewohner*in genau beschrieben werden und in der Pflegedokumentation festgehalten werden, damit auch bei Personalwechsel das Zahnpflegeritual unverändert fortgeführt werden kann.

Das Erkennen von individuellen Vorlieben im Zusammenhang mit der Zahn- und Mundpflege ist ein zentraler Baustein für die konfliktfreie tägliche Zahnpflege. Sie sollte als eine »Wellness-Anwendung« gestaltet und empfunden werden. Der Ort sollte dort sein, wo sich der/die Bewohner*in wohlfühlt. Das muss nicht unbedingt immer das dunkle Badezimmer sein. Die Zahnpasta muss schmecken. Die Farbe der Zahnbürste sollte gefallen. Vielleicht wurde sie sogar gemeinsam eingekauft? Eine Lieblingsmelodie im Hintergrund sorgt für weitere Entspannung oder ein Video auf dem Smartphone sorgt für Ablenkung während des Zähneputzens. Ein Belohnungssystem verstärkt die Motivation und Bereitschaft zur täglichen gemeinsamen Zahnpflege. Der Zeitpunkt muss nicht zwingend nach dem Frühstück oder unmittelbar vor dem Zubettgehen liegen. Die Zähne können auch in einer ruhigen Stunde am Nachmittag geputzt werden.

Der Expertenstandard sieht zunächst ein zweistufiges Vorgehen vor. Nach einem Screening zur Mundgesundheit wird bei Bedarf ein Assessment zur Mundgesundheit empfohlen. Bei Menschen mit einem erhöhten Risiko für Probleme der Mundgesundheit (aufgeführt werden u. a. Menschen, die eine körperliche oder kognitive Beeinträchtigung haben) soll regelhaft ein Assessment durchgeführt werden. Daher empfiehlt unsere interprofessionelle Arbeitsgruppe einrichtungsintern, auf ein Screening zu verzichten und regelmäßig ein Assessment bei allen Bewohner*innen durchzuführen.

Das Assessment aus dem Expertenstandard wurde angepasst und als Eingabemaske in die digitale Pflegedokumentation implementiert, so dass mit wenigen Klicks das Ergebnis des Assessments dokumentiert ist. Zentraler Punkt ist das freie Textfeld zu Beginn des Assessments, in das die individuellen Vorlieben, das ritualisierte Vorgehen oder andere besondere Maßnahmen eingetragen werden (▶ elektronisches Zusatzmaterial).

Für die Bewohner*innen selbst und auch als Hinweis für die Mitarbeitenden wurde ein inklusiver Zahnputzplan mit Metacom-Bildsymbolen eingeführt. Der inklusive Zahnputzplan legt fest, wann (morgens/abends), wer (ich/du/wir), was (eigene Zähne/Zahnprothese) und wie (Handzahnbürste/elektrische Zahnbürste) die tägliche Zahn- und Zahnersatzpflege durchgeführt wird. Beispielsweise geht es morgens auf der Wohngruppe meist hektisch zu, damit alle Bewohner*innen rechtzeitig ihre Busse zu ihren Arbeitsstätten erreichen.

Ein *Fallbeispiel* soll den Zahnputzplan veranschaulichen:
Daniel ist recht selbstständig und kann oberflächlich seine Zähne am Morgen selbst putzen (ich). Wegen einer leichten Spastik, verfügt er nicht über die feinmotorischen Fähigkeiten, die für die Zahnpflege mit einer Handzahnbürste notwendig sind. Daher soll er seine elektrische Zahnbürste verwenden. Am Abend ist die Personalsituation entspannter

Mein Zahnputzplan

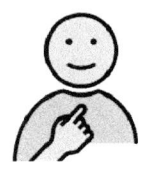

Mein Name: Daniel

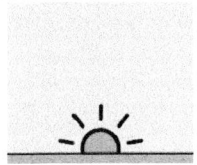 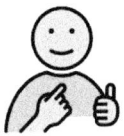 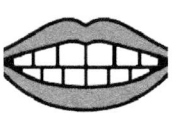 

Morgens putze ich allein meine Zähne mit der elektrischen Zahnbürste.

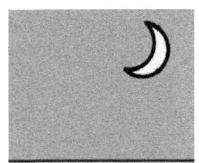  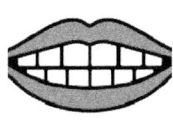 

Abends putzen wir gemeinsam meine Zähne mit der elektrischen Zahnbürste.

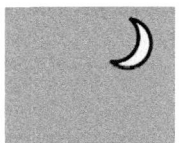 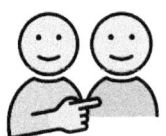 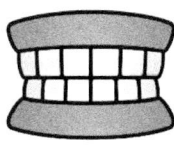 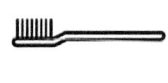

Abends putzt du meine Prothese mit meiner Hand- oder Zahnprothesenbürste.

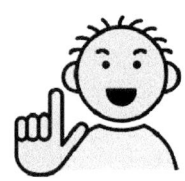

Wichtige Info:
Sonntagabends bitte die Zähne mit Fluorid-Gel putzen
(kleine rote Zahnpasta-Tube).

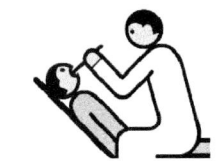

Meine Zahnärztin / Mein Zahnarzt:
Dr. Zahngesund
Telefon: XXXX

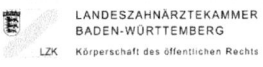

LANDESZAHNÄRZTEKAMMER BADEN-WÜRTTEMBERG
LZK Körperschaft des öffentlichen Rechts

Zusammenstellung Dr. Guido Elsäßer, METACOM Symbole © Annette Kitzinger

Abb. 3.6: Beispiel für einen inklusiven Zahnputzplan (LZK BW).

und Daniel kann bei der Zahnpflege durch einen Mitarbeitenden unterstützt werden (wir). Da Daniels Prothese schon mehrmals repariert werden musste, weil sie ihm beim Putzen aus der Hand auf den Boden fiel, soll ein*e Mitarbeiter*in die Prothese mit der Handzahnbürste/Zahnprothesenbürste reinigen (du). Sonntagabends werden die Zähne mit einem Fluoridgel geputzt. Bei Fragen oder Auffälligkeiten zur Mundgesundheit kann Dr. Zahngesund kontaktiert werden (▶ Abb. 3.6). Der Inklusive Zahnputzplan kann online auf der Homepage der Landeszahnärztekammer Baden-Württemberg erstellt werden.

Rückblick und Ausblick

Bei der Implementierung des Expertenstandards in einer großen Einrichtung der Behindertenhilfe, in der mehrere hundert Menschen mit kognitiven Beeinträchtigungen und komplexen Behinderungen leben und arbeiten, wurde schnell deutlich, dass neben den im Expertenstandard beschriebenen pflegerisch-zahnmedizinischen Kriterien in der Behindertenhilfe auch pädagogische Aspekte einfließen müssen. Aufgrund der Vielfältigkeit der Wohn- und Betreuungsformen, der Zusammensetzung der Bewohner*innen mit ihren unterschiedlichsten Bedarfslagen und den Mitarbeitenden, von denen nur wenige aus der Pflege kommen, wurde der Expertenstandard angepasst und ergänzt.

In Planung sind im Rahmen von Bildungstagen der Werkstätten für behinderte Menschen Workshops zum Thema Mund- und Zahngesundheit für alle Mitarbeitende mit und ohne Beeinträchtigung.

Literatur

DESTATIS. Letzter Zugriff am 08.02.2025 unter: https://www.destatis.de/DE/Themen/Gesellschaft-Umwelt/Soziales/Sozialhilfe/eingliederungshilfe.html.
BMAS. letzter Zugriff am 08.02.2025 unter: https://www.bmas.de/DE/Soziales/Teilhabe-und-Inklusion/Rehabilitation-und-Teilhabe/Bundesteilhabegesetz/bundesteilhabegesetz.html.
Hallbauer A, Hallbauer T, Kitzinger A. Ablaufpläne Körperpflege. Letzter Zugriff am 08.02.2025 unter: https://www.metacom-symbole.de/downloads/download_materialien.html.

3.2 Ambulante Langzeitversorgung

3.2.1 Häuslichkeit

Marco Weinmann

Setting und persönlicher Bezug

Die Diakoniestation Stuttgart ist ein ambulanter Pflegedienst mit 15 Pflegebereichen und ca. 2.500 Kund*innen. Wir sind bereits vor der Veröffentlichung des Expertenstandards »Förderung der Mundgesundheit in der Pflege« eine Kooperation mit dem Zahnmedizinischen Fortbildungszentrum (ZFZ) in Stuttgart eingegangen. Es ist unseres Erachtens wichtig, Expert*innen in diesem Fachgebiet hinzuzuziehen, da die Mundgesundheit gemeinsam besser gefördert werden kann und manche Probleme ohne zahnärztliche Begleitung nicht gelöst werden können.

Erfahrungen und Bedarf

Im ambulanten Bereich waren wir im Hinblick auf die Mundgesundheit bisher nahezu ausschließlich beratend tätig. Aus unseren Begegnungen mit den Kund*innen ist uns in den letzten Jahren zunehmend aufgefallen, dass das Thema Mundgesundheit mehr Aufmerksamkeit fordert. Von Seiten der zu Pflegenden und Angehörigen wird eine Übernahme der Mundpflege durch das Pflegepersonal nicht unbedingt erwünscht bzw. als notwendig erachtet, aus fachlicher Sicht wäre dies jedoch in vielen Fällen sinnvoll oder gar notwendig. Zudem bestehen oftmals zeitliche Kollisionen, da die Körperpflege vor oder weit nach dem Frühstück stattfindet und daher eine Unterstützung bei der Mundpflege organisatorisch nicht möglich ist.

Oftmals kommen Probleme der Mundgesundheit erst dann zur Sprache, wenn Zahnfleischentzündungen, Druckstellen oder auch mangelnder Halt bei Prothesen auftreten.

Wir sehen zunehmend, dass die Pflegebedürftigen mit höheren Pflegegraden länger zu Hause verweilen, bevor sie in eine stationäre Langzeitversorgung wechseln und die zunehmenden Einschränkungen in der Selbständigkeit bei der Mobilität und Kognition Unterstützung erfordern. Auch beobachten wir, dass immer häufiger die pflegerischen Leistungen von An- und Zugehörigen übernommen werden, doch auch sie benötigen Beratung und Anleitung bei der Mundpflege. Grundsätzlich sehen wir den Bedarf, die Mitarbeitenden so gut zu schulen, dass sie die Kund*innen entsprechend in der Mundpflege unterstützen können und/oder auch eine Übernahme der Mundpflege möglich ist.

Motivation und Schulung

Im Rahmen der Zusammenarbeit mit dem ZFZ wurden Mitarbeitenden von zwei Pflegebereichen in 45-minütigen Schulungen notwendiges Wissen und Kompetenzen praxisnah vermittelt. Dabei lag der Fokus auf der Einschätzung von Problemen und Risiken, den wichtigsten Mundpflegemitteln, vor allem aber auf der effizienten Unterstützung bei der Durchführung der Mundpflege unter Berücksichtigung ergonomischer Aspekte und der Aspirationsgefahr. Zu diesen Themen hat sich die Zahnärzteschaft zusammen mit der Berufsgenossenschaft für Gesundheitsdienst und Wohlfahrtspflege (BGW) in den letzten Jahren intensiv Gedanken gemacht und effektive Techniken und Methoden entwickelt. Diese stehen auf der Informations-, Schulungs- und Beratungsplattform www.mund-pflege.net kostenfrei zur Verfügung Aufgrund des umfangreichen Bildmaterials zu Auffälligkeiten und auch zu verschiedenen Zahnersatzformen ist diese Plattform im Pflegealltag die perfekte Ergänzung zum Expertenstandard »Förderung der Mundgesundheit in der Pflege«.

Pflegeprozess

Im Pflegeprozess ist die Förderung der Mundgesundheit Bestandteil der Strukturierten Informationssammlung (SIS). Neben den Schulungen war für uns die Strukturierung der Zusammenarbeit mit »unserer« Zahnärztin besonders wichtig. Das ZFZ hat uns einen Infoflyer der Landeszahnärztekammer Baden-Württemberg zur Verfügung gestellt, den wir an alle unsere Kund*innen versandt haben (▶ elektronisches Zusatzmaterial). Der Flyer klärt über die Bedeutung der Mundgesundheit auf und bietet gleichzeitig die Möglichkeit, zahnärztliche Betreuung durch das ZFZ anzufordern, wenn z. B. aktuell keine zahnärztliche Anbindung besteht oder der Hauszahnarzt bzw. die Hauszahnärztin keine Hausbesuche macht. Auf der Basis der Rückmeldungen begleitete die Zahnärztin des ZFZ unsere Pflegekräfte im Rahmen einer gemeinsamen Tour, um sich bei den Kund*innen, die eine Betreuung wünschten, vorzustellen. So wurde niederschwellig der Kontakt hergestellt und die Zahnärztin konnte nicht nur kurz einen Blick in den Mund werfen, sondern sich gleichzeitig ein Bild von der Gesamtsituation (Häuslichkeit, Mobilität, Kooperationsfähigkeit) machen. Im nächsten Schritt hat die Zahnärztin selbstständig weitere Kontakte entweder im Hausbesuch oder bei Bedarf auch in der Praxis des ZFZ vereinbart. Im Pflegealltag setzen wir mund-pflege.net nun regelmäßig ein, um Auffälligkeiten und Probleme einschätzen zu können oder auch um An- und Zugehörige bei der Durchführung der Mundpflege sowie im Umgang mit Prothesen, besser unterstützen zu können. Bei Auffälligkeiten oder Problemen nutzen wir für die strukturierte Kommunikation einen zahnärztlichen Überleitungsbogen der Landeszahnärztekammer Baden-Württemberg (▶ elektronisches Zusatzmaterial). Dieser umfasst nur die wichtigsten Informationen und erlaubt im Alltag der Pflege und der Zahnarztpraxis eine effiziente Kommunikation.

Rückblick und Ausblick

Der Mundgesundheit ist in der Vergangenheit im ambulanten Bereich häufig nicht genug Aufmerksamkeit zuteil geworden. Aktuell haben wir, außer in den beiden Pilotbereichen, nur wenig bis gar nichts mit Zahnärzt*innen zu tun, da dies theoretisch von den zu Pflegenden selbst oder deren Angehörigen koordiniert wird. Im Bereich der Beratung weisen wir die Menschen darauf hin, regelmäßig ihre Facharztbesuche wahrzunehmen. In der Praxis erleben wir aber häufig, dass diese Besuche eher beschwerdeorientiert als kontrollorientiert erfolgen.

Aufgrund der zunehmend längeren Verweildauer in der Häuslichkeit gehen wir davon aus, dass der Beratungsbedarf in Zukunft steigen wird und wir die Mundpflege auch häufiger zumindest teilweise übernehmen werden. Um adäquat unterstützen zu können, setzt dies aktuelles (Fach-)Wissen voraus. Die Risiken und Probleme für die Mundgesundheit müssen bekannt sein, damit die Pflegefachkraft einschätzen kann, wann zahnärztliche Expertise hinzuziehen ist. Dies haben wir in den beiden Pilotbereichen inzwischen geschafft.

Aktuell sind wir dabei, den Expertenstandard »Förderung der Mundgesundheit in der Pflege« für die Gesamteinrichtung zu implementieren. Anschließend werden weitere Schulungen erfolgen, damit alle unsere Mitarbeitenden den Pflegeproblemen fachgerecht und qualitativ gut begegnen können. Wir werden uns ab jetzt in allen Pflegebereichen noch mehr für die Beratung guter Mundgesundheit, regelmäßige und kontrollorientierte Zahnarztkontakte (Abfrage zahnärztliches Bonusheft) und die Aufrechterhaltung einer bedarfsorientierten Mundhygiene einsetzen.

3.2.2 Wohngemeinschaft

Nada Ralic

Setting und persönlicher Bezug

In diesem Kapitel wird über die Erfahrungen bei der Umsetzung des Expertenstandards in ambulanten Wohngemeinschaften für Menschen mit Demenz bei der Diakonie Düsseldorf berichtet. Ich leite den Geschäftsbereich Leben im Alter mobil, zu dem zwei ambulante Wohngemeinschaften für Menschen mit Demenz gehören. Darüber hinaus leite ich seit mehr als 20 Jahren das Qualitätsmanagement und habe alle modelhaften Implementierungsprojekte bei der Diakonie Düsseldorf verantwortet.

Eine ambulant betreute Wohngemeinschaft kombiniert privates Wohnen mit einer »rund um die Uhr« Versorgungssicherheit. Sie bietet jedoch keine pflegerische Vollversorgung wie eine stationäre Pflegeeinrichtung an. Die Wohngemeinschaft lebt davon, dass sich die Mieter*innen (Bewohner*innen), deren Angehörige und gesetzlichen Vertreter*innen am Leben der Wohngemeinschaft beteiligen – sowohl durch aktives Tun als auch durch Mitwirkung und Mitbestimmung bei Entscheidungen. Es wird zwischen sogenannten selbstverantworteten und anbieterverantworteten ambulanten Wohngemeinschaften (WTG, 2014) unterschieden. In selbstverantworteter Form der Wohngemeinschaft organisieren sich die Bewohner*innen selbst und sind in ihrer Gestaltung über das Zusammenleben völlig frei. In einer anbieterverantwortenden Wohngemeinschaft beauftragen die Bewohner*innen gemeinsam einen oder mehrere Dienstleister*innen (meistens Träger der ambulanten Pflege), die Versorgung zu organisieren, durchzuführen und zu verantworten. Ambulant ist dabei die pflegerische Versorgung. Die Bewohner*innen schließen je nach Bedarf und Wunsch einen individuellen Pflegevertrag mit einem Pflegedienst. Die Finanzierung der pflegerischen Leistungen ist über SGB XI und über SGB V gesichert. Zusätzlich haben die Bewohner*innen Anspruch auf einen gesetzlich festgelegten Wohngruppenzuschlag (zurzeit 214 Euro monatlich), der zusammengelegt wird und zur Finanzierung der Präsenzkraft dient, die unabhängig von der pflegerischen Versorgung bei der Organisation, Verwaltung, Betreuung und Förderung des Gemeinschaftslebens hilft. Die Betreuung sowie Unterstützung im Alltagsleben beim Einkaufen, Kochen, Backen, Reinigung, etc. wird darüber hinaus entweder durch einen kommunalen Kostenträger oder durch die Bewohner*innen selbst finanziert. Hinzu kommen die Mieten, die die Bewohner*innen selbst bezahlen. Die Mitarbeitenden, die diese Leistungen erbringen, sowie eine 24-stündige Präsenzkraft werden durch die Bewohner*innen bei einem Anbieter oder individuell (bei selbstverantworteter WG) beauftragt. Aufgrund der ambulanten Finanzierungslogik, freier Wahl bei Beauftragung der Dienstleister*innen, ambulant erbrachten pflegerischen Leistungen einerseits und einer hohen Wohndichte, 24-stündiger Präsenz, gemeinschaftlicher Organisation des Alltagslebens anderseits, verbindet diese Wohnform beide Versorgungsformen (ambulant und stationär).

In der ambulanten Wohngemeinschaft ist es wichtig, dass nicht nur die Pflegekräfte geschult und gut informiert sind, sondern auch die Betreuungs- und Präsenzkräfte. Denn in einer ambulant betreuten Wohngemeinschaft sind Pflegemitarbeitende nur punktuell vor Ort. Betreuungs- und Präsenzkräfte unterstützen die Bewohner*innen über den ganzen Tag und sorgen für das Wohlbefinden, zu dem auch Essen und Trinken gehören.

Eine gute Beziehung zu Angehörigen und Kooperationen mit Zahnärzten sind weitere Voraussetzungen. Wenn die Rahmenbedingungen (Personal, Wissen, Kooperationen und Hilfsmittel) stimmen, kann der Pflegeprozess zur Förderung der Mundgesundheit umgesetzt werden.

Zudem gibt es weitere feine Unterschiede zwischen einer rein ambulanten oder stationären Versorgung und einer ambulanten Wohngemeinschaft. Im ambulanten Setting sind Pflegemitarbeitende nur für die »eingekauften« Leistungen zuständig. Was sie aber immer tun müssen, ist die Beobachtung der Kund*innen und Beratung dieser und ihrer Bezugsperson bei festgestellten Problemen oder Risiken. Im stationären Setting sind die Pflegemitarbeitenden rund um die Uhr erreichbar, so dass es fast gar keine geteilte Verantwortung gibt. In der ambulanten Wohngemeinschaft kann von einer geteilten Verantwortung zwischen Pflege, Betreuung und den Angehörigen ausgegangen werden (▶ Tab. 3.3).

Erfahrungen und Bedarf

Durch meine Tätigkeit als Qualitätsmanagerin habe ich sehr oft feststellen müssen, dass sich die Mundgesundheit in der Pflege auf Zahnpflege reduziert. Eine Ausnahme stellte die Mundpflege in Rahmen der Palliativpflege dar, wo sie umfassender und prioritär betrachtet wurde, sowie bei besonderen Zielgruppen wie z. B. bei Patient*innen mit Schluckstörungen und parenteraler Ernährung. Daher finde ich es sehr wichtig, dass der Expertenstandard nicht nur die Zahn- und Mundpflege adressiert, sondern die Mundgesundheit umfassend in den Fokus nimmt und den pflegerischen Beitrag genau definiert.

Tab. 3.3: Unterschiede zwischen verschiedenen Versorgungsformen.

Setting	Steuerung des Pflege-prozesses	Umsetzung/ Durchführung	Finanzierung
ambulant	Pflege-fachkraft	• Pflegekräfte je nach Pflegevertrag (punktuell 1–2 x täglich, selten häufiger) • Angehörige	SGB XI; in Leistungskomplexen (LK) 1 und 2 ist die Mundpflege direkter Bestandteil: für die Erbringung von LK 4 und 5 (selbständige Nahrungsaufnahme und Hilfe bei Nahrungsaufnahme) ist sie eine Voraussetzung; SGB V nach ärztlicher Verordnung – wird separat vergütet
Ambulante Wohngemeinschaften	Pflege-fachkraft	• Pflegekräfte je nach Pflegevertrag (punktuell 1-4x täglich möglich) • Betreuungsdienst • Angehörige	SGB XI; in Leistungskomplexen 1 und 2 die Mundpflege direkter Bestandteil: für die Erbringung von LK 4 und 5 (selbständige Nahrungsaufnahme und Hilfe bei Nahrungsaufnahme) ist sie eine Voraussetzung SGB V nach ärztlicher Verordnung – wird separat vergütet
stationär	Pflege-fachkraft	• Pflegekräfte je nach Bedarf mehrfach täglich	SGB XI; je nach Bedarf und Pflegegrad Mundpflege ist Bestandteil der Vollversorgung. Behandlungspflegerische Maßnahmen dürfen nur auf ärztliche Anordnung durchgeführt werden, werden aber nicht separat vergütet.

Zum Thema Förderung der Mundgesundheit müssen alle Pflegekräfte geschult werden. Da in den ambulanten Wohngemeinschaften der Diakonie Düsseldorf Menschen mit Demenz leben, bedarf es sowohl für Pflegekräfte als auch für Ärzt*innen und Zahnärzt*innen einen besonderen Zugang und ist es notwendig Vertrauen zu schaffen, um die Mundhöhle inspizieren zu können. Im Umgang mit Menschen mit Demenz wird deren Nahrungsverweigerung sehr oft und zu schnell dem Krankheitsbild zugeschrieben. Daher ist vor jeder Tätigkeit und insbesondere, wenn es um die Pflege der Intimzonen geht, wichtig, dass die Pflegekräfte eine Beziehung zu den Menschen mit Demenz aufbauen, die von Vertrauen und Sicherheit geprägt ist. Die Anwendung des CRB-Konzepts[13] (z. B. MCWB: Mouth Care Without a Battle oder MOUTH: Managing Oral Hygiene Using Threat Reduction; ▶ Kap. 5.3) unter Berücksichtigung der individuellen Gewohnheiten ist in so einem Setting entscheidend für das Ausschließen von Problemen in der Mundhöhle und für die Planung weiterer Maßnahmen zur Förderung

---

13 Care-Resitant-Behavior = Herausforderndes bzw. abwehrendes Verhalten im Rahmen der Pflege.

der Mundgesundheit (DNQP, 2023). Zudem ist eine gute Zusammenarbeit mit den Angehörigen und Haus- und Zahnärzt*innen entscheidend für eine Versorgung, die die Förderung der Mundgesundheit beinhaltet.

Motivation und Schulung

Bevor wir uns für die modellhafte Implementierung beworben haben, mussten zunächst die leitenden Kräfte für die Teilnahme motiviert werden.

Für die modellhafte Implementierung auf operativer Ebene war die unmittelbare Leitung zusammen mit Fachkräften zuständig. Ich übernahm die Gründung und Leitung der Projektgruppe, Schulungen, Begleitung, Audits und Projektverlaufsdokumentation. Aufgabe der Projektgruppenmitglieder war es, die jeweiligen Standardebenen auszuarbeiten und gegenseitig vorzustellen. Daraufhin haben wir den Expertenstandard angepasst und umgesetzt.

Mit Beginn des Projekts haben wir alle Mitarbeitenden, Bewohner*innen und deren Angehörige über die Ziele und Projektphasen informiert. Die Mitarbeitenden haben sich sehr kooperativ und wissbegierig gezeigt. Die jeweils zwei Mitarbeitenden im Projekt haben sich bereit erklärt, die einzelnen Standardebenen auszuarbeiten und den Kolleg*innen vorzustellen. In diesen Prozess wurden auch die Auszubildenden einbezogen.

Die im Rahmen des Projekts ausgearbeiteten Texte, Präsentationen und Flipcharts werden für weitere Schulungen angewandt. Leider ist es uns nicht gelungen, einen/eine Zahnärzt*in für die Schulungen zu gewinnen.

Pflegeprozess

Gemeinsam mit anderen Professionen, hierbei insbesondere mit Zahnärzt*innen, kann die Pflege einen wesentlichen Beitrag zur Mundgesundheit leisten, in dem sie Krankheiten und Veränderungen im Mundbereich erkennt und mit pflegerischen Maßnahmen sowie prophylaktisch als auch behandlungspflegerisch mitwirkt.

Da jeder Expertenstandard nach der Pflegeprozessmethode aufgebaut ist, vermeiden wir bei der Diakonie Düsseldorf zusätzliche Assessment-Instrumente zu entwickeln. Die im Expertenstandard beschriebenen Beobachtungskriterien werden im Rahmen der Informationssammlung/pflegerischen Anamnese bzw. pflegerischer Diagnostik berücksichtigt und, falls vorhanden, dokumentiert.

Bei der Ersteinschätzung sowie bei der Evaluation haben wir uns entschieden, folgende Aspekte besonders zu beachten:

- Sind evtl. Veränderungen/Erkrankungen im Mund erkennbar bzw. abgeklungen?
- In welchem Zustand befinden sich Zähne?
- Sitzt/hält der Zahnersatz gut?
- Kann die Person frei atmen?
- Kann sie gut beißen, kauen und schlucken?
- Kann sie verständlich sprechen?
- Sind die Hilfsmittel noch in Ordnung oder abgenutzt?
- Was kann die Person selbständig machen/ welche weiteren Unterstützungen werden benötigt?
- Etc.

Fallbeispiel

Frau Müller lebt seit fünf Monaten in einer ambulanten Wohngemeinschaft für Menschen mit Demenz. Sie ist 84 Jahre alt und hat Pflegegrad 3. Davor lebte sie allein in ihrer Wohnung im gleichen Stadtteil. Sie hat einen sehr engen Kontakt zu ihrer Tochter, die sie regelmäßig besucht und die ihre Mutter bei alltäglichen Aktivitäten unterstützt. Frau Müller leidet an Morbus Alzheimer, hat insulinpflichtigen Diabetes Mellitus, chronische Arthrose und chronische Gastritis. Sie ist in ihrer Mobilität eingeschränkt und bewegt sich nur mit Hilfe eines Rollators. Ihre feinmotorischen Fähigkeiten lassen nach, sie kann kleine Gegenstände, wie z. B. die Zahnbürste nicht sicher greifen bzw. festhalten und hat zudem Koordinationsprobleme. Frau Müller ist teilweise zeitlich und örtlich desorientiert, Personen aus der näheren Umgebung erkennt sie jedoch noch. Ab und zu zeigt sie ein herausforderndes Verhalten, das gekennzeichnet ist durch Agitation und unkontrollierte verbale Äußerungen. Ihre Gefühle sowie ihr Empfinden kann sie mit knappen Antworten verbal kommunizieren, allerdings erst auf gezielte Nachfrage. Frau Müller besitzt unten und oben vereinzelt eigene Zähne, die mit Klammer-Teilprothesen ergänzt sind. In letzter Zeit ist Frau Müller häufiger gestürzt, schreit, weint und lehnt das Essen ab. Innerhalb von zwei Wochen hat sie vier Kilogramm Gewicht abgenommen. Zudem lässt sie oftmals die Mundpflege nicht zu.

Die Bezugspflegefachkraft stellt fest, dass Frau Müllers Zahnfleisch gerötet ist und die Teilprothesen auf den Kiefern schaukeln und auch nicht mehr gut halten. Bei näherer Betrachtung mit einer Taschenlampe ist erkennbar, dass zudem zwei Zähne stark verfärbt sind und eine Druckstelle besteht. Frau Müller nimmt keine feste Nahrung zu sich, lediglich lauwarme und kalte Getränke sowie Weichkost.

Die Bezugspflegefachkraft schaut in der Pflegedokumentation nach und konsultiert die Tochter, um mehr über Frau Müllers Rituale und Gewohnheiten bei der Mundpflege zu erfahren. Passt die vorhandene Zahnbürste und die Zahnpasta? Zu welchen Zeiten möchte Frau Müller die Mundpflege durchführen? Welche weiteren Probleme der Mundgesundheit sind vorhanden? Welche Ess- und Trinkgewohnheiten/Vorlieben hat Frau Müller? Sind der Tochter Schmerzen im Mundbereich aufgefallen?

Diese Informationen benötigen die Pflegekräfte, um konkrete Maßnahmen inklusive Hilfsmittel aus professioneller Sicht empfehlen zu können. Danach folgt die Planung des Pflegeprozesses zur Förderung der Mundgesundheit.

Zum Teil sind die Informationen bereits in der Pflegedokumentation vorhanden und bekannt, zum Teil müssen diese noch gesammelt werden. Frau Müller benutzt bei der Mundpflege eine weiche Zahnbürste mit mittellangem Kopf und eine bestimmte Zahnpasta. Die Teilprothesen hat sie abends immer in einer Prothesendose mit Reinigungstablette für ca. eine Stunde gereinigt und dann wieder eingesetzt. Auf die Frage nach Schmerzen bejaht Frau Müller diese. Eine gründliche Mundpflege führte Frau Müller zu Hause erst nach dem Frühstück durch. Sie frühstückt gerne in Ruhe und trinkt viel Tee. Für eine weitere differenzierte Diagnostik wird die Fachexpertise ihres Zahnarztes benötigt.

Die Bezugspflegekraft konsultiert in Absprache mit der Tochter den Zahnarzt. Die Tochter begleitet die Mutter in die zahnärztliche Praxis. Der Zahnarzt diagnostiziert Karies, akute Gingivitis und erstellt einen Behandlungsplan. Er passt die Prothese an, verordnet ein Schmerzmittel, empfiehlt Haftcreme und gibt Tipps zum Umgang sowie zur Reinigung der Zahnprothese. Dabei fasst er die wesentlichen Punkte im individuellen Mundgesundheitsplan (§ 22a SGB V) zusammen. Frau Müller lässt die Behandlungen zu, da sie den Zahnarzt kennt und sich durch die Begleitung ihrer Tochter sicher fühlt. In den nächsten Wochen erfolgen weitere notwendige zahnärztliche Kontrollen und Maßnahmen.

Pflegerisch wird die Behandlung durch folgende Maßnahmen unterstützt:

Da Frau Müller dementiell verändert ist und die Mund- und Zahnpflege nicht immer zulässt, muss zunächst der Zugang zu Frau Müller gefunden werden sowie das Vertrauen aufgebaut werden. Die Pflegekräfte wenden das CRB-Konzept unter Berücksichtigung der Gewohnheiten an (siehe oben).

Zuerst bekommt Frau Müller das Schmerzmittel. Die Mundpflege wird, wie sie es gewohnt ist, erst nach dem Frühstück durchgeführt. Zum Frühstück bekommt Frau Müller weiche Kost. Nach dem Frühstück wird Frau Müller zum Waschbecken begleitet. Auf eine ruhige Atmosphäre wird geachtet, jeder Schritt wird Frau Müller erklärt. Die Bezugspflegekraft kippt den Spiegel am Waschbecken, so dass sich Frau Müller selbst beobachten kann. Die Zahnpflegemittel werden in greifbare Nähe gestellt und Frau Müller angeleitet, die Zahnbürste mit Griffverstärkung in die Hand zu nehmen. Die Pflegekraft stellt sich hinter Frau Müller, unterstützt ihre Hand bei Bedarf und macht bestimmte Bewegungen vor. Sie bleibt die ganze Zeit in Interaktion mit Frau Müller, macht Komplimente und knappe Anweisungen. Der Kopf und der Kiefer werden mit einem Kieferkontrollgriff unterstützt.

Die Bezugspflegefachkraft gibt die Informationen an die Alltagsbegleiter*innen weiter und plant zusammen mit der Tochter und Kolleg*innen eine gewürzarme und weiche Kostform. Da Frau Müller gerne gekochtes Gemüse und Stuten isst, wird der Ernährungsplan entsprechend ihrer Vorlieben entwickelt. Zum Mittagessen und Abendessen werden die Zahnprothesen eingesetzt, sonst werden sie in der Prothesendose mit geöffnetem Deckel trocken gelagert. Da die Tochter fast jeden Abend vorbeikommt, wurde sie gebeten, die gründliche abendliche Mundpflege zu übernehmen.

Die zahnärztliche Behandlung dauerte ca. vier Wochen, es erfolgte eine gründliche Zahnreinigung, die Zahnprothese oben wurde weiter angepasst, die stark verfärbten Zähne wurden saniert, die Druckstelle ist abgeheilt und die Zahnfleischentzündung hat sich zurückgebildet. Frau Müller klagt nicht mehr über Schmerzen, sie lässt die Mundpflege zu, arbeitet mit, fühlt sich insgesamt wohler, hat wieder Appetit und beginnt festere Nahrung zu sich zu nehmen. Ihr Gewicht hat sich stabilisiert. Frau Müller beteiligt sich wieder mehr am Gemeinschaftsleben und übernimmt einige Aufgaben, wie zum Beispiel Dekorieren und Blumenpflege.

Nach vier Monaten, Frau Müller geht gerne spazieren, stürzte sie wieder und erleidet einen Oberschenkelhalsbruch. Sie wird operiert und bleibt darauf drei Wochen im Krankenhaus. Ihr Allgemeinzustand hat sich insgesamt verschlechtert. Sie baut geistig und motorisch ab, meistens ist sie deprimiert. Sie liegt überwiegend im Bett, wird nur im Rollstuhl zeitweise mobilisiert. Der pflegerische Aufwand hat sich deutlich erhöht, so dass eine Fallbesprechung mit der Tochter über die weitere Versorgung in der ambulanten Wohngemeinschaft geführt wurden muss. Es treten Schluckstörungen auf, aufgrund dessen – und wegen der stark geprägten Immobilität – bestehen Aspirations- und Pneumonierisiken. Frau Müller nimmt wenig Flüssigkeit zu sich, hat einen trockenen Mund, Mundwinkelrhagaden und einen unangenehmen Mundgeruch. Frau Müller kann sich am Gemeinschaftsleben nicht mehr viel beteiligen.

Nach erneuter Beratung wird der Antrag auf einen höheren Pflegegrad gestellt, der Pflegevertrag angepasst und die Pflegeplanung aktualisiert. Die Gewohnheiten von Frau Müller werden nach wie vor berücksichtigt, die Ernährung wieder angepasst, die Mund und Zahnpflege werden weiterhin am Waschbecken durchgeführt, da in sitzender Position die Mundpflege besser unterstützt werden kann. Frau Müller braucht insgesamt mehr Unterstützung und deshalb wird der größte Teil der Mundpflege übernommen. Die Tochter wird gebeten weiterhin die abendliche Mundpflege zu übernehmen. Aufgrund des Aspirationsrisikos wird die Mundpflege nach jeder Mahlzeit vorgenommen, um zeitnah Speisereste und Beläge aus der Mundhöhle zu entfernen. Es wird Zahnpasta angewandt, die wenig schäumt und zudem wird die Zahnpastamenge reduziert. Reste des Zahnpastaschaums im Mund werden mit Kompressen entfernt bzw. ausgewischt. Frau Müller trinkt gerne Tee, daher wird ihr Tee den Tag über immer wieder angeboten. Die Schleimhäute und der Mund werden mit Tee und Kompressen alle 2–3 Stunden befeuchtet. Die Prothesen werden zusätzlich jeden Abend gründlich mit Bürste und Zahnpasta gereinigt, danach in warmem Wasser mit einer

Reinigungstablette für 10–15 Minuten eingelegt und im Anschluss wie bisher auch trocken in eine Dose mit geöffnetem Deckel gelagert. Haftcremereste werden bei Entnahme der Prothese von den Schleimhäuten und von der Prothesenunterseite mit einer Kompresse entfernt.

Aufgrund der Schluckproblematik wurde zudem eine Logopädin einbezogen, die den Ernährungsplan anpasst und alle Mitarbeitenden darin schult, wie sie Frau Müller beim Anreichen von Essen und Trinken unterstützen sollen. Durch alle diese Maßnahmen zur Förderung der Mundgesundheit und oralen Ernährung wird der Malnutrition und Dehydratation entgegengewirkt sowie der Allgemeinzustand und Diabetes mellitus stabil gehalten.

Fazit

Das Assessmentverfahren beinhaltet eine sorgfältige und umfassende Untersuchung der Mundhöhle (Taschenlampe!), um eventuelle Veränderungen zu entdecken. Eine genaue Einschätzung und Beschreibung des aktuellen Mund-/Zahnstatus und damit verbundener Mundgesundheit stellt den Ausgangspunkt für alle weiteren gesundheitsfördernde Maßnahmen dar.

Die Interventionen im Rahmen der Förderung der Mundgesundheit sind vielfältig. Die Basis ist eine individuelle, dem aktuellen Zustand der Mundgesundheit entsprechende allgemeine Mundhygiene bzw. Mundpflege. Sollten im Mundraum Veränderungen oder Erkrankungen vorhanden sein, sind diese abzuklären und nach ärztlicher Verordnung zu behandeln. Eine spezielle Mundpflege wirkt heilungsunterstützend.

Des Weiteren soll bei Menschen mit Demenz und/oder Behinderung Beziehungsarbeit geleistet werden, um den physischen Zugang zu ermöglichen und notwegie Hilfestellung zu leisten.

Die Förderung der Mundgesundheit kann und soll nur in Zusammenarbeit mit Betroffenen erfolgen. Die Förderung der Mundpflege ist die erste prophylaktische Maßnahme für alle Formen von Ernährungsdefiziten sowie für Flüssigkeitsmangel.

Rückblick und Ausblick

Pflegerisch konnten die Mitarbeitenden im Setting der ambulanten Wohngemeinschaft alle Probleme lösen. Die Zusammenarbeit mit Zahnärzt*innen auf individueller Ebene war gut, jedoch stellt es eine große Herausforderung, einen Zahnarzt/eine Zahnärztin für die Wohngemeinschaft zu finden, der mit den besonderen Umständen pflegerischer Versorgung gut vertraut ist.

Literatur

Deutsches Netzwerk für Qualitätsentwicklung in der Pflege (DNQP). (2023). Expertenstandard Förderung der Mundgesundheit in der Pflege. Entwicklung – Konsentierung – Implementierung. Osnabrück: DNQP.

SGB XI (Sozialgesetzbuch XI). Letzter Zugriff am 17.04.2023 unter: https://www.sozialgesetzbuch-sgb.de/sgbxi/38a.html.

Pflegewiki. Letzter Zugriff am 19.10.2024 unter: http://www.pflegewiki.de/wiki/Pflege.

WTG (Wohn- und Teilhabegesetz) vom 02.10.2014, Geltende Gesetze und Verordnungen (SGV. NRW.). Letzter Zugriff am 01.04.2023 unter: https://www.recht.nrw.de/lmi/owa/br_bes_detail?sg=0&menu=0&bes_id=28425&anw_nr=2&aufgehoben=N&det_id=614248).

3.3 Akutversorgung im Krankenhaus

3.3.1 Geriatrische Akutklinik

Anne Stöhr & Natalie Waldherr

Setting und persönlicher Bezug

In der Akutgeriatrie steht die Pflege älterer Menschen, die oft mit komplexen gesundheitlichen Herausforderungen konfrontiert sind, im Fokus. In der Vergangenheit haben wir beobachtet, dass die Durchführung der Mundpflege häufig vernachlässigt wurde, was zu negativen Auswirkungen auch auf die Mundgesundheit der Patient*innen geführt hat. Wir haben diese Lücke erkannt und uns dazu entschlossen, aktiv an der Verbesserung der Mundpflege in unseren Kliniken der Akutgeriatrie in Mannheim (Geriatrie der Universitätsmedizin Mannheim) und Ulm (Agaplesion Bethesda Klinik Ulm), zu arbeiten.

Erfahrungen und Bedarf

Unsere bisherigen Erfahrungen erstreckten sich häufig auf ungepflegte Prothesen, die aufgrund scharfer Kanten oder schlechter Passung nicht getragen wurden, zu harte Zahnbürsten sowie ungeeignete oder fehlende Materialien für die Mundpflege. – Im Klinikalltag wurde die Mundpflege gegenüber anderen Pflegemaßnahmen oft vernachlässigt. Darüber hinaus haben wir den Eindruck, dass das Thema Mundpflege in der Pflegeausbildung zu wenig Beachtung findet, obwohl es im Pflegealltag von zunehmender Bedeutung ist.

Motivation und Schulung

Der zweitägige Workshop »Pflege & Zahnmedizin im Dialog« (▶ Kap. 4.5) motivierte uns und gab uns wertvolle Einblicke sowohl in die Einschätzung von Risiken und Problemen für die Mundgesundheit wie auch in die bedarfsgerechte und zugleich einfache Durchführung von Mundpflegemaßnahmen. Es ist uns ein Anliegen, die Mundpflege in den Pflegeprozess pragmatisch zu integrieren und als wichtiges Element der pflegerischen Versorgung zu etablieren.

Dazu haben wir in einem weiteren Schritt Kontakt zu einem Zahnarzt, der gleichzeitig Mitglied der Arbeitsgruppe für den Expertenstandard »Förderung der Mundgesundheit in der Pflege« war, aufgenommen und mit ihm den aktuellen Umsetzungsstand in unseren Kliniken besprochen. In Ulm führt dieser Zahnarzt bei Bedarf auch Konsile und notwendige zahnärztliche Behandlungen durch – dieser ist für Ulm auch der sogenannte Senioren- und Behindertenbeauftragte der Landeszahnärztekammer Baden-Württemberg, in Mannheim konnte dafür die dort zuständige zahnärztliche Senioren- und Behindertenbeauftragte gewonnen werden. In der Folge schulten die Pflegeleitungen im Rahmen von Kick-off-Veranstaltungen die Pflegeteams auf den einzelnen Stationen zum Expertenstandard. Gemeinsam mit den Praxisanleitenden und Stationsleitungen wurden verschiedene Informationsmaterialien, Verfahrensanweisungen sowie weitere Schulungen und Workshops vorbereitet. Jeder Schritt wurde dokumentiert und stationsintern auf einem Whiteboard festgehalten, um eine klare Übersicht zu den erfolgten wie auch zu den geplanten Neuerungen und Veränderungen zu haben.

Zur Durchführung der Schulungen und im Pflegealltag orientierten wir uns an der Internet-Lernplattform www.mundpflege. net. Um die Implementierung der Maßnahmen zusätzlich zu unterstützen, haben wir in jeder Klinik eine sogenannte »Beauftragte für die Mundgesundheit Geriatrie« eingeführt, die das gesamte Klinik-Team für das Thema Mundgesundheit sensibilisieren sollen und alle Prozesse in diesem Zusammenhang koordinieren. Für die Pflegekräfte erstellten wir eigene Informationsmaterialien wie Flyer, eine Pocketcard zur Einschätzung der Mundgesundheit und *One Minute Wonder-Poster*[14] zum Thema Mundgesundheit. In unterschiedlichen Fortbildungsformaten wurden unsere Kolleginnen und Kollegen zum Expertenstandard, zum Pflegeprozess, zu aktualisierten hausinternen Verfahrensanweisungen und Mundpflege-Materialien informiert und geschult. Durch wöchentliche Kurzfortbildungen bei den Übergaben und das Angebot von Halbtagesfortbildungen sowie die Aufnahme der Thematik in die Praxisanleitungen bei Auszubildenden erreichten wir das gesamte Pflegeteam. Auch Schulungen durch den Zahnarzt werden regelmäßig (zweimal pro Jahr) in Präsenz oder online angeboten.

Das Sortiment hausinterner Pflege- und Hilfsmittel für die Mundgesundheit haben wir ebenfalls überarbeitet und an die Empfehlungen des Expertenstandards angepasst. Unter anderem wurden spezielle Griffverstärkungen für Handzahnbürsten, Interdentalbürsten, Absaugzahnbürsten, weiche Zahnbürsten, Haftcreme, fluoridhaltige Zahnpasta und Taschenlampen neu angeschafft. Eine Abbildung von einem Mundpflegeset stellt visuell dar, mit welchen Materialien die Mundpflegemaßnahmen durchgeführt werden sollten. Der korrekte Einsatz und die Anwendung wurden zusätzlich in unser Schulungskonzept aufgenommen.

Gemeinsam mit dem Zahnarzt haben wir unter Berücksichtigung des Expertenstandards alle vorhandenen und relevanten Aspekte in einem hausinternen Mundpflegestandard zusammengefasst und die Prozesse bei Aufnahme, während des Aufenthaltes und bei Entlassung überarbeitet.

Pflegeprozess

Bei Aufnahme wird nicht nur erfasst, ob Zahnprothesen vorhanden sind, sondern auch, ob diese über Nacht aus dem Mund herausgenommen werden. Zudem werden die DNQP-Screeningkriterien (Risikogruppen & Unterstützungsbedarf) abgefragt und ggf. – orientiert an den DNQP-Beobachtungskriterien – ein vertieftes Assessment als Grundlage für die Planung der pflegerischen Maßnahmen durchgeführt.

Des Weiteren werden im täglichen Belegungsplan (Übergabeblatt der Pflegekräfte) Besonderheiten bei der Mundpflege aufgenommen, sodass alle Pflegekräfte diese auf einen Blick sehen können, z. B.:

- MP = Mund/Lippen regelmäßig pflegen bzw. befeuchten mit …
- MK = Mund mit Kompressen auswischen (z. B. wegen Aspirationsgefahr)
- MI = Mund Inspektion wegen Druckstelle (D), Wundheilung (W), Mukositis (M), Pilz (P)
- ZPNr = Zahnprothesen zur Nacht raus

Die Verlaufsdokumentation erfolgt im Pflegebericht. Bei akuten Veränderungen wird die Pflegeplanung entsprechend aktualisiert.

Wenn pflegerisch oder ärztlicherseits die Notwendigkeit eines zahnärztlichen Konsils besteht, werden die oben erwähnten zahnärztlichen Konsilpartner schriftlich (aktuell Fax, in Zukunft per KIM) informiert. Diese führen zeitnah das Konsil, entweder per Videosprechstunde oder über einen Besuch, durch. Im Notfall wird auch ein Transport in die Praxis zur Behandlung veranlasst. Die Kosten für diese Behandlung übernimmt bei gesetzlich versicherten Patient*innen die Klinik.

Zur Entlassung werden im Pflegebegleitbericht (pflegerische Maßnahmen) und im

---

14 Mehr Infos unter: https://omw.hdz-nrw.de/kontakt.html.

Entlassbrief Informationen über ein evtl. erfolgtes zahnärztliches Konsil während des Aufenthalts bzw. über die notwendige Fortführung zahnärztlicher Maßnahmen und in jedem Fall die Empfehlung zukünftiger zahnärztlicher Betreuung dokumentiert. Das Betreuungs- und das Unterstützungsumfeld der Patient*innen werden – soweit möglich – bereits während des stationären Aufenthalts aktiv in den Prozess eingebunden, um die Mundpflege während des stationären Aufenthaltes und vor allem nach Entlassung fortzuführen.

Rückblick und Ausblick

Die abteilungsinternen Anpassungen, die Organisation von Fortbildungen trotz hoher Fluktuation und Ausfällen (COVID-19 Pandemie) sowie die Sensibilisierung sowohl der Leitungsebene wie auch aller Pflegekräfte waren relevante Herausforderungen. Dreh- und Angelpunkt war und ist für uns die »Beauftragte für Mundgesundheit Geriatrie« als Ansprechpartner*in im Praxisalltag für alle Berufsgruppen. Diese schulen und sensibilisieren innerhalb des Krankenhauses neben den Pflegekräften (auch Praxisanleiter*innen) ebenso alle anderen Player im Team (Therapeut*innen, Ärzt*innen).

Seit der Implementierung stellen wir im Team eine deutliche Sensibilisierung für Auffälligkeiten und Probleme der Mundgesundheit sowie für Mundhygienedefizite fest. Diese erhöhte Sensibilisierung hat zu einer positiven Veränderung im Pflegealltag geführt.

3.3.2 Intensivstation

*Simone Dieter &
Susanne Karner*

Setting und persönlicher Bezug

Intensivpatient*innen haben aufgrund ihrer kritischen Erkrankung, die häufig mit einer kontinuierlichen Sauerstoffzufuhr oder Beatmung und die Applikation mehrerer Medikamente mit Nebenwirkungen einhergehen, ein hohes Risiko für Probleme im Mundbereich (DNQP 2023). Insbesondere die Pneumonieprävention nimmt eine zentrale Rolle bei der Mundpflege im Bereich der Intensivpflege ein. Die Prävention der ventilatorassoziierten Pneumonie (VAP) schließt intubierte und tracheotomierte Patient*innen ein (Birkin, 2019).

Ich arbeite als Advanced Practice Nurse (APN) auf der Intensivstation im Robert-Bosch-Krankenhaus Stuttgart (RBK) und habe mich in der Pflegepraxis im Rahmen der Erstellung und Aktualisierung des Mundpflegestandards mit dem Titel »Mundpflege von Patient*innen mit Risiko für Probleme im Mundbereich auf der Intensivstation«, auseinandergesetzt. Im Masterstudium habe ich mich in einer Arbeitsgruppe mit der Theoriebildung zum Thema Mundpflege befasst. Zu meinen Aufgaben als APN zählen Fortbildungen und Schulungen von Kolleg*innen, Bedside Teaching, interprofessioneller Austausch und der Erfahrungsaustausch mit anderen APN's aus anderen Kliniken, wie beispielsweise der Uniklinik Freiburg sowie die Aktualisierung und Erstellung eines Praxisstandards zur Mundpflege. Darüber hinaus dienen Audits des Expertenstandards und die Erfassung von Kennzahlen, wie beispielsweise die Ventilator-assoziierte Pneumonie (VAP)-Rate und das Krankenhaus-Infektions-Surveillance-System (KISS), zur lang- und kurzfristigen Qualitätssteuerung.

Erfahrungen und Bedarf

Wir haben die Erfahrung gemacht, dass die Mundpflege von neuen oder unerfahrenen Kolleg*innen im Rahmen von Praxisanleitungen erlernt werden muss, da die Mundpflege bei Intensivpatient*innen sich von der Mundpflege bei weniger schwer erkrankten Menschen unterscheidet und diese häufig in der Pflegeausbildung zu wenig Berücksichtigung findet. Tubusdislokationen, Aspiration, Schwierigkeiten bei der Fixierung des Atemwegs bzw. Positionierung des Endotrachealtubus, Vagusreiz etc. sind mögliche Komplikationen oder Risiken bei der Mundpflege auf der Intensivstation und fordern neben Fachkompetenz auch ein sicheres Handling.

Gründe für eine unzureichende Durchführung der Mundpflege sind insgesamt vielfältig und beziehen sich beispielsweise auf strukturelle Rahmenbedingungen, eine niedrige Priorisierung in der Pflege, ungeklärte Verantwortlichkeit der Mundpflege, mangelnde Kenntnisse, mangelnde personelle Ressourcen, ein unterschiedliches Pflegeverständnis sowie die Wahrung der Selbstbestimmung (Stančić, 2016; Wårdh et al., 2011; Unfer et al., 2012; Sreenivasan, 2018). In der Intensivpflege ist auch die Angst vor unerwünschten Ereignissen zu berücksichtigen, die im Zusammenhang mit der Mundpflege auftreten können. Dazu zählen, beispielsweise Extubationen, Aspiration und Dislokation des Tubus bzw. des Atemwegzugangs (Schwartz, 2009). Nicht zuletzt sind fehlendes Wissen über Risikofaktoren für Probleme im Mundbereich und die Bedeutsamkeit der Mundpflege bei Intensivpatient*innen Gründe zur Veränderung und Weiterentwicklung der Pflegepraxis.

Bei der aktuellen Überarbeitung des Mundpflegestandards auf den Intensivstationen stellte sich die Frage, welches Assessment zur Beurteilung der Mundgesundheit bei Intensivpatient*innen geeignet ist. Des Weiteren war im Rahmen der Implementierung des neuen Patientendatenmanagementsystems (PDMS) zu klären, welche Kriterien bei der aktuellen Dokumentation der Mundgesundheit auf den Intensivstationen angepasst oder ergänzt werden müssen. Darüber hinaus galt es, Empfehlungen für Mundpflegeprodukte bei der Betreuung von Intensivpatient*innen zu formulieren.

Der Expertenstandard erwähnt Chlorhexidin (CHX) und Octenidin als Antiseptikum und Benzydamin bei Ulzerationen bzw. Mukositis (DNQP, 2023). Regelmäßiger Austausch mit der Abteilung Einkauf zu den für intensivmedizinisch betreute Menschen notwendigen Produkten und deren Bestellung ist wichtig.

Zudem ist bislang die interprofessionelle Zusammenarbeit und das Bewusstsein, dass diese für die optimale Patient*innenversorgung essenziell ist, noch wenig entwickelt. Zusammenarbeit heißt auch, nach Rücksprache mit dem Stationsarzt ein zahnärztliches Konsil zu veranlassen oder Absprachen mit der Hygiene bzw. Apotheke und Anpassung des Antiseptikums hinsichtlich des Keimspektrums.

Motivation und Schulung

Patient*innen auf der Intensivstation mit einem Tubus haben ein erhöhtes Risiko für eine VAP. Eine Pneumonie ist als beatmungsassoziiert zu bezeichnen, wenn dies auftritt und zuvor eine Beatmung von mindestens 48 Stunden initiiert bzw. durchgeführt wurde (KRINKO, 2013). Die Kommission für Krankenhaushygiene und Infektionsprävention (KRINKO) empfiehlt Mundpflege als eine effektive Maßnahme zur Prävention einer nosokomialen VAP (KRINKO, 2013). Neben den settingübergreifenden Zielen der Mundpflege ist VAP-Prävention ein spezifisches Ziel der Mundpflege im intensivstationären Bereich. Die Folgen einer unzureichenden Mundpflege bei Intensivpatient*innen sind weitreichend und betreffen Komplikationen, die zu verlängerter Krankenhausverweildauer, einem signifikanten Anstieg der Versorgungskosten bis hin zum Tod führen können (Firnkranz, 2022; Großbichler, 2022). Intensivpatient*innen gelten zudem aufgrund ihrer Immunsuppression als besonders anfällig für Infektionen (Schwartz & Powell, 2009).

Aufgrund der hohen Praxisrelevanz bildeten Intensivpflegende des RBK vor ca. 10 Jahren eine Arbeitsgruppe bestehend aus Pflegenden mit unterschiedlichen Rollen und Fähigkeiten innherhalb des pflegerischen

Teams (Grade- und Skillmix), u. a. einer Praxisanleiterin, einer Stationsleitung, einer Pflegeexpertin sowie einer Pflegenden im pflegewissenschaftlichen Studium. Ziel der Arbeitsgruppe war es, basierend auf einer Literaturrecherche eine Handlungsrichtlinie zu formulieren, welche das Vorgehen bei der Mundpflege auf der Intensivstation step by step beschreibt. Die Literaturrecherche beinhaltete auch eine Auswahl von geeigneten Mundpflegeprodukten für die Bedürfnisse intensivpflichtiger Patient*innen zu identifizieren und deren Indikation, Kontraindikation sowie Aufbewahrung auszuarbeiten. Darüber hinaus stellte sich die Frage, ob es ein geeignetes Assessmentinstrument zur Beurteilung des Mundbereichs von Intensivpatient*innen gibt. Im Rahmen dieser Literaturrecherche wurde das Assessmentinstrument BRUSHED (Hayers & Jones, 1995) identifiziert, im weiteren Vorgehen geprüft und schließlich an den Bedarf der Intensivstationen angepasst.

Das BRUSHED Assessmentinstrument, von Hayers und Jones 1995 entwickelt, soll eine einheitliche Beurteilung der Mundhöhle erleichtern. Das BRUSHED Assessment wird in der Literatur als nicht valide beschrieben (Krüger, 2010; Randa, 2007; Winning et al. 2021). Das Assessment ist ein Akronym und besteht aus den Buchstaben »B« für Blutung, »R« für Rötung, »U« für Ulzeration, »S« für Speichel, »H« für Halitosis, »E« für externe Faktoren (beispielsweise der Endotrachealtubus) und »D« für Debris. Das BRUSHED Assessment ist dennoch für den täglichen Gebrauch im intensivstationären Bereich geeignet (DNQP, 2023). Die Anpassung des BRUSHED-Assessments ermöglicht die Ableitung geeigneter Mundpflegeprodukte.

Im Folgenden sind die Schritte der Anpassung näher erläutert:

1. *Literaturrecherche zu Assessment-Instrumenten, zu den Mundpflegeprodukten sowie die Vorgehensweise im Rahmen der Mundpflege:*
Die Literaturrecherche wurde nach dem PICO-Schema[15] aufgebaut. Die Suchbegriffe wurden auf englisch und deutsch formuliert bzw. verschlagwortet. Die Recherche erfolgte in nationalen und internationalen Fachzeitschriften in der Landesbibliothek Stuttgart und bei Pubmed.

2. *Auswahl des Assessment-Instruments:*
Zur Auswahl des Instruments wurden anwendungsbezogene Gütekriterien wie die Praktikabilität und Handhabbarkeit als Entscheidungsgrundlage herangezogen. Die Praktikabilität bezieht sich auf die Verständlichkeit des Instruments, die Handhabbarkeit und auf den zu leistenden Aufwand bezüglich der Anwendung des Instruments.

3. *Zuordnung der Mundpflegeprodukte und Maßnahmen an BRUSHED Kriterien sowie Mukositiseinteilung nach WHO:*
Die verschiedenen Mundpflegeprodukte wurden aus Gottschalk (2007) »Mundhygiene und spezielle Mundpflege« entnommen und teilweise durch die pharmazeutische Fachinformation ergänzt. Die Mundpflegeprodukte sowie ergänzende Maßnahmen bei der Mundpflege wurden anhand ihrer Anwendungsgebiete den BRUSHED Kriterien zugeordnet.

4. *Farbliche Kodierung der Tabelle:*
Zur farblichen Kennzeichnung und Unterscheidung der Mundpflegeprodukte wurde das Assessmentinstrument BRUSHED anhand der Färbung des Mundpflegeprodukts visualisiert/angepasst.

---

15 Das PICO-Schema beschreibt eine Vorgehensweise der evidenzbasierten Gesundheitsversorgung, mit der Antworten auf konkrete therapeutische Fragestellungen erarbeitet werden. PICO ist ein Akronym und steht für: »Patient/Population« - Patient/Population und sein Problem/»Intervention« – Behandlung/»Comparison« - Alternativmaßnahme oder keine Behandlung/»Outcome« - Behandlungsziel (z. B. Mortalität, Lebensqualität)

5. *Hervorhebung von Besonderheiten:*
   Abschließend wurde nach Vorgaben der Krankenhaushygiene beispielsweise die Konzentrationserhöhung der CHX-Lösung von 0,12 % auf 0,2 % zur Dekontamination einer Besiedlung durch multiresistente Erreger (MRE) vorgenommen.
6. Darüber hinaus wurden die BRUSHED-Kriterien um die Kriterien »Pflegerischer Unterstützungsbedarf bei der Mundpflege« (auch Zähne & Zahnfleisch) sowie »Probleme mit Zahnersatz« ergänzt.
7. Zudem wurden für jedes Kriterium festgelegt, welche Strukturen im Bereich der Mundhöhle jeweils beobachtet und beurteilt werden sollten.

Das Instrument ist durch die Anpassung nach Rückmeldung aus der Praxis verständlich und handlungsleitend (▸ elektronisches Zusatzmaterial).

Darüber hinaus findet der Expertenstandard als Orientierungshilfe Berücksichtigung und ist Basis für regelmäßige, interaktive interne Fortbildungen. Unterstützend agieren Schlüsselpersonen wie Praxisanleitende oder APNs. Passend zum Fortbildungsthema hängt ein Lernposter mit den wesentlichen Informationen als *One Minute Wonder* aus. Die Integration der Mundpflege in das Einarbeitungskonzept neuer Intensiv- und IMC Pflegende ist essenziell und unterstützt die Umsetzung.

Pflegeprozess

Die Strukturkriterien (DNQP, 2023) wie die Ausstattung bzw. Hilfsmittel zur Inspektion von Mund und Mundschleimhaut sowie Zähnen und Zahnersatz sind erfüllt.

Ein Screening, wie im Expertenstandard empfohlen (DNQP, 2023) wird in einer Intensive Care Unit (ICU) nicht durchgeführt, da Intensivpatient*innen sehr häufig Probleme bei der Mundpflege und ein Risiko im Mundbereich aufweisen. Somit erfolgt direkt ein Assessment und die differenzierte Einschätzung.

Aktuell werden im PDMS als Beobachtungskriterien die Mundhöhle, die Zunge, die Mundwinkel und die Lippen dokumentiert. Ebenso wird der pflegerische Unterstützungsbedarf eingeschätzt. Assessmentinstrumente wie das BRUSHED-Assessment sowie die WHO Oral Mucositis Scale werden zur Beurteilung der Mundgesundheit herangezogen. Das BRUSHED-Assessment ist laut dem Expertenstandard auch für den Intensivpflegebereich geeignet, jedoch fehlt die Beurteilung der Zähne sowie des Zahnersatzes. Ebenso geht bei der Anwendung des BRUSHED-Assessment die Lokalisation einer Auffälligkeit nicht klar hervor. Die Kombination aus dem BRUSHED-Assessment mit Zuordnung der Lokalisation sowie die Anwendung der ergänzten DNQP-Beobachtungskriterien (Zähne, Zahnersatz) sichert die Verlaufsbeobachtung bzw. Verlaufsdokumentation sowie die Nachvollziehbarkeit ab.

Die Umsetzung in die Praxis ist einerseits durch die Integration in das PDMS gewährleistet. Im Drop Down Menü können die Beobachtungs- und Beurteilungskriterien angeklickt werden. Ebenfalls kann im PDMS eine spezielle Mundpflege als Maßnahme geplant und in der Folge als umgesetzt dokumentiert werden. Andererseits ist die Verlinkung der Dokumentation mit dem Standard zur Orientierung eine wertvolle Ergänzung.

Durch die Anwendung eines Komplettsets zur Mundhygiene mit integrierter Reinigungslösung/Antiseptikum und weichen Zahnbürsten sowie Schaumstoffträger mit Absaugfunktion ist die Vorbereitungszeit im Vergleich zur Vorbereitung von Einzelkomponenten geringer und die Umsetzung der hygienischen Vorgaben sichergestellt. Schaumstoffträger dienen zum Auswischen der Mundhöhle und Wangentaschen und kommen nur in begründeten Ausnahmefällen wie starker Blutung im Mund zum Einsatz. Alle vier Stunden wird eine Komponente des Sets zur Mundpflege verwendet.

Die Bündelungen von pflegerischen Interventionen wie die Augen-, Nasen- und Mundpflege sowie Tubuslagewechsel ist praktikabel und hat sich in der Praxis etabliert. Die Position des Tubus wird je nach Hautzustand mindestens einmal täglich im Frühdienst im Rahmen der Mundhygiene überprüft und der Tubus umpositioniert. Zur Frequenz der Tubusumlagerung gibt es keine eindeutige Evidenz. Nach Vorbereitung der Materialien, Positionierung in Oberkörperhochlagerung und Absaugen von überschüssigem Sekret erfolgt das orale Assessment anhand der Beurteilungskriterien des Expertenstandards.

Bei Auffälligkeiten oder Veränderungen erlaubt das modifizierte BRUSHED Assessment, bedarfsorientierte Mundpflegeprodukte sowie Maßnahmen abzuleiten. Die Mundpflege umfasst auch immer die Kontrolle von Cuffdruck[16] und Tubuslage anhand der Zahnreihe für die Patient*innensicherheit.

Die praktische Umsetzung des Expertenstandards ist bei Intensivpatient*innen mit starker Blutungsneigung aufgrund Gerinnungsstörungen oder Antikoagulation limitiert. Die Mundhygiene erfolgt bei intubierten bzw. bei tracheotomiertem Patienten*innen mit einem Selbstpflegedefizit bzw. eingeschränkter Bewusstseinslage alle 3–4 Stunden, d. h. zweimal pro Schicht. Das orale Assessment bzw. die Beurteilung des Mundes erfolgt alle 8 Stunden, d. h. einmal pro Schicht sowie bei Auffälligkeiten und Veränderungen.

Für die praktische Umsetzung, für Schulungen und zum Nachlesen wurde eine übersichtliche Darstellung der Vorgehensweise für die Mundpflege entwickelt. Gerade im Hinblick auf die kognitive Einschränkung vieler Intensivpatient*innen fördert die einheitliche Vorgehensweise und Kontinuität des Praxisstandards die Sicherheit und Orientierung [DNQP, 2023].

In der vorliegenden Tabelle (▶ Tab. 3.5) werden den ersten drei Kriterien des BRUSHED Assessments, wie Blutung, Rötung und Ulzeration dem Mundpflegeprodukt mit dem Wirkstoff Benzydamin zugeordnet (Jahn, 2022). Aktuell wird das Tantum Verde von der Krankenhaus Apotheke bezogen. Die Umstellung auf ein alkoholfreies Mundpflegeprodukt mit dem Wirkstoff Benzydamin wird interprofessionell angestoßen.

Bei einer Hypersalivation sowie Xerostomie wird empfohlen, die Häufigkeit der Mundpflege zu erhöhen. Nach ärztlicher Rücksprache kann bei einer Hypersalivation auch die Gabe von Scopolamin in Erwägung gezogen werden. Ergänzende Maßnahmen bei der Xerostomie sind Eislollys, Speichelersatzmittel oder Sprühflaschen mit Wasser.

Bei Halitosis steht der Fokus im Bereich der mechanischen Reinigung der Beläge und Borken. Die Anwendung des Zungenreinigers wurde in der Ablaufbeschreibung sowie bei den ergänzenden Maßnahmen, basierend auf dem Expertenstandard »Förderung der Mundgesundheit in der Pflege« (DNQP, 2023) ergänzt.

Die externen Faktoren beziehen sich im Intensivpflegebereich auf den endotrachealen Tubus. Die Mundpflege erfolgt standardmäßig mit dem vorgefertigten Mundpflegeset. Darin enthalten sind Zahnbürsten sowje Schaumstoff-Stäbchen (oral swabs) mit Soganschluss, um die Zähne zu Putzen, die Wangentaschen auszuwischen und Speichel sowie Sekret abzusaugen. Als Mundspüllösung oder Antiseptikum zur Pneumonieprävention wird als Standardlösung das CHX 0,12 % verwendet, bei MRE-Besiedlung kommt CHX 0,2 % zum Einsatz.

Rückblick und Ausblick

Interaktive Schulungen und die Partizipation von Kolleg*innen sind für die praktische Umsetzung wie für alle Bereiche auch für

---

16 Der mit Luft gefüllte Cuff ermöglicht den Abschluss der Trachea und gleicht Druckschwankungen in der Luftröhre aus. Als Cuffdruck bezeichnet man den Luftdruck im Cuff (idealerweise 20-30 cm/H2O).

die Mundpflege wichtig. Die enge Begleitung vor Ort durch Multiplikator*innen oder Schlüsselpersonen unterstützt die Wissensanwendung und Verstetigung.

Das BRUSHED-Assessment ist laut Rückmeldung von Kolleg*innen praktikabel und berücksichtigt durch die durchgeführten Anpassungen und Erweiterungen die individuellen Bedürfnisse der Patiente*innen.

Eine systematisierte Implementierung nach dem Knowledge-to-Action Modell (KTA- Modell) sichert die nachhaltige Implementierung des Expertenstandards.

Die Herausforderung in der Praxis besteht in der Verstetigung einer regelmäßigen Mundpflege. Die Sicherstellung der Häufigkeit der Mundpflege kann durch Anordnungen im PDMS-System erfolgen. Dies ist jedoch eine Gradwanderung zwischen Vorgabe der Einzelmaßnahme und Weiterentwicklung des Pflegeverständnisses mit dem Verantwortungsbewusstsein für die Relevanz einer regelmäßigen und evidenzbasierten Mundpflege. Die Verstetigung und Förderung einer nachhaltigen Implementierung des Expertenstandards »Förderung der Mundgesundheit in der Pflege« wird im RBK in Zukunft in Gremien sowie in Arbeitsgruppen umgesetzt. Die Ausarbeitung in dem Bereich der Intensivpflege kann an die Arbeitsgruppen angedockt und verknüpft werden.

Zur Einschätzung der Mundgesundheit sowie zur Verlaufsbeobachtung und dem frühzeitigen Erkennen auftretender Veränderungen ist ein Assessment als kriterienbasierte Beobachtung und Dokumentation essenziell (DNQP, 2023).

Das Beurteilungskriterium von Zähnen und Zahnersatz wird aktuell im PDMS im Rahmen des Dokumentationsprojekts ergänzt. Abzuklären ist im Rahmen der hausweiten Implementierung eines Assessments, welches Instrument die anwendungsbezogenen Gütekriterien erfüllt. Im Expertenstandard wird keines der aktuell bestehenden Assessments zur Beurteilung der Mundsundheit empfohlen, sodass anstelle eines Assessmenttools alternativ Kriterien zur Beurteilung der Mundgesundheit im Krankenhausinformationssystem (KIS) hinterlegt werden können.

Die Entwicklung von standardisierten reliablen und für die Berufsgruppe der Pflege validierten Assessmenttools, die Dokumentation der pflegerischen Interventionen sowie die Evaluierung der Umsetzung ist erforderlich. Möglich wäre eine Übersetzung z. B. der »Beck Oral Assessment Scale« (BOAS). BOAS leitet aus Scorebildung verschiedener Beurteilungskriterien die Häufigkeit notwendiger Mundpflegemaßnahmen ab.

Die Zusammenarbeit mit der Logopädie sowie Fortbildungen sind geplant und bieten Möglichkeiten zum Austausch sowie der Integration von Konzepten wie z. B. der Facio-oral-Trakt-Therapie (F.O.T.T.).

Bezüglich eines Assessments zur Beurteilung und Einstufung der Mukositis findet ein Austausch mit der APN aus dem Bereich Onkologie statt. Die Entscheidungsfindung bezüglich des Antiseptikums erfolgt aktuell in Abstimmung mit der Hygieneabteilung und der Apotheke, um die verschiedenen Perspektiven bei der Entscheidung bezüglich eines passenden Antiseptikums zur Mundhygiene zu berücksichtigen. Die interprofessionelle Abstimmung bezüglich des Mundpflegeantiseptikums ist relevant, da sowohl der Expertenstandard als auch das Robert Koch Institut (RKI) keine eindeutige Empfehlung bezüglich eines Mundpflegeantiseptikums zur VAP-Prävention abgeben (RKI, 2013; DNQP, 2023). Weitere Studien und aktuelle Empfehlungen des RKI zur VAP-Prävention wären für die praktische Umsetzung der Mundhygiene hilfreich.

Die Sanierung der Zähne ist im intensivstationären Setting nicht sinnvoll, da der Patient*innen antikoaguliert oder endotracheal intubiert sind. Aber wenn der Patient*innen zuvor auf Normalstation lagen, könnten im Vorfeld Informationen zu Mundpflegegewohnheiten abgefragt werden. Und auf der anderen Seite könnten bei Auffälligkeiten im Mundbereich, diese an die Station rückgemeldet werden, auf die der Patient*innen im Anschluss rückverlegt werden, damit ein entsprechendes zahnärztliches Konsil veranlasst oder in der Entlassdokumentation ein entsprechender Hinweis erfolgen kann.

Im Pflegealltag wird die Implementierung eines Expertenstandards häufig nicht evaluiert. Eine Evaluation in Form eines Audits bezüglich des Implementierungsgrades der Mundhygiene steht noch aus. Abschließend ist ein regelmäßiges Audit geplant, um die Umsetzung zu beurteilen und langfristig die Qualität der Mundhygiene zu steuern.

Literatur

Birkin, S. N. C., Lasham, S. N. E. (2019). Mouth Care in Critical Care. Letzter Zugriff am 10.10.2024 unter: https://www.portsmouthicu.com/resources/Mouth-Care-in-DCCQ-(2016).pdf.
Deutsches Netzwerk für Qualitätsentwicklung in der Pflege (DNQP). (2023). Expertenstandard Förderung der Mundgesundheit in der Pflege. Entwicklung – Konsentierung – Implementierung. Osnabrück: DNQP.
Empfehlung der Kommission für Krankenhaushygiene und Infektionsprävention (KRINKO) beim Robert Koch-Institut (2013): Prävention der nosokomialen beatmungsassoziierten Pneumonie. *Bundesgesundheitsblatt, 56*, 1578–1590.
Firnkranz, C., & Großbichler, T. (2022). Mundpflege bei invasiv beatmeten *Patienten. intensiv, 30* (01), 35–47.
Gottschalk, T. (2007). Mundhygiene und spezielle Mundpflege. Hogrefe.
Jahn, F., Leithold, C., Weiss, S., & Jordan, K. (2022, December). Update der S3-Leitlinie »Supportive Therapie«. *Forum, 37*(6), 442–448. Heidelberg: Springer Medizin.
Krüger, L. (2010). Spezielle Mundpflege beim beatmeten Patienten. *intensiv, 18*(03), 148–152.
Schwartz, A. J., Powell, S. (2009). Brush up on oral assessment and care. *Nursing 2022, 39*(3), 30–32.
Sreenivasan, V. P. D., Ganganna, A., & Rajashekaraiah, P. B. (2018). Awareness among intensive care nurses regarding oral care in critically ill patients. *Journal of Indian Society of Periodontology, 22*(6), 541.
Stančić, I., Petrović, M., Popovac, A., Vasović, M., & Despotović, N. (2016). Caregivers' attitudes, knowledge and practices of oral care at nursing homes in Serbia. *Vojnosanitetski pregled, 73*(7), 668–673.
Unfer, B., Braun, K. O., de Oliveira Ferreira, A. C., Ruat, G. R., & Batista, A. K. (2012). Challenges and barriers to quality oral care as perceived by caregivers in long-stay institutions in Brazil. *Gerodontology, 29*(2), e324–e330.
Wårdh, I., Hallberg, L. R. M., Berggren, U., Andersson, L., & Sörensen, S. (2000). Oral health care—a low priority in nursing: In-depth interviews with nursing staff. *Scandinavian journal of caring sciences, 14*(2), 137–142.
Wårdh, I., Jonsson, M., & Wikström, M. (2012). Attitudes to and knowledge about oral health care among nursing home personnel–an area in need of improvement. *Gerodontology, 29*(2), e787–e792.
Winning, L., Lundy, F. T., Blackwood, B., McAuley, D. F., & El Karim, I. (2021). Oral health care for the critically ill: a narrative review. *Critical Care, 25*(1), 1–8.

3.3.3 Palliativstation

Debora Hänzelmannn

Setting und persönlicher Bezug

Menschen mit einem palliativmedizinischen Behandlungsansatz haben aufgrund zahlreicher Risikofaktoren ein erhöhtes Risiko für Probleme der Mundgesundheit. Im Fokus steht dabei die Mundschleimhaut. Viele Patient*innen leiden unter Xerostomie (Mundtrockenheit) und/oder oraler Mukositis (Entzündung der Mundschleimhaut). Diese Beschwerden haben große Auswirkungen auf die Lebensqualität der Betroffenen, da sie weitere Symptome wie zum Beispiel Schmerzen, Probleme beim Sprechen und bei der Nahrungsaufnahme mit sich bringen. Da in der palliativmedizinischen Versorgung die Symptomkontrolle und die Erhaltung bzw. Steigerung der Lebensqualität im Vordergrund stehen, kommt der Förderung der Mundgesundheit eine große Bedeutung zu. Dies motivierte das Team der Palliativstation der Raphaelsklinik Münster an der modellhaften Implementierung des Expertenstandards »Förderung der Mundgesundheit in der Pflege« teilzunehmen.

Erfahrungen und Bedarf

Im pflegerischen Stationsteam der Palliativstation arbeitet ein hoher Anteil an Pflegefachkräften mit langjähriger Berufserfahrung und Zusatzqualifikationen. Dadurch gab es schon vor Projektbeginn ein hohes Fach- und Erfahrungswissen in Bezug auf die Mundgesundheit, auf das zurückgegriffen werden konnte. Außerdem wurde die Notwendigkeit einer guten und regelmäßigen Mundpflege als selbstverständlich angesehen. Trotzdem bestand der Wunsch, die bisherige Vorgehensweise zu reflektieren und mit den neuen Erkenntnissen des Expertenstandards abzugleichen.

Motivation und Schulung

Zu Beginn des Projektes bildete sich eine Projektgruppe unter Leitung der Pflegewissenschaftlerin und zwei Pflegefachkräften der Station. Zu der Gruppe gehörten außerdem die Stationsleitung, die onkologische Fachpflegekraft und die Clinical Nutrition des Hauses. Der Projektgruppe war es sehr wichtig, die Pflegenden der Station von Anfang an miteinzubeziehen. Deshalb wurde in jeder Teambesprechung kurz über den aktuellen Stand des Projektes berichtet. Außerdem wurden die Pflegefachkräfte anonym zu ihrem Fortbildungsbedarf befragt.

Es stellte sich heraus, dass der Fortbildungsbedarf insgesamt als gering eingestuft wurde, was aufgrund des hohen Wissensstandes zu erwarten war. Die Pflegefachkräfte wünschten sich dennoch mehr Sicherheit im Bereich Screening und Assessment, Beratung und Schulung sowie Evaluation der Maßnahmen. Die Schulung wurde im Rahmen einer Teambesprechung kurz vor der praktischen Umsetzung durchgeführt. Dabei wurde besonderer Wert auf die gewünschten Inhalte gelegt. Zusätzlich wurden ein Assessmentinstrument und die neu angeschafften Hilfsmittel vorgestellt. Neben der Schulung vor Ort wurden den Pflegefachkräften hilfreiche Links zu weiterführender Literatur und Anleitungsvideos (z. B. Bundeszahnärztekammer) zur Verfügung gestellt.

Als hilfreich stellte sich heraus, dass vier Mitglieder der Projektgruppe in Vollzeit auf der Station arbeiteten und somit regelmäßig vor Ort waren. Das gab den Kolleg*innen Sicherheit und die Möglichkeit, jederzeit Fragen stellen zu können.

Pflegeprozess

Im Rahmen des Projektes wurden die einzelnen Standardebenen konkretisiert und an die besonderen Bedarfe der Palliativpatienten angepasst.

Der Expertenstandard »Förderung der Mundgesundheit in der Pflege« empfiehlt die Durchführung eines Screenings zu Beginn des pflegerischen Auftrags (DNQP, 2023). Da alle Patient*innen im palliativmedizinischen Setting aber mindestens zu einer der im Expertenstandard aufgezählten Risikogruppen gehören, kann darauf verzichtet werden. Im Assessment werden systematisch Auffälligkeiten im Mundbereich beschrieben und die individuellen Einflussfaktoren ermittelt. In der Literaturanalyse des Expertenstandards sind eine Vielzahl von Assessmentinstrumenten beschrieben, jedoch wird kein Instrument grundsätzlich empfohlen. Es sind lediglich die relevanten Kriterien für ein Assessment festgeschrieben (DNQP, 2023).

Wir haben die sechs beschriebenen Assessmentinstrumente aus dem onkologischen Setting gesichtet und geprüft. Anschließend wurde die »WHO Oral Toxicity Scale« als Grundlage für das Assessment auf der Palliativstation gewählt. Sie eignet sich für Menschen mit einem Risiko für Stomatitis oder bereits bestehender Stomatitis. Dabei wird die Beurteilung der Mundschleimhaut anhand von fünf Graden beschrieben (DNQP, 2023). Die WHO Oral Toxicity Scale eignet sich nicht nur als Erhebungsinstrument bei der Aufnahme, sondern auch, um einen Verlauf zu beschreiben. Da diese Skala ausschließlich auf der Beurteilung der Mundschleimhaut fokussiert, haben wir weitere Beurteilungskriterien, wie z. B. Probleme mit der Zahnprothese oder beim Sprechen und die Selbstpflegekompetenz, auf dem Assessmentbogen ergänzt.

Diese Informationen werden zur weiteren Pflegediagnostik verwendet. Wir nutzen zur Diagnosestellung die Klassifikation der North American Nursing Diagnosis Association International (NANDA-I)[17]. Insbesondere die Pflegediagnosen »Risiko einer beeinträchtigten Mundschleimhaut«, »Beeinträchtigte Integrität der Mundschleimhaut« und »Risiko einer Mundtrockenheit« sind in diesem Themenfeld relevant (Herdman et al., 2022). Nach der Erstellung der jeweiligen Pflegediagnose wird diese durch individuelle Risikofaktoren bzw. beeinflussende Faktoren und bestimmende Merkmale als Basis, um Ziele und Maßnahmen mit den Patient*innen zu planen, begründet.

Für die Einschätzung ist neben den Gesprächen mit Patient*innen und/oder Angehörigen die Inspektion der Mundhöhle notwendig. Dies ist für die Patient*innen häufig schambehaftet. Die Erfahrung zeigt aber, dass es den Patient*innen deutlich leichter fällt, wenn ein Vertrauensverhältnis besteht. Daher ist es sinnvoll, die Inspektion der Mundhöhle erst nach dem Aufnahmegespräch durchzuführen. Dafür sollte in jedem Fall eine gute Lichtquelle vorhanden sein, da viele Mundschleimhautdefekte oder auch Rötungen sonst nicht zu sehen oder zu beurteilen sind. In der Praxis hat es sich bewährt, dass jede Pflegefachkraft eine eigene Taschenlampe hat.

Die Planung der Maßnahmen zur Förderung der Mundgesundheit kann grundsätzlich in die bestehende Pflegeplanung integriert werden. Das gilt sowohl für den Fall, dass ein Selbstversorgungsdefizit vorliegt als auch bei kleineren Mundschleimhautdefekten oder Mundtrockenheit. Auf der Palliativstation wurde aber schnell deutlich, dass diese Dokumentation bei größeren Defekten oder vielen kleineren Läsionen im Mund an ihre Grenzen stößt. Vor allem die Beschreibung der Lokalisation der einzelnen Wunden im Mund stellte sich als schwierig heraus. Die Projektgruppe entschied sich daher einen Mund-Wund-Bogen zu erstellen (▶ siehe elektronisches Zusatzmaterial). Dieser ermöglicht den Pflegefachkräften eine genauere Beschreibung der Wunde bzw. Wunden mit Größe und Wundart. Außerdem kann die Lokalisation auf einer Mundhöhlen-Grafik eingezeichnet und die Behandlung der Wunde beschrieben werden. An den darauffolgenden Tagen kann auf dem Bogen der Verlauf beschrieben werden, sodass die zuständige Pflegefachkraft immer einen guten Überblick hat.

Der Information, Schulung und Beratung von Patient*innen und ggf. deren Angehörigen kommt in der palliativmedizinischen Versorgung eine große Bedeutung zu. Viele Patient*innen sind aufgrund ihres Gesundheitszustandes in vielen Tätigkeiten des alltäglichen Lebens bereits eingeschränkt. Die Durchführung der Mundpflege ist vielen Menschen mit den geeigneten Hilfsmitteln und der richtigen Positionierung jedoch noch sehr lange möglich. Den Patient*innen die Möglichkeit zu geben, dies auch weiter zu tun, fördert die Selbstbestimmung und Selbständigkeit.

Des Weiteren werden viele Patient*innen nach ihrem Krankenhausaufenthalt in die Häuslichkeit entlassen und die Versorgung wird zum überwiegenden Teil von Angehörigen übernommen. Eine Fortführung der Maßnahmen zur Förderung der Mundgesundheit sollte angestrebt werden, was zu einem Informations- und Schulungsbedarf führt. Die Schulung und Beratung der Patient*innen und Angehörigen zu unterschied-

---

17 NANDA-I (Internationale Klassifikation der Pflegediagnosen) ist eine pflegewissenschaftliche Organisation, die sich mit der Formulierung, Entwicklung und Prüfung von Pflegediagnosen beschäftigt.

lichen Themen fand bei uns bereits vor der modellhaften Implementierung des Expertenstandards regelmäßig statt. Übernommen wurde die Aufgabe sowohl von den zuständigen Pflegefachkräften als auch von den Mitarbeiter*innen der onkologischen Fachberatung und der familiären Pflege. Während dem Projekt wurden alle Mitarbeiter*innen für das Thema Mundgesundheit neu sensibilisiert, sodass dies auch in den Beratungsgesprächen mehr Berücksichtigung fand.

In vielen Gesprächen mit den Patient*innen und deren Angehörigen ist es hilfreich, Informationsmaterial herauszugeben. Bei der Vielzahl an Informationen können sie im Nachhinein in Ruhe alles nachlesen. Zum Thema Mundgesundheit wurde durch die Projektgruppe eine Vielzahl an Beratungsmaterial und Informationsbroschüren gesichtet. Dabei wurde auf die Empfehlungen des Expertenstandards zu Informations- und Beratungsmaterialien im Anhang zurückgegriffen (DNQP, 2023) Die Projektgruppe entschied sich dafür, kein eigenes Material zu erstellen, da es genügend kostenlose und gute Informationsbroschüren gibt, die online bestellt werden können.

Wie bereits im Vorfeld beschrieben, gab es im Stationsteam bereits vor der Einführung des Expertenstandards ein hohes Fachwissen in Bezug auf die Förderung der Mundgesundheit. Dementsprechend gab es bei der Durchführung der Maßnahmen keine nennenswerten Neuerungen. Im Rahmen des Projektes wurden allerdings die vorhandenen Hilfsmittel auf den Prüfstand gestellt und neue Hilfsmittel getestet. Grundsätzlich bringen die Patient*innen ihre eigenen Mundpflegematerialien mit ins Krankenhaus. Es kommt aber auch vor, dass Patient*innen keine Utensilien dabeihaben oder dass sie aufgrund einer Zustandsveränderungen mit ihren bisherigen Hilfs- und Pflegemitteln nicht mehr zurechtkommen.

Besonders beliebt sind bei den Patient*innen und Pflegefachkräften die Glasfläschchen mit Sprühkopf zur Befeuchtung der Mundschleimhaut. Sie können individuell befüllt werden, je nach Wunsch der Patient*innen und bringen insbesondere bei Xerostomie schnelle Hilfen. Bei Patient*innen, die ein Risiko für Mundschleimhautdefekte oder bereits Läsionen haben, wird besonders gerne das speziell gemischte Mundpflegeöl der Apotheke verwendet. Die Patient*innen empfinden es überwiegend als sehr angenehm und es wird von schneller Linderung der Beschwerden berichtet.

Durch den Expertenstandard inspiriert, wurden zusätzlich neue Hilfsmittel angeschafft, beispielsweise eine elektrische Zahnbürste und eine Griffverstärkung, die die Patient*innen bei einer selbstständigen Mundpflege unterstützen sollten. Auch wenn diese Hilfsmittel nicht allen zur Verfügung gestellt werden können, so dienen sie doch als Anschauungsobjekte und zur Erläuterung. Des Weiteren wurde eine Absaugzahnbürste getestet. Sie kam bei Menschen mit Schluckstörungen zum Einsatz. Diese wird aber deutlich weniger genutzt als zuvor gedacht.

Wann und wie häufig eine Evaluation der geplanten Maßnahmen zur Förderung der Mundgesundheit stattfinden sollte, ist sehr individuell. Im palliativmedizinischen Setting ändert sich der Zustand der Mundschleimhaut teilweise innerhalb von Stunden, sowohl positiv als auch negativ. Dementsprechend einigte sich die Projektgruppe auf eine tägliche Evaluation.

Die Dokumentation der (geänderten) Maßnahmen erfolgt in der allgemeinen Pflegeplanung und die Zustandsbeschreibung der Mundhöhle im Pflegebericht oder ggf. auf dem Mund-Wund-Bogen.

Bei der Ersteinschätzung und im Verlauf können Probleme in Bezug auf die Mundgesundheit identifiziert werden, die den pflegerischen Handlungsrahmen übersteigen. Die Pflegefachkraft entscheidet dann, welche weitere Expertise benötigt wird. Im palliativmedizinischen Setting handelt es sich in erster Linie um Schmerzen oder auch Infektionen der Mundhöhle. Da das pflegerische und ärztliche Team häufig sehr eng miteinander arbeiten, können in solchen Fällen auf kurzen Dienstweg schnell Lösungen gefunden werden.

Problematischer sind Fälle, in denen zahnmedizinische Expertise benötigt wird. Dies ist beispielsweiße der Fall, wenn Zähne abgebrochen sind oder Zahnprothesen nicht mehr richtig passen. In vielen Kliniken sind keine Zahnmediziner*innen verortet, sodass diese nicht einfach dazu gerufen werden können. Dazu kommt, dass Patient*innen gerne ihre eigenen Hauszahnärzt*innen um Rat fragen möchten. In solchen Fällen sind gute Absprachen mit Patient*innen bzw. deren Angehörigen notwendig. Evtl. kann die stationäre palliativmedizinische Behandlung unterbrochen werden und der Patient/ die Patientin kann ambulant zu seinem Hauszahnarzt gehen. Es ist dennoch empfehlenswert, dass ein Krankenhaus ohne eigene Zahnmedizin mit einer Zahnarztpraxis kooperiert, um bei Bedarf ein Konsil anfordern zu können.

Rückblick und Ausblick

Rückblickend hat sich die Teilnahme an der modellhaften Implementierung des Expertenstandards »Förderung der Mundgesundheit in der Pflege« absolut gelohnt. Die anfängliche Skepsis darüber, ob es wirklich eines Expertenstandards zu diesem »banalen« Thema bedarf, ist schnell verflogen. Allen Beteiligten wurde schnell klar, wie komplex dieses Pflegethema ist und welche Auswirkungen eine gute Mundhygiene auf den Menschen hat. Durch die Beschäftigung mit den Inhalten aus dem Expertenstandard wurden die Pflegefachkräfte neu sensibilisiert und die Mundpflege wurde wieder in den Fokus gerückt.

Herausfordernd war insbesondere das Thema Screening und Assessment. Die Projektgruppe hat lange zwischen dem Nutzen für die pflegerische Versorgung und dem bürokratischen Aufwand abgewogen, bis eine gute Lösung gefunden wurde. Des Weiteren bleibt die interdisziplinäre Zusammenarbeit über die Krankenhausmauern hinaus eine Herausforderung.

Das Projekt auf der Palliativstation hat auch bei anderen Teams im Krankenhaus das Interesse geweckt, sich ebenfalls mit dem Thema zu beschäftigen. Erste Überlegungen zeigen jedoch deutlich, dass die Konkretisierung der Inhalte des Expertenstandards auf der Palliativstation nur sehr bedingt in andere Bereiche übertragbar ist, da die Bedarfslagen der Patient*innen sich sehr unterscheiden. Auf einer Palliativstation ist die Kariesprophylaxe beispielsweise ein absolutes Randthema, auf einer pädiatrischen Station dagegen ist sie ein wichtiger Aspekt.

Literatur

Deutsches Netzwerk für Qualitätsentwicklung in der Pflege (DNQP). (2023). Expertenstandard Förderung der Mundgesundheit in der Pflege. Entwicklung – Konsentierung – Implementierung. Osnabrück: DNQP.

Herdman et al. (2022). NANDA-I-Pflegediagnosen. Definitionen und Klassifikation 2021-2023. Kassel: RECOM.

3.3.4 Viszeralchirurgie

Franziska Ermann

Setting und persönlicher Bezug

Die Station für Viszeralchirurgie am Universitätsklinikum Köln hat 64 Betten und es arbeiten dort 56 Pflegefachpersonen. Die Empfehlungen des Expertenstandards »Förderung der Mundgesundheit in der Pflege« (DNQP, 2023) sind inzwischen fester Bestandteil in der pflegerischen Betreuung, da die Mundgesundheit der Patient*innen in der Viszeralchirurgie eine hohe Relevanz hat, vor allem für Patient*innen, die eine größere Operation erhalten haben und über mehrere Tage nahrungskarent bleiben müssen.

Erfahrungen und Bedarf

Besonders gefährdet sind Patient*innen mit einer onkologischen Grunderkrankung, z. B. Patient*innen nach einem Magenhochzug bei Ösophaguskarzinom. Außerdem gehören Patient*innen nach einer Organtransplantation, die durch die Immunsuppression ein hohes Risiko aufzeigen, eine Infektion im Bereich des Mundes zu entwickeln, z. B. einen Soor, zu den Risikogruppen. Nicht außer Acht zu lassen sind außerdem körperlich oder kognitiv beeinträchtige Patient*innen.

Motivation und Schulung

Ziel der modellhaften Implementierung des Expertenstandards war die Verbesserung der Mundgesundheit auf der viszeralchirurgischen Projektstation. Hier sollte vorrangig ein Assessmentinstrument zur Ermittlung und Beurteilung des Mundstatus eingeführt werden, das Mund- und Zahnpflegematerial der Station angepasst und Informationsmaterial für Patient*innen erstellt werden. Patient*innen mit einem Risiko oder Problem im Bereich des Mundes sollten identifiziert werden und ein angepasstes Mundpflegeangebot erhalten.

Das Pflegeteam sollte mit aktuellen pflegewissenschaftlichen Kenntnissen zum Thema Mund- und Zahnpflege ausgestattet werden. Dazu erfolgte der Transfer von pflegewissenschaftlichen Inhalten aus dem Expertenstandard in die pflegerische Praxis anhand der vorgegebenen Methodik des DNQP (DNQP, 2019). Unter Pandemiebedingungen (COVID-19 Pandemie) und den damit einhergehenden Kontaktbeschränkungen stellte dies eine besondere Herausforderung dar.

Die Größe unserer Station bietet gute Voraussetzungen für die Umsetzung. So sind dort bereits zwei Pflegeexpertinnen beschäftigt, die erweiterte Aufgaben in der direkten Betreuung der Patient*innen übernehmen.

Die Projektleitung übernahm eine Pflegeexpertin der Projektstation. Sie hat zusätzlich zur dreijährigen Berufsausbildung zur Gesundheits- und Krankenpflegerin eine pflegewissenschaftliche Qualifikation (Bachelor) und wurde für den Zeitraum der Planung und Umsetzung von acht Monaten mit 25 % Vollzeitäquivalent für diese Aufgabe freigestellt. Beratend zur Seite stand ihr die Leiterin der klinikinternen Abteilung Pflegepraxis-Entwicklung, eine projekterfahrene Pflegewissenschaftlerin.

Zunächst wurde auf der Grundlage der Empfehlungen des DNQP zur Implementierung in Abstimmung mit Pflegedienst- und Teamleitung ein Projektplan zur Transparenz und Orientierung für alle Beteiligten während des Projektes erstellt.

Aus dem Team heraus wurde durch die Projektleitung eine Arbeitsgruppe mit sechs Pflegefachpersonen gebildet. Einbezogen wurden Personen mit hoher pflegefachlicher Kompetenz, hoher Arbeitsmotivation und Anerkennung im Team. Außerdem brachten sie Weiterbildungen im Bereich Praxisanleitung, Schmerz und Palliativversorgung in die Arbeitsgruppe ein und hatten somit das Potenzial, eine Vorbildfunktion im Team einzunehmen. Die Arbeitsgruppe fungierte als Kernteam. Sie traf sich während des Projektzeitraums alle zwei Wochen für eine Stunde. Die Teamleitung der Station ermöglichte außerdem, dass die Arbeitsgruppenmitglieder zusätzlich für zwei ganze Tage für die Arbeit in der Arbeitsgruppe freigestellt wurden. In den zwei Tagen wurde das konkrete Projektvorgehen diskutiert und festgelegt.

In Abstimmung der Projektleitung mit der Arbeitsgruppe wurden bedarfsgerechte Mund- und Zahnpflegematerialien für die Patient*innen ausgewählt. Beratend zur Seite standen dabei auch die Zahnärzt*innen der Uni-Zahnklinik. Die getroffene Auswahl wurde durch die Teamleitung bestellt. Vorrangig wurden Einmalzahnbürsten durch weiche Mehrwegzahnbürsten und Zahnpasta ersetzt. Ergänzend dazu wurden Interdentalbürsten zur Verfügung gestellt. Außerdem sollten die Patient*innen verschiedene Optionen zur

Mundbefeuchtung erhalten. So wurden zum einen verschiedene Sprays zur Mundbefeuchtung bestellt und zuckerfreie Kaugummis, um die Speichelproduktion anzuregen, zum anderen weiche Schwammtupfer (Schaumstoffstäbchen bzw. Kompressen), mit deren Hilfe Patient*innen ihren Mund mit Wasser und Tee befeuchten konnten. In vielen Fällen brachten die Patient*innen jedoch auch ihre eigenen Mundpflegeutensilien in die Klinik mit (z. B. elektrischen Zahnbürsten).

Das Team erhielt über einen Zeitraum von drei Monaten alle zwei Wochen digitale zehnminütige Kurzfortbildungen in der Übergabezeit von Früh- auf den Spätdienst. Die Fortbildungen wurden durch die Projektleitung unter Rücksprache mit der Arbeitsgruppe konzipiert und durchgeführt. Als relevanteste Themen für die Projektstation wurden folgende identifiziert:

1. Screening und Assessment
2. Mundpflegematerialien
3. Durchführung der Mund- und Zahnpflege
4. Probleme im Bereich des Mundes
5. Mundbefeuchtung.

Das in der Klinik verortete »Patienten-Informations-Zentrum« wurde zum Thema »Patient*innenedukation« einbezogen. Die Themen wurden während der Fortbildungsphase je nach Bedarf des Teams wiederholt aufgegriffen. Um die Kontaktbeschränkungen (Corona-Pandemie) einzuhalten, wurden zur Durchführung der Kurzfortbildungen Kleingruppen an verschiedenen digitalen Arbeitsplätzen der Station gebildet. Zusätzlich bestand die Möglichkeit, von Zuhause aus an den Kurzfortbildungen teilzunehmen. Der zeitliche Rahmen von zehn Minuten wurde konsequent eingehalten, sodass die Pflegefachpersonen aus dem Frühdienst pünktlich in den Feierabend gehen konnten und der Spätdienst seine Arbeit nach der Kurzfortbildung beginnen konnte. Als Ergänzung zu den Kurzfortbildungen wurden *One Minute Wonder-Poster* zu den Themen »Screening und Assessment« und »Durchführung der Mundpflege« erstellt. Zudem wurde ein Buddy-System initiiert, für das einzelne Pflegefachpersonen einem festen Arbeitsgruppenmitglied zugeordnet wurden. Es sollte damit eine feste Ansprechbarkeit zwischen einer Pflegefachperson und einer Expert*in gewährleistet werden. Zur Unterstützung der gezielten Information von Patient*innen wurde in Kooperation mit dem »Patienten-Informations-Zentrum« ein Infoflyer entwickelt (▶ elektronisches Zusatzmaterial).

Nach Abschluss der Kurzfortbildungen wurden Pflegevisiten zum Thema »Mundgesundheit« durch die Projektleitung und die Arbeitsgruppe durchgeführt. Die Patient*innen wurden mit eingebunden. Zur Evaluation des Projektes wurde das vom DNQP vorgegebene Audit durchgeführt und die Struktur-, Patient*innen- und Mitarbeiter*innenebene betrachtet.

Pflegeprozess

Bereits im Rahmen der Implementierung zeigte sich eine Verbesserung der Mundgesundheit bei den Patient*innen. Dies konnte an den Ergebnissen des Assessments, an den positiven Rückmeldungen der Patient*innen sowie an den Ergebnissen des Audits festgemacht werden.

Risiken und Probleme, wie z. B. ein Soor, wurden frühzeitig identifiziert. Symptome, wie z. B. Mundtrockenheit, wurden frühzeitig gelindert und geeignetes Material wie z. B. Tees und Sprays angewendet. Zahnärzt*innen wurden hinzugezogen, z. B., wenn Prothesen auf Grund von Gewichtsabnahmen oder langer Prothesenkarenz angepasst werden mussten.

Das Team zeigte eine verlässliche und motivierte Teilnahme an den Kurzfortbildungen. Sicherlich kann dies darauf zurückgeführt werden, dass sie meist auf die geplanten zehn Minuten begrenzt wurden. Des Weiteren stellte sich die Präsenz der Projektleitung auf der Station als hilfreich für die Projektumsetzung dar. Das Team konnte auch in den regulären Diensten der Projektleitung Fragen stellen und bestimmte Themen und Inhalte diskutieren. Zudem konnten je nach zeitlichen Kapazitäten Eins-zu-eins Coachings während der Dienste durchgeführt werden und die Teamstimmung in Bezug auf das Projekt ermittelt werden. In diesem Kontext wurde eine Diskussion über die Priorisierung pflegerischer Maßnahmen begonnen. Das Team einigte sich darauf, dass die Durchführung der Mundpflege, auch auf Grund der Rückmeldungen der Patient*innen, selbst bei knappen zeitlichen Ressourcen mit hoher Priorität zu behandeln ist.

Die Teamleitung unterstützte das Projekt und sorgte für die notwendigen Ressourcen. Das Team konnte aktiv beteiligt werden und zeigte sich motiviert. Einfluss darauf hatte auch die Arbeitsgruppe, die im Team zu Expert*innen und Multiplikator*innen zum Thema Mundgesundheit wurden. Die Arbeitsgruppe signalisierte wiederholt, dass sie sich durch die Arbeit in der Arbeitsgruppe und die damit einhergehenden Mitsprachmöglichkeiten sehr wertgeschätzt fühlten.

Die Pflegevisiten zeigten sich als erfolgreiche Methode, um Wissen bei den betreuenden Pflegefachpersonen zu vertiefen, sich kollegial auszutauschen sowie die Patient*innen zu beraten und das Mundpflegematerial an deren jeweilige Bedürfnisse anzupassen.

Das Buddy-System konnte sich weniger durchsetzen. Möglicherweise war der zusätzliche Aufwand vor allem in der besonders belasteten Pandemiezeit zu hoch.

Rückblick und Ausblick

Nachdem die Patient*innen wiederholt äußerten, dass die Mundpflege ihr Wohlbefinden steigert, wurde entschieden, mundpflegerische Maßnahmen zu priorisieren. In der RN4Cast Studie von 2014 wurden Pflegefachpersonen zum Thema implizite Rationierung von pflegerischen Tätigkeiten befragt. Pflegefachpersonen gaben dabei an, dass sie in durchschnittlich 29 % der Fälle die Mundpflege rationieren bzw. weglassen (Zander et al., 2014).

Die Implementierung des Expertenstandards in der Viszeralchirurgie war erfolgreich. Der Projektplan sorgte für Verbindlichkeit in der Umsetzung und für eine Bündelung der Aktivitäten. Durch die konsequente Beteiligung des Teams gelang eine hohe Akzeptanz und Identifikation mit dem Thema. Gemeinsam wurde ein tragfähiges Konzept zur Verbesserung der Mundgesundheit auf einer viszeralchirurgischen Station erarbeitet und entschlossen umgesetzt. Trotz Pandemiebedingungen entwickelte sich eine Teamdynamik mit Freude an Entwicklung und ein gestärktes Selbstbewusstsein durch aktuelles pflegewissenschaftliches Wissen. Die Projektleitung, eine erfahrene Kollegin und Pflegewissenschaftlerin in Personalunion, konnte durch ihre Präsenz für Kontinuität, fachlichen Austausch und Feedback sorgen.

Das Implementierungskonzept berücksichtigt verschiedene Wege der Wissensvermittlung und ist auf andere Einsatzbereiche übertragbar sowie für weitere Themenfelder anwendbar. Für entsprechende Projekte kann das Potenzial von pflegewissenschaftlichen Bachelor- und Masterabsolvent*innen genutzt werden. Dafür sind jedoch entsprechende zeitliche Ressourcen erforderlich und erfahrene Pflegewissenschafter*innen, die über Kompetenzen zur Beratung und Begleitung verfügen.

Literatur

Deutsches Netzwerk für Qualitätsentwicklung in der Pflege (Hrsg.). (2019). Methodisches Vorgehen zur Entwicklung, Einführung und Aktualisierung von Expertenstandards in der Pflege und zur Entwicklung von Indikatoren zur Pflegequalität auf Basis von Expertenstandards. Osnabrück.

Deutsches Netzwerk für Qualitätsentwicklung in der Pflege (Hrsg.). (2023). Expertenstandard Förderung der Mundgesundheit in der Pflege. Entwicklung – Konsentierung – Implementierung. Schriftenreihe des Deutschen Netzwerks für Qualitätsentwicklung in der Pflege. Osnabrück.

Zander B., Dobler L., Bäumler M., Busse R. (2014). Implizite Rationierung von Pflegeleistungen in deutschen Akutkrankenhäusern – Ergebnisse der internationalen Pflegestudie RN4Cast. *Das Gesundheitswesen,* 76(11), 727–734.

3.3.5 Neurochirurgie/ Neurotraumatologie

Debora Hänzelmann & Annett Horn

Hintergrund

Im Winter- und Sommersemester 2023/24 fand an der FH Münster unter der Leitung von Annett Horn ein Studierendenprojekt im Rahmen des Studiengangs Bachelor of Science Pflege und des Studiengangs Bildung im Gesundheitswesen Fachrichtung Pflege statt. Ziel des Projektes war, eine neurochirurgische/neurotraumatologische Station des Clemenshospitals Münster bei der Einführung des Expertenstandards »Förderung der Mundgesundheit in der Pflege« (DNQP, 2023) zu unterstützen. Die Projektgruppe bestand aus neun Studierenden der beiden Studiengänge.

Vorgehen

Das erste Projekttreffen zwischen den Studierenden und Pflegefachkräften der Station fand im Dezember 2023 im Clemenshospital in Münster statt. Zunächst wurden den Studierenden die Rahmenbedingungen und der Arbeitsablauf der Station erklärt. An diesem ersten Treffen beteiligten sich neben den Pflegefachkräften auch die Leitungen der Station, eine Praxisanleiterin sowie eine Pflegewissenschaftlerin, die an der Klinik angestellt ist und den Projektablauf in der Praxis begleitete. Deutlich wurde anhand der Darstellungen, dass sich die Station mit mehreren Herausforderungen bei der Einführung des Expertenstandards konfrontiert sah.

Die Studierendengruppe teilte sich daher nach dem ersten Kennenlernen mit der Station in zwei Arbeitsgruppen auf. Die erste Gruppe setzte sich intensiv mit dem Thema Einschätzung der Mundgesundheit bei neurologischen Patient*innen auseinander, da auf der Station noch keine spezifischen Assessments bekannt waren und entwickelte in der Folge eine Verfahrensanweisung. Im Folgenden wird das Vorgehen der zweiten Gruppe dargestellt, die sich zum Ziel setzte, den Schulungsbedarf der Stationsmitarbeitenden zu ermitteln und darauf zu reagieren.

Schulungsbedarf: Analyse

Die Studierenden entwickelten zunächst auf der Basis des Expertenstandards (DNQP, 2023) einen Fragebogen, mit dessen Hilfe der Bedarf der Station zum Thema Mundgesundheit ermittelt werden sollte. Der Fragebogen bestand aus insgesamt 19 Fragen (▶ elektronisches Zusatzmaterial). Zu Beginn wurden drei offene Fragen zu den persönlichen Zielen bei der Mundpflege und den Wünschen und Erwartungen an das Projekt gestellt. Darauf folgten 16 fachspezifische Fragen zu Inhalten des Expertenstandards. Für die Beantwortung wurde eine vierstufige Likert-Skala verwendet. Die Fragen dienten zum einen dazu, mögliche Wissensdefizite der Pflegefachpersonen aufzudecken. Zum anderen sollten damit Wünsche zu weiteren Pflege- und Hilfsmitteln, Beratungsmaterialien und Fortbildungsinhalte ermittelt werden.

Das gesamte Pflegefachpersonal (N=39) der neurochirurgisch/neurotraumatologischen Station des Clemenshospitals erhielt einen ausgedruckten Fragebogen. Insgesamt wurden 16 Fragebögen vollständig beantwortet zurückgegeben.

Ergebnisse

Anhand der ausgewerteten Ergebnisse wurde deutlich, dass bei den Mitarbeitenden ein hohes Fachwissen zur Mundhygiene vorhanden ist und sie sich bereits mit dem Thema auseinandergesetzt haben. Trotzdem war ein allgemeiner Schulungsbedarf zum Thema Mundgesundheit erkennbar: Vor allem beim Thema Einschätzung der Mundgesundheit und Beratung von Angehörigen bestätigte sich die schon beim Projekttreffen vermittelte Unsicherheit. Zudem wurde ein Schulungsbedarf zum Thema Nebenwirkungen von Medikamenten auf die Mundgesundheit bei neurologischen Patient*innen genannt. Nach Auswertung der Fragebögen entschied sich die Arbeitsgruppe, ein Lernposter (One-Minute-Wonder) für die Station mit einer Übersicht zu den gängigen Medikamentengruppen und deren Auswirkungen auf die Mundgesundheit zu erstellen.

Erstellung Poster

Bei der Erstellung des Posters orientierte sich die Gruppe am Strukturkriterium S1a des Expertenstandards »Die Pflegefachkraft verfügt über die Kompetenz zur Identifikation eines pflegerischen Unterstützungsbedarfes bei der Mundpflege« (DNQP, 2021, S. 27).

Abgebildet wurden verschiedene Medikamentengruppen und ihre Nebenwirkungen. Hierfür wurden alle Medikamente berücksichtigt, die auf der Station regelmäßig an die zu versorgenden Patient*innen verabreicht werden (▶ elektronisches Zusatzmaterial).

Das Poster sollte an einem zentralen Ort der Station (z. B. Medikamentenschrank, Dienstzimmer, etc.) angebracht werden, damit es von den Mitarbeitenden in kurzer Zeit gelesen werden kann.

Fazit

Das Projekt wurde im Juni 2024 im Clemenshospital beendet und die Ergebnisse der Befragung den Mitarbeitenden der Station vorgestellt. Zudem wurde das Poster gezeigt, welches große Anerkennung fand. Die Station äußerte sich positiv über die Zusammenarbeit und hat angeregt, ein weiteres Studierendenprojekt anzuschließen. Themen, die zukünftig mit der Station bearbeitet werden könnten, sind:

- Wie gehe ich bei Mundtrockenheit vor?
- Wie erkenne ich einen Soor?
- Wie geht man vor bei Kau- und Schluckbeschwerden?
- Interdisziplinäre Zusammenarbeit
- Schulung zum Screening/Assessment
- Beratung von Patient*innen und Angehörigen

Das Projekt hat den Studierenden persönlich viel Spaß gemacht und ihre Fachkompetenz erweitert. Es wurde deutlich, wie vielfältig und komplex das Thema »Mundgesundheit in der Pflege« ist. Mundpflege trägt einen wichtigen Teil zum Wohlsein der Patient*innen und deren Genesung bei. Pflegekräfte sollten die Mundgesundheit der Patient*innen im Blick behalten, bei Bedarf die Mundhygiene unterstützen oder selbst durchführen können. Dabei stellen sich jedoch viele Fragen und Herausforderungen, die in der Praxis bisher oftmals nicht befriedigend beantwortet bzw. bewältigt werden können.

Literatur

Deutsches Netzwerk für Qualitätsentwicklung in der Pflege (DNQP). (2023). Expertenstandard Förderung der Mundgesundheit in der Pflege. Entwicklung – Konsentierung – Implementierung. Osnabrück: DNQP.

3.4 Pflegemanagement: Ressourcen für eine erfolgreiche Implementierung

Barbara Strohbücker

3.4.1 Hintergrund und Zielsetzung

Die Implementierung von Expertenstandards und anderen »State of the Art«-Konzepten ist herausfordernd. Um wirksame und nachhaltige Veränderungen zu erzielen, müssen Strukturen, Kompetenzen und Ressourcen verfügbar sein. Im Folgenden wird dargelegt, wie die Ressourcenkalkulation bei der modellhaften Implementierung des Expertenstandards »Förderung der Mundgesundheit in der Pflege« auf einer Station des Universitätsklinikums Köln erfolgte und wie das Projekt strukturell gestaltet wurde.
Eine ausführlichere Darlegung der praktischen Umsetzung findet sich in ▶ Kap. 3.3.4.

3.4.2 Methode

Die klassische Methode für die Implementierung von Innovationen ist das Projektmanagement. Im Rahmen der Projektplanung muss auch die Frage nach der Projektstruktur (Leitung, weitere Akteur*innen), nach notwendigen Ressourcen und Zuständigkeiten geklärt werden. Wir haben insgesamt einen Projektzeitraum von neun Monaten angesetzt: zwei Monate Vorbereitung, sechs Monate Umsetzung und einen Monat für Nachbereitung und Berichterstattung.
Der notwendige Ressourcenaufwand wurde in Personentagen auf der Basis von Schätzungen kalkuliert. Zentrale Akteur*innen mit erheblichem Mehraufwand waren die Projektleiterin, die Projektberaterin, eine Arbeitsgruppe mit sechs Pflegefachpersonen für die Konkretisierung des Expertenstandards auf der Projektstation sowie das gesamte Team der Projektstation mit 56 Pflegefachpersonen. Es erfolgte keine schriftliche Dokumentation der Projektzeit.

Die Projektleitung wurde von einer Pflegeexpertin der Projektstation durchgeführt. Sie ist Teil des Pflegeteams, arbeitet regulär im Schichtdienst auf der Projektstation und hat ein Bachelorstudium in Pflegewissenschaft abgeschlossen. Dadurch ist sie qualifiziert, konzeptionell zu arbeiten und Projekte umzusetzen. Sie wurde mit einem Stellenumfang von 0,25 % für diese Arbeit freigestellt. Fachlich beraten wurde sie von der Leiterin der klinikinternen Stabsabteilung Pflegepraxis-Entwicklung.

3.4.3 Ergebnisse

Bei der modellhaften Implementierung des Expertenstandards »Förderung der Mundgesundheit in der Pflege« lag der Mehraufwand für die systematische Umsetzung bei einer halben Vollzeitstelle im Zeitraum von insgesamt neun Monaten. Die zugrunde gelegte Planung ist ▶ Tab. 3.4 zu entnehmen. Insgesamt war ein Arbeitsvolumen von 105,2 Projekttagen erforderlich. Ein Projekttag wird mit acht Arbeitszeit-Stunden berechnet, in der Summe sind dies 841,6 Stunden. Bei einem Jahresvolumen von 1.600 Stunden Arbeitszeit macht das Gesamtvolumen also mindestens eine halbe Vollzeitstelle aus – und hier sind Urlaubs-, Krankheitstage, Administration etc. noch nicht berücksichtigt. Dies zeigt, dass der Aufwand nicht unerheblich ist und unbedingt im Vorfeld berücksichtigt werden sollte. Die Zusicherung von Ressourcen ist Voraussetzung für das Gelingen von Implementierungsprozessen.

Tab. 3.4: Übersicht benötigter Ressourcen für die Implementierung eines Expertenstandards.

Akteur*in	Ressourcen in Projekttagen	Rechnungsgrundlage
Projektleiterin	45,0	• 1 Tag pro Woche plus 1 weiterer Tag im Monat über 9 Monate (0,25 % VK) = 47 Projekttage • Projektmanagement • Vorbereitung Fortbildungen • Vorbereitung AG-Treffen • Erstellung Verfahrensanweisung • Teilnahme an Infotagen des DNQP • Planung Audit usw. • Aktive Teilnahme an Fachtagung des DNQP
Projektberaterin	12,0	• Feste Arbeitstreffen mit Projektleiterin 1 x pro Woche à 3 Stunden über 24 Wochen • Zusätzlich: • Beratung in allen Phasen des Projektmanagements • Teilnahme an Fortbildungen, Kick-Off, AG Ganztagstreffen • Aktive Teilnahme an Fachtagung des DNQP
Arbeitsgruppe (6 Personen)	25,8	• 2 ganze Tage Arbeitstreffen • Lektüre Expertenstandard 6 h • 7 AG-Treffen à 1 h pro Woche • Insgesamt 4,3 Projekttage pro AG-Mitglied
Pflegeteam (56 Personen)	22,4	• 2 Kick-Off Veranstaltungen à 30 min • 9 Fortbildungen à 10 min • Pflegevisitenbegleitung à 20 min • Insgesamt 0,4 Projekttage pro Person
SUMME	**105,2**	

3.4.4 Diskussion & Ausblick

Eine zentrale Rolle nahm die Projektleiterin ein, die sowohl in der direkten Versorgung der Patient*innen als auch im Projekt arbeitete. Dadurch wurde sie vom Team akzeptiert und auftretende Probleme konnten direkt mit ihr gemeinsam bearbeitet werden. Die zeitliche Freistellung gab ihr Freiraum für Konzeption und Durchführung. Das Coaching durch die Abteilung Pflegepraxis-Entwicklung gab methodische Orientierung, bot Reflektionsfläche und führte zu einem deutlichen Lerngewinn.

Akademisch ausgebildete Pflegefachpersonen sind qualifiziert, Veränderungsprozesse zu begleiten. Durch ein Coaching können sie an neue Aufgaben herangeführt und in ihrer Rollenentwicklung unterstützt werden. Die gut strukturierte Vorgehensweise des DNQP ist sehr hilfreich bei der Planung und Umsetzung der Implementierung.

Teil III
Interprofessionelle Betrachtungen

4 Schnittstellen zwischen Pflege und Zahnmedizin

4.1 Gesetzliche Rahmenbedingungen: Zahnmedizin und Pflege

Annett Horn & Elmar Ludwig

1. Was ist das Konzept »Mundgesund trotz Handicap und hohem Alter«?
2. Welchen neuen Möglichkeiten wurden in der *Zahnmedizin* geschaffen und wo besteht noch Handlungsbedarf?
3. Welchen neuen Möglichkeiten wurden in der *Pflege* geschaffen und wo besteht noch Handlungsbedarf?

4.1.1 Einleitung

In den letzten 10 Jahren haben sich in der Profession der Zahnmedizin viele gesetzliche Neuerungen ergeben, um Menschen mit pflegerischem Unterstützungsbedarf besser betreuen und behandeln zu können. Nachfolgend soll für beide Professionen der aktuelle Stand zu den gesetzlichen Rahmenbedingungen in Bezug auf die Förderung der Mundgesundheit in der Pflege erläutert werden.

4.1.2 Was ist das Konzept: »Mundgesund trotz Handicap und hohem Alter«?

Zahnmedizinische Leistungen werden grundsätzlich über die gesetzlichen bzw. privaten Krankenversicherungen abgerechnet. Für gesetzlich krankenversicherte Menschen mit pflegerischem Unterstützungsbedarf gab es bis zum Jahr 2013 keine besonderen zahnärztlichen Leistungspositionen.

Das Konzept »Mundgesund trotz Handicap und hohem Alter« war das Ergebnis jahrelanger Abstimmung zwischen Expert*innen der Zahnärzteschaft (Bundeszahnärztekammer, Kassenzahnärztliche Bundesvereinigung, wissenschaftliche Fachgesellschaften) unter Beteiligung von Vertreter*innen der Pflege. Ziel war die Förderung der Mundgesundheit gesetzlich krankenversicherter Menschen mit Unterstützungsbedarf. Dazu wurden zunächst die Einschränkungen sowie abgeleiteten Probleme in der zahnärztlichen Versorgung sowie die konkreten Gruppen (Anspruchsberechtigte) definiert, um schließlich Empfehlungen für Leistungen sowie Vorschläge zur ordnungspolitischen Umsetzung zu formulieren (Kassenzahnärztliche Bundesvereinigung (KZBV) & Bundeszahnärztekammer (BZÄK), 2010).

Das Konzept wurde 2010 an die Politik kommuniziert. In der Folge wurden neue Gesetze und neue Leistungspositionen beschriebenen. Anspruchsberechtigt sind alle gesetzlich krankenversicherten Menschen mit bewilligtem Pflegegrad sowie Empfänger*innen von Eingliederungshilfe.

Zuschläge für Hausbesuche ab 2013

Zunächst konnten mit dem Versorgungsstrukturgesetz (VStG) über den § 87(2i) SGB V mit Wirkung ab dem 1. April 2013 neue Zuschlagsleistungen für den personellen, instrumentellen und zeitlichen Mehraufwand im Rahmen von Hausbesuchen erbracht und abgerechnet werden. Zudem wurden bereits bestehende Wegegelder leicht angehoben.

Kooperationsverträge mit stationären Pflegeeinrichtungen ab 2014

In der Folge wurde über das Pflegeneuausrichtungsgesetz (PNG) in den §§ 119b (1), 87 (2j) SGB V mit Wirkung ab dem 1. April 2014 die Möglichkeit sowohl für vollstationäre Pflegeeinrichtungen wie auch für teilstationäre Pflegeeinrichtungen (Tagespflege) geschaffen, mit Zahnärzt*innen Kooperationsverträge zur kooperativen und koordinierten zahnärztlichen und pflegerischen Versorgung von pflegebedürftigen Versicherten zu schließen«. Erstmals konnten in diesen Kooperationsverträgen auch präventionsorientierte Zuschlagleistungen (»Mundhygieneplan« und »Pflegeanleitung«) einmal je Kalenderhalbjahr im Rahmen eines Besuches (also nur vor Ort in der Pflegeeinrichtung) erbracht und abgerechnet werden.

Für eine erfolgreiche Umsetzung der Kooperationsverträge zwischen Zahnärzt*innen und Pflegeeinrichtungen können folgende Hinweise gegeben werden:

- Die freie Arztwahl bleibt unberührt. Die Pflegeeinrichtung informiert und fragt die Bewohner*innen, ob sie durch die Kooperationspraxis zahnärztlich betreut werden wollen. Die Landeszahnärztekammer Baden-Württemberg hat hierfür verschiedene Instrumente entwickelt, die unter (www.lzk-bw.de) frei zugänglich sind (z. B. Infoflyer, Aufnahmebogen, Überleitungsbogen, ▶ elektronisches Zusatzmaterial).
- Es ist sinnvoll, Ansprechpartner*innen auf beiden Seiten (Praxis, Pflegeeinrichtung) für Fragen bzw. notwendige Abstimmungen zu benennen – diese müssen aber nicht namentlich im Vertrag aufgeführt werden.
- Es empfiehlt sich, Regelungen zur Rufbereitschaft zu treffen. Bei großen Schwellungen oder bei Unfällen mit schweren Verletzungen im Mund-, Kiefer-, Gesichtsbereich kann z. B. vereinbart werden, sofort den Notarzt/die Notärztin zu rufen, da in diesen Fällen Behandlungen oder diagnostische Abklärungen notwendig sind, die die Zahnarztpraxis (auch der zahnärztliche Notdienst) in der Regel nicht leisten können. Bei den Problemen und Auffälligkeiten wie Druckstellen, scharfe Zahnkanten, etc. genügt es, zeitnah die Kooperationspraxis zu informieren. Im Kooperationsvertrag könnte dann vermerkt werden: »Regelungen zur Rufbereitschaft sind getroffen.«
- Bei Einzelpraxen sollte zudem abgestimmt werden, wie im Fall von Nichterreichbarkeit der Kooperationspraxis über einen längeren Zeitraum (Urlaub, Krankheit) verfahren werden soll.

Mundgesundheitsstatus, Plan und Aufklärung sowie Entfernung von Zahnstein ab 2018

Das Versorgungsstärkungsgesetz erlaubt über § 22a SGB V für Menschen mit bewilligtem Pflegegrad bzw. Empfänger*innen von Eingliederungshilfe mit Wirkung seit 1. Juli 2018 die Erbringung präventiver zahnmedizinischer Leistungen unabhängig vom Ort (in der Pflegeeinrichtung, der Häuslichkeit und der Zahnarztpraxis) abzurechnen. Die Begriffe »Mundhygieneplan und Pflegeanleitung« wurden in diesem Zusammenhang aufgegeben und die Begriffe Mundgesundheitsstatus, individueller Mundgesundheitsplan (▶ Abb. 4.1, ▶ elektronisches Zusatzmaterial) und Mundgesundheitsaufklärung eingeführt. Diese Leistungen sind von nun an eigenständige Leistungen und nicht mehr als Zuschlagleistung an einen Besuch außerhalb der Praxis gebunden. Zusätzlich wurde im Sinne der Prävention die Möglichkeit geschaffen, die Entfernung von Zahnstein einmal je *Kalenderhalbjahr*, anstatt wie bisher einmal je *Kalenderjahr*, abrechnen zu können.

Wichtige ergänzende Hinweise zum individuellen Mundgesundheitsplan:

- Sind Zahnprothesen vorhanden und werden diese getragen, empfiehlt es sich, in der Spalte »Mundgesundheitsplan« unter »Sonstiges« zu vermerken, ob die Prothesen nachts im Mund verbleiben.
- Vor allem wenn ein Mensch mit pflegerischem Unterstützungsbedarf Zuhause lebt, empfiehlt es sich, in der Spalte »Koordination« zusätzlich zur Unterschrift auch die Kontaktdaten des Hauszahnarztes (z. B. Praxisstempel) aufzuführen.

Erhöhte Festzuschüsse und Videosprechstunde ab 2020

Mit Wirkung ab dem 1. Oktober 2020 wurden im Rahmen des Terminserviceversorgungsgesetzes (TSVG) für alle gesetzlich Versicherten die befundorientierten Festzuschüsse jeweils um 5 Prozentpunkte erhöht. Ebenfalls ab diesem Zeitpunkt wurde mit dem Pflegepersonalstärkungsgesetz (PpSG) die Möglichkeit geschaffen, Leistungen der Telemedizin (Videosprechstunde, Videofallkonferenz) für gesetzlich krankenversicherte Menschen nach § 22a SGB V zu erbringen

Parodontale Behandlungsmöglichkeiten auch für vulnerable Gruppen ab 2021

Seit 1. Juli 2021 sind erstmals für gesetzlich krankenversicherte Menschen nach § 22a SGB V zahnärztliche Behandlungen bei Entzündungen des Zahnhalteapparates (Parodontitis) zu Lasten der gesetzlichen Krankenkassen möglich (PAR-Behandlungsrichtlinie). Dabei können – je nach den individuellen Umfeldbedingungen – unterschiedliche Behandlungsstrecken gewählt werden.

Verordnung einer Krankenbeförderung (Transportschein) seit 2016

Seit 2016 können auch Zahnärzt*innen Transportscheine für gesetzlich krankenversicherte Menschen ausstellen. Die Zahnärzteschaft in Baden-Württemberg hat zu den aktuell gültigen Bestimmungen einen Leitfaden für Zahnärzt*innen erstellt. Dieser enthält Hinweise der Kassenzahnärztlichen Bundesvereinigung und beantwortet relevante Fragen, z. B. welches Transportmittel bei Menschen mit Demenz bzw. bei bestehenden Infektionserkrankungen zu wählen oder wie vorzugehen ist, wenn eine Anspruchsberechtigung der Kostenübernahme durch die Krankenkasse nicht besteht. Zudem sind in dem Leitfaden einige typische Ausfüllbeispiele am Schluss aufgeführt (Kassenzahnärztliche Vereinigung Baden-Württemberg (KZV-BW) & Landeszahnärztekammer Baden-Württemberg (LZK-BW), 2021).

Bestimmungen bei privat krankenversicherten Menschen

Bei privat krankenversicherten Menschen mit pflegerischem Unterstützungsbedarf können die Erschwernis und der erhöhte Zeitaufwand einer zahnärztlichen Behandlung nach der »Gebührenordnung für Zahnärzte« (GOZ) über die Steigerungssätze (§ 5, GOZ) oder – wenn ein Steigerungssatz > 3,5 für notwendig und gerechtfertigt erachtet wird – auch über eine »abweichende Vereinbarung« (§ 2, GOZ) abgebildet werden. Für zahnärztliche Leistungen, die bisher nicht in der GOZ aufgenommen sind (z. B. Videosprechstunde) besteht

Zahnärztliche Information, Pflegeanleitung und Empfehlungen für Versicherte und Pflege- oder Unterstützungspersonen
(auch als Beitrag zum Pflegeplan sowie für die vertragszahnärztliche Dokumentation)

Vorname, Nachname	Ausgehändigt an	Datum der Untersuchung

Status

Befund/Versorgung

Oberkiefer	rechts	links
Totalprothese ☐		
Teilprothese ☐		
Beläge rechts ☐		
Beläge links ☐		

Unterkiefer		links
Totalprothese ☐		
Teilprothese ☐		
Beläge rechts ☐		
Beläge links ☐		

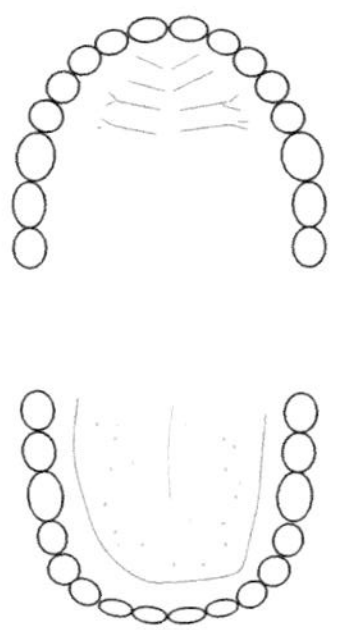

Bitte zeichnen Sie die Prothesenbasis ein

Zustand Pflege

Zähne	☺	☹	☹
Schleimhaut/ Zunge/Zahnfleisch	☺	☹	☹
Zahnersatz	☺	☹	☹

Mundgesundheitsplan

Unterstützung bei Mund-, Zahn- und Prothesenpflege
Keine ☐ Teilweise ☐ Vollständig ☐

Persönlicher Plan zur Mund- und Prothesenpflege und Empfehlungen zur Vorbeugung von Erkrankungen*

- Zähne reinigen (2-mal am Tag)
  - Bürste Hand
  - Bürste elektrisch
  - Dreikopfbürste
- Fluoridzahnpaste (2-mal am Tag)
- Fluoridgel (1-mal je Woche)
- Zahnzwischenräume reinigen (1-mal am Tag)
- Mundschleimhaut reinigen (1-mal am Tag)
- Zunge reinigen (1-mal am Tag)
- Prothese(n) reinigen (2-mal am Tag)
- Speichelfluss fördern
- Spüllösung _____ mal am Tag
- Ernährung
- Sonstiges

Behandlungsbedarf
- Füllung ☐
- Zahnfleisch/Mundschleimhaut ☐
- Zahnentfernung ☐
- Zahnersatz ☐
- Sonstiges ☐

Koordination

Rücksprache Zahnarzt erforderlich mit
- Patient ☐   Rechtl. Betreuer ☐
- Angehörige ☐
- Pflege-/Unter- Anderer Zahnarzt o
  stützungspers. ☐
- Apotheker o ☐
- Sonstige

Wo soll Behandlung erfolgen
- Zahnarztpraxis ☐
- Pflegeeinrichtung ☐
- Andernorts____
- Behandlung in Narkose ☐
- Krankenfahrt/-transport erforderlich

Behandlungseinwilligung ist erfolgt
Ja ☐   Nein ☐

Besonderheiten/Anmerkungen

_____

Unterschrift Zahnarzt

Empfehlung zur effektiven und effizienten Umsetzung. Bestehende Regelungen zur Kostentragung der Maßnahmen bleiben unberührt

Abb. 4.1: Mundgesundheitsplan: Zahnärztliche Information, Pflegeanleitung und Empfehlungen für Versicherte und Pflege- oder Unterstützungspersonen (Quelle: KZBV).

die Möglichkeit, sogenannte Analog-Positionen zu berechnen. Analog-Positionen entsprechen einer nach Art, Kosten- und Zeitaufwand gleichwertigen bestehenden Leistung der GOZ (§ 6, GOZ). Zudem steht bei privat krankenversicherten Menschen nach der »Gebührenordnung für Ärzte und Zahnärzte« (GOÄ) schon lange neben Positionen für Hausbesuche und Wegegelder eine besondere Beratungsleistung für die Erhebung der Fremdanamnese sowie Unterweisung von Bezugspersonen zur Verfügung (GOÄ 4 – siehe auch weiter unten in diesem Kapitel: Mundgesundheitsstatus, Plan und Aufklärung).

4.1.3 Wo besteht noch Handlungsbedarf aus Sicht der Zahnmedizin?

Auch wenn bereits viele Neuerungen eingeführt wurden, so gibt es doch noch Handlungsbedarf aus Sicht der Zahnmedizin:

- Kooperationsverträge (i. S. d. §§ 119b Abs. 1, 87 Abs. 2j SGB V) sollten auch mit Einrichtungen der ambulanten Langzeitpflege und mit Einrichtungen für Menschen mit wesentlicher Behinderung geschlossen werden können, vor allem mit besonderen Wohnformen (ehemals »Heime«; § 71 Abs. 4 Nummer 1 SGB XI), Werkstätten für behinderte Menschen (§ 219 SGB IX) und MZEB (§ 119c SGB V) und Allgemeinmedizinische Institutsambulanzen (§ 119a SGB V). Bei diesen Kooperationsverträgen ist bei der Honorierung den jeweils besonderen Anforderungen Rechnung zu tragen.
- Neben den Zuschlägen, die Zahnärzt*innen im Rahmen von Hausbesuchen abrechnen können, sollten für den personellen, instrumentellen und zeitlichen Mehraufwand bei der Behandlung in der Praxis – z. B. für Begleitung, Lagerung, Überwachung – ebenfalls Zuschläge gewährt werden.
- Die private Beratungsposition GOÄ 4 (siehe oben) sollte auch für gesetzlich krankenversicherte Menschen geöffnet werden, um den erhöhten Beratungs- und Aufklärungsaufwand bei diesen Menschen und deren Unterstützungsumfeld im Rahmen der zahnärztlichen Betreuung und Behandlung angemessen zu vergüten. Sowohl die bisher bestehende Beratungsposition als auch die Mundgesundheitspositionen bilden weder den Aufwand für die Erhebung der Fremdanamnese noch den Aufwand der Beratung bzw. Aufklärung über zahnärztlich angezeigte Therapiemaßnahmen ausreichend ab.
- Bei entsprechender medizinischer Indikation sollte eine notwendige Behandlung in Narkose nicht nur für chirurgische Maßnahmen, sondern auch für andere zahnärztliche Behandlungsmaßnahmen strukturiert entwickelt und dem entsprechenden Bedarf angemessen möglich sein.

4.1.4 Wo besteht noch Handlungsbedarf aus Sicht der Pflege?

Leistungen, die im Rahmen professioneller pflegerischer Versorgung erbracht werden, werden über die gesetzlichen oder privaten Pflegeversicherungen abgerechnet, Darüber hinaus werden auch Leistungen im Rahmen des SGB V übernommen.

Aus Perspektive der pflegerischen Langzeitversorgung ist die Förderung der Mundgesundheit – zu der im Sinne des Pflegeprozesses die Einschätzung des Bedarfs, die Planung notwendiger Maßnahmen, die Durchführung dieser und deren Evaluation gehören (DNQP 2023) – Bestandteil der Körperpflege. Zur Körperpflege gehören umfassende pflegerische Maßnahmen, wie das Waschen des Ober- und/oder Unterkörpers oder das Duschen, die Hautpflege, die Intimpflege, die Rasur und die Haarpflege. Die Zahn- und Mundpflege wird häufig nicht explizit erwähnt (so auch nicht im SGB XI), kann aber dem Thema »Körperpflege im Bereich des Kopfes« zugeordnet werden.

Menschen mit einem anerkannten Pflegegrad haben daher im Rahmen der so genannten Grundpflege (zu der die Körperpflege gehört) auch ein Anrecht auf die Unterstützung bei der Zahn- und Mundpflege (§ 14 Abs 4 SGB XI). In der ambulanten Pflege kann sie je nach Bundesland entweder als eigenständiger Leistungskomplex im Bereich der »körperbezogene Pflegemaßnahmen« oder als Bestandteil der Leistungskomplexe Ganzwaschung oder Teilwaschung von pflegebedürftigen Menschen »gebucht« werden (▶ Kap. 3.1.4). Wird die Mundpflege nicht als eigener Leistungskomplex geführt, kann sie auch nicht solitär abgerufen werden.

In den stationären Settings der Langzeitversorgung wird die Mundpflege als fester Bestandteil der Körperpflege verstanden, aber als eigener Punkt in der Dokumentation behandelt (▶ Kap. 4.4).

Für pflegebedürftige Menschen, die allein leben und aufgrund ihrer Einschränkungen in der Mobilität oder ihrer kognitiven Fähigkeiten nicht mehr in der Lage sind, selbständig das Haus zu verlassen, steht stets die Frage im Raum, wie sie Kontakt zu ihrer behandelnden zahnmedizinischen Praxis herstellen können. Sie sind hierbei auf Unterstützung bei der Vermittlung, Terminplanung und eventuell auch beim Transport in die Praxis angewiesen. Doch ohne die Unterstützung durch pflegende An- und Zugehörige scheint dieses Vorhaben häufig schwer umzusetzen zu sein.

Im Rahmen der zusätzlichen Betreuungs- und Entlastungsleistung (§ 45b SGB XI) können aber ambulante Pflegedienste damit beauftragt werden, bei der Planung und beim Besuch einer Arztpraxis pflegebedürftige Menschen zu unterstützen und sie zu begleiten. In einigen Bundesländern gibt es darüber hinaus auch den Leistungskomplex Behördengänge und Arztbesuche, der über das SGB XI abrechnungsfähig ist, jedoch mit einem wenig refinanzierten Preis von ca. 24–28 Euro pro Einsatz. Für den stationären Bereich ist das Gesetz nicht anwendbar.

Auch aus Perspektive der Pflege bestehen weiterhin Herausforderungen, die in den kommenden Jahren gelöst werden sollten, um die Mundhygiene von Menschen mit pflegerischem Unterstützungsbedarf zu verbessern:

- Die im Rahmen der Kooperationsverträge (nach § 119b SGB V) anfallenden Verpflichtungen werden bisher nicht gesondert vergütet – diese fehlende Honorierung stellt eine Implementationsbarriere dar. Zu den Verpflichtungen zählen unter anderem:
  - Ansprechpartner z. B. für konsiliarische Erörterung vorhalten und benennen
  - Zugang zu Räumlichkeiten und Einsicht in die Unterlagen gewähren
  - Kontaktdaten zur Verfügung stellen
  - relevante Unterlagen (z. B. Bonusheft) verwahren
  - Maßnahmen zum Erhalt der Mundgesundheit zur Kenntnis nehmen
  - bei praktischer Anleitung beteiligen und Vorschläge für Maßnahmen zum Erhalt und zur Verbesserung der Mundgesundheit sowie Hinweise zu Besonderheiten der Zahnpflege und zu Pflege/Handhabung des Zahnersatzes umsetzen

  Der Aufwand für diese Verpflichtungen hat sich aufgrund der heute deutlich komplexeren Ausgangssituation (viele eigene Zähne, technisch komplizierter Zahnersatz) wesentlich erhöht.

- Für pflegebedürftige Menschen, die allein leben und aufgrund ihrer Einschränkungen in der Mobilität oder ihrer kognitiven Fähigkeiten nicht mehr in der Lage sind, selbständig das Haus zu verlassen, sollten im Rahmen der Begutachtung für die Bewilligung eines Pflegegrades nicht nur Haus- oder Facharztkontakte, sondern explizit auch der Kontakt zum Hauszahnarzt bzw. zur Hauszahnärztin abgefragt werden.

- In allen Settings und Einrichtungen empfiehlt sich die Implementierung von

Expert*innen für Mundpflege (DNQP-S3a, 2023) (z. B. »Beauftragte*r für Mundgesundheit« oder »Mundtherapeut*in«). Unabhängig vom Titel sollte diese Person über die Expertise zur Umsetzung der Empfehlungen des Expertenstandards verfügen, Ansprechpartner*in für alle Fragen rund um die Mundhygiene bzw. Mundpflege sein und es sollten damit verbunden einrichtungsbezogene Verfahrensregelungen entwickelt werden, die klären, zu welchen Anlässen und von wem die Person einbezogen werden sollte und welche Unterstützung (Freistellung, Material, Schnittstelle Zahnmedizin etc.) sie für die Umsetzung dieser Aufgaben erhält. Für eine erfolgreiche dauerhafte Umsetzung ist jedoch zu klären, wie die Refinanzierung dieser Personen in den ambulanten und stationären Einrichtungen gewährleistet werden kann.

4.1.5 Fazit

Auch wenn noch nicht alle notwendigen Ziele erreicht sind, so wurden in den letzten Jahren doch wichtige Prozesse in Gang gesetzt. Vor allem Mundgesundheitsstatus, individueller Plan und Mundgesundheitsaufklärung in allen Settings und insbesondere Kooperationsverträge im Setting der stationären Langzeitpflege sind wichtige Instrumente für die kooperative und koordinierte zahnärztliche und pflegerische Versorgung.

Es müssen weitere Schritte folgen, um die Mundgesundheit aller Menschen mit pflegerischem Unterstützungsbedarf im Sinne der Empfehlungen des Expertenstandards zu fördern. Hierzu zählt auch der Abbau von rechtlichen Hürden, die die Inanspruchnahme zahnärztlicher Leistungen durch pflegebedürftige Menschen zusätzlich erschweren.

4.1.6 Literatur

Deutsches Netzwerk für Qualitätsentwicklung in der Pflege (DNQP). (2023). Expertenstandard Förderung der Mundgesundheit in der Pflege. Entwicklung – Konsentierung – Implementierung. Osnabrück: DNQP.

Kassenzahnärztliche Bundesvereinigung & Bundeszahnärztekammer (Hrsg.). (2010). Mundgesund trotz Handicap und hohem Alter. Konzept zur vertragszahnärztlichen Versorgung von Pflegebedürftigen und Menschen mit Behinderungen. Berlin. Letzter Zugriff am 01.01.2024 unter: https://www.bzaek.de/fileadmin/PDFs/presse/AuB_Konzept.pdf.

Kassenzahnärztliche Vereinigung Baden-Württemberg, Landeszahnärztekammer Baden-Württemberg: Leitfaden zur Verordnung einer Krankenbeförderung. Letzter Zugriff am 11.02.2024 unter: https://lzk-bw.de/fileadmin/user_upload/1.Zahn%C3%A4rzte/110.Alters-_und_Behindertenzahnheilkunde/70.Recht_Abrechnung/2021-03-16_Leitfaden-Krankentransport-Richtlinie.pdf.

4.2 Zahnmedizinische Versorgungskonzepte

Elmar Ludwig & Volkmar Göbel

1. Zahnmedizin: Was ist der Unterschied zwischen Weiterbildung, Tätigkeitsschwerpunkt und Spezialisierung?
2. Welche unterschiedlichen aufsuchenden zahnärztlichen Versorgungskonzepte gibt es?
3. Welche Wünsche in der zahnärztlichen Versorgung von Menschen mit pflegerischem Unterstützungsbedarf sind noch offen?

4.2.1 Einleitung

Die Berechtigung von Zahnärzt*innen zur Ausübung der Zahn-, Mund- und Kieferheilkunde erfolgt durch die Approbation nach erfolgreichem Abschluss des Studiums der Zahnmedizin oder für Menschen, die nicht in Deutschland Zahnmedizin studiert haben, durch die Berufserlaubnis nach erfolgreicher sogenannter Gleichwertigkeitsprüfung (§ 13 Zahnheilkundegesetz (ZHG, 1952). Seit dem Gesundheitsreform-Gesetz im Jahr 1989 wird in der Zahnmedizin zur Vermeidung von Karies und Entzündungen des Zahnhalteapparates (Parodontitis) die Prävention gefördert (Bonusheft). Individualprophylaxe und Gruppenprophylaxe (§ 21 SGB V) für Kinder und Jugendliche sowie die Professionelle Zahnreinigung (PZR) für Erwachsene sind heute flächendeckend in Deutschland zahnmedizinische Standards.

4.2.2 Ausbildung und Forschung an Universitäten

Bis heute gibt es in Deutschland keinen universitären Lehrstuhl für Alterszahnmedizin, Geriatrische Zahnmedizin oder Inklusive Zahnmedizin. Nur die private Universität Witten/Herdecke verfügt über einen Lehrstuhl für behindertenorientierte Zahnmedizin.

Schon vor vielen Jahren wurden an wenigen Universitätsstandorten Studien zu zahnärztlichen Fragestellungen bei alten und pflegebedürftigen Menschen durchgeführt, in der Regel zum Zahnstatus bzw. zu Einschätzungsinstrumenten der Mundgesundheit sowie der mundgesundheitsbezogenen Lebensqualität (John 2004, 2014, 2022a, 2022b; Nitschke & Hopfenmüller, 2010; Stober, 2012, Klotz, 2020) und zum Effekt von Präventionskonzepten (professionelle Reinigung der Zähne sowie Zahnprothesen und zu Schulungen für das Unterstützungsumfeld) (Dieke, 2007; Hassel, 2008, 2011; Jäger, 2009).

In den letzten fünf bis zehn Jahren nehmen sich stetig mehr Universitäten auch der Versorgungsforschung der zahnärztlichen Betreuung von Menschen mit pflegerischem Unterstützungsbedarf an (Czwikla, 2023; Oberzaucher, 2018, Zenthöfer, 2013, 2014). Da aber die Zahnmedizinischen Universitäten (bis auf die Mund-, Kiefer- und Gesichtschirurgischen Universitätskliniken) keinen sogenannten Versorgungsauftrag haben, sondern sich auf Forschung und Lehre konzentrieren, verfügen sie bis heute kaum oder gar nicht über eigene zahnärztliche Erfahrung vor allem in der aufsuchenden zahnärztlichen Betreuung von Menschen mit pflegerischem Unterstützungsbedarf (z. B. Hausbesuche oder Kooperationsverträge nach § 119b SGB V mit stationären Pflegeeinrichtungen).

Zum 1. Oktober 2020 trat die neue zahnärztliche Approbationsordnung für Zahnärzt*innen in Kraft. Diese soll nun auch die Belange von Menschen mit pflegerischem Unterstützungsbedarf stärker berücksichtigen (ZAppro 2019, zm-Online 2019, zm-Online 2020). Das Studium der Zahnmedizin soll insgesamt noch mehr medizinische Kompetenzen und Grundlagen vermitteln, um orale Befunde besser als Früh-, Leit- und Begleitsymptome allgemeiner Erkrankungen einordnen und auch um die Besonderheiten des Alterns mit zunehmender Multimorbidität in der zahnärztlichen Behandlung besser berücksichtigen zu können.

Zudem wurden eine Ausbildung in erster Hilfe, ein einmonatiger Krankenpflegedienst und eine vierwöchige Famulatur im Rahmen des Studiums neu eingeführt. Der Krankenpflegedienst soll in den Betrieb und die Organisation eines Krankenhauses einführen und mit den üblichen Verrichtungen der Krankenpflege vertraut machen. Die Famulatur soll die verschiedenen zahnärztlichen Berufs- und Tätigkeitsfelder mit unmittelbarem Patient*innenkontakt vor Augen führen, ohne dass die Studierenden bereits selbständig an den Patient*innen tätig werden. Fachliche Schwerpunkte sind dabei nicht vorgegeben, das heißt, auch hier lernen nicht alle Studierenden automatisch die zahnärztliche Betreuung von Menschen mit pflegerischem Unterstützungsbedarf kennen.

Insgesamt ist festzuhalten, dass Konzepte zur zahnärztlichen Betreuung von Menschen mit pflegerischem Unterstützungsbedarf an zahnmedizinischen Universitäten bisher nicht gelebt werden und in der Folge auch Zahnärzt*innen nach erfolgreichem Abschluss des Studiums im Umgang mit diesen Menschen (z. B. Beziehungsgestaltung bei Menschen mit Demenz oder Maßnahmen bei Schluckstörungen) sowie mit adäquaten Betreuungskonzepten in der Regel nicht vertraut sind.

4.2.3 Weiterbildung, Tätigkeitsschwerpunkt und Spezialisierung

Für Zahnärzt*innen in Deutschland gibt es die Möglichkeit, Weiterbildungen in den Bereichen Kieferorthopädie, Oralchirurgie (nicht zu verwechseln mit Fachärzten für Mund-, Kiefer- und Gesichtschirurgie) oder dem öffentlichen Gesundheitswesen zu durchlaufen. Die Inhalte sowie die Dauer der verschiedenen Weiterbildungen sind in der sogenannten Muster-Weiterbildungsordnung der Bundeszahnärztekammer festgelegt (BZÄK, 2016), werden aber durch die Landeszahnärztekammern organisiert und die Regelungen können in den unterschiedlichen Bundesländern abweichen. Zwar ist man als Zahnärzt*in auch ohne Weiterbildung berechtigt, z. B. kieferorthopädisch zu behandeln, aber von diesem Recht machen zunehmend weniger Zahnärzt*innen Gebrauch.

Neben den Weiterbildungen dürfen Zahnärzt*innen z. B. auf Ihren Homepages bei entsprechend nachhaltiger Tätigkeit auf dem jeweiligen Gebiet bis zu drei sogenannte Tätigkeitsschwerpunkte (z. B. Implantologie, Parodontologie, Endodontologie, Alterszahnmedizin) ausweisen. Diese Tätigkeitsschwerpunkte werden nach vorgegebenen Richtlinien auf der Basis von Selbstauskünften bei der zuständigen Landeszahnärztekammer beantragt und von dieser bewilligt (z. B. LZK-BW, 2005).

Titel zu Spezialisierungen werden dagegen durch entsprechende zahnmedizinische wissenschaftliche Fachgesellschaften vergeben (z. B. Spezialist für Seniorenzahnmedizin durch die Deutsche Gesellschaft für Alterszahnmedizin e. V.), wenn entsprechende strukturierte Fortbildungen der jeweiligen Fachgesellschaft erfolgreich absolviert wurden. In der Regel werden darüber hinaus weitere Anforderungen wie Spezialistenprüfungen mit Fallvorstellungen gestellt. Die Berechtigung den Spezialistentitel dauerhaft zu führen, ist meist u. a. an dem Nachweis stetiger Teilnahme an Fortbildungen und Kongressen der Fachgesellschaft geknüpft.

4.2.4 Konzepte der aufsuchenden zahnmedizinischen Versorgung

Während noch im Mittelalter die »Zahnbrecher« oder »Zahnreißer« auf Mittelaltermärkten umhergezogen sind, ist es seit dem 20. Jahrhundert üblich, dass Zahnärzt*innen in einer Praxis arbeiten. Die zahnärztliche Tätigkeit außerhalb der Praxis war über Jahrzehnte die absolute Ausnahme und in der Regel auf sehr einfache Tätigkeiten wie z. B. die Unterfütterung einer Prothese beschränkt, auch weil die meist sehr alten betroffenen Menschen keine eigenen Zähne mehr hatten. Erst mit der stetig zunehmenden Zahl an älteren und vor allem pflegebedürftigen Menschen, die zudem aufgrund der Erfolge in der zahnärztlichen Prävention zunehmend mehr eigene Zähne haben oder technisch komplizierten Zahnersatz im Mund tragen, entwickelten sich seit den 1990er Jahren langsam Konzepte der aufsuchenden zahnärztlichen Betreuung.

Im Jahr 1990 wurde erstmals ein Arbeitskreis für Gerostomatologie e. V. (AKG) initiiert. Aus diesem ging im Jahr 2006 die Deutsche Gesellschaft für Alterszahnmedizin e. V. (DGAZ, www.dgaz.org) hervor.

Für die Belange in der Behandlung von Menschen mit Behinderung war lange Zeit die Arbeitsgemeinschaft Zahnärztliche Behindertenbehandlung des Berufsverbandes Deutscher Oralchirurgen e. V. (BDO) »zuständig«. Aus dieser hat sich zunächst im Jahr 2016 die Arbeitsgemeinschaft für Zahnmedizin für Menschen mit Behinderungen und besonderem medizinischen Unterstützungsbedarf e. V. (AG ZMB) und schließlich im Jahr 2021 die Deutsche Gesellschaft Zahnmedizin für Menschen mit Behinderung oder besonderem medizinischen Unterstützungsbedarf e. V. (DGZMB,) entwickelt.

Zur Frage der zahnärztlichen aufsuchenden Versorgung sind für Zahnärzt*innen in Deutschland einerseits die Berufsordnung (MBO, Stand: 18.11.2023) und andererseits – im Zusammenhang mit der Behandlung gesetzlich versicherter Menschen – der Bundesmantelvertrag für Zahnärzte (BMV-Z, Stand: 11.08.2023) – relevant.

In § 9 Abs. 2 der Berufsordnung steht:

> »Die Ausübung des zahnärztlichen Berufes in weiteren Praxen oder an anderen Orten als dem Praxissitz, ist zulässig, wenn in jedem Einzelfall die ordnungsgemäße Versorgung der Patienten sichergestellt wird.«

Zahnärzt*innen können eine Behandlung vor allem dann ablehnen, wenn diese nicht gewissenhaft und sachgerecht durchgeführt werden kann. Eine gewissenhafte und sachgerechte Durchführung der Behandlung ist beispielsweise nicht möglich, wenn vor Ort keine Voraussetzungen gegeben sind, die den gesetzlichen Anforderungen an Infektionsschutz und Hygiene genügen. Die Verpflichtung, in zahnärztlichen Notfällen zu helfen, bleibt davon unberührt. Im Notfall besteht somit immer eine Behandlungspflicht. Diese kann aber auch darin bestehen, Dritte für eine ordnungsgemäße Versorgung hinzuzuziehen (z. B. Überweisung an einen Facharzt für Mund-, Kiefer- und Gesichtschirurgie oder Veranlassung der Einweisung in eine Klinik).

Im Bundesmantelvertrag sind in § 3 Abs. 2 Besuchsbehandlungen geregelt:

> »Zur vertragszahnärztlichen Versorgung gehört auch die Versorgung der Versicherten außerhalb der Praxisräume des Zahnarztes, insbesondere die aufsuchende Versorgung von Versicherten, die einem Pflegegrad nach § 15 SGB XI zugeordnet sind, Eingliederungshilfe erhalten und die die Zahnarztpraxis aufgrund ihrer Pflegebedürftigkeit, Behinderung oder Einschränkung nicht oder nur mit hohem Aufwand aufsuchen können (§ 87 Abs. 2i SGB V) sowie die aufsuchende Versorgung von pflegebedürftigen Versicherten in stationären Pflegeeinrichtungen im Rahmen eines Kooperationsvertrags (§ 87 Abs. 2j SGB V).«

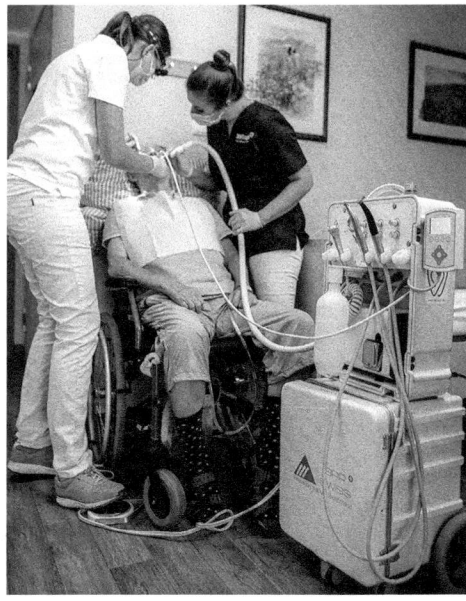

Abb. 4.2: Mobile Behandlungseinheiten mit Absaugung erlauben eine vollumfängliche zahnärztliche Behandlung und erfüllen alle hygienischen Anforderungen (Quelle: Dr. Volkmar Göbel).

Das bedeutet, dass Hausbesuche für gesetzlich krankenversicherte Menschen mit zugeordnetem Pflegegrad und für Menschen, die Eingliederungshilfe erhalten, zum zahnärztlichen Versorgungsauftrag gehören.

4.2.5 Fazit

In Deutschland gibt es heute – meist beruhend auf Eigeninitiative einzelner Zahnärzt*innen – eine Vielzahl verschiedener Konzepte für die aufsuchende zahnärztliche Versorgung. Diese Konzepte reichen von Hausbesuchen, die sich allein auf Untersuchungen beschränken, über mobile Konzepte mit unterschiedlicher apparativer Ausstattung bis hin zu Behandlungsmobilen, ausgelagerten Praxisräumen oder sogar einer weiteren vollausgestatteten Praxis (Zweigpraxis) z. B. in der Nähe zu einer Pflegeeinrichtung oder mit speziellen barrierefreien Merkmalen. Neben dem anfallenden personellen, instrumentellen und zeitlichen Aufwand müssen jeweils angemessene Lösungen für die Erfüllung der hygienischen Anforderungen und des Notfallmanagements gefunden werden. Nicht aus dem Blick geraten darf dabei die Abwägung von Aufwand, Kosten, Nutzen und Risiko für alle Beteiligten.

Nachfolgend werden zwei Konzepte der aufsuchenden zahnärztlichen Versorgung dargestellt, die sich ihrem Umfang nach unterscheiden (▶ Tab. 4.1).

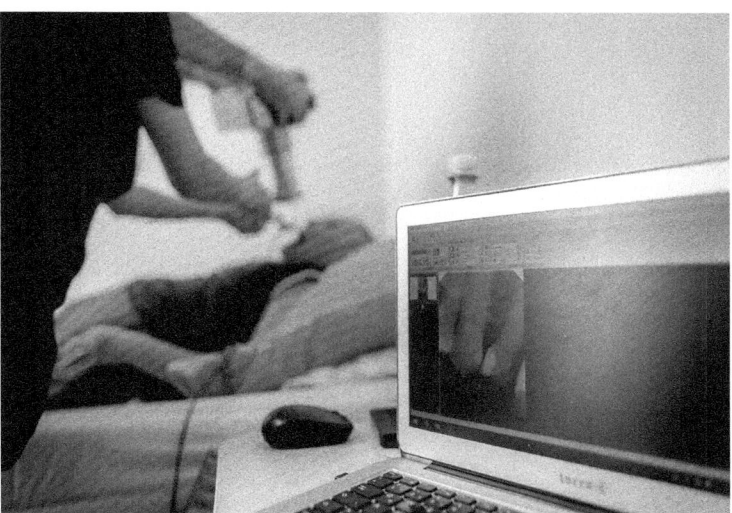

Abb. 4.3: Mobile Röntgengeräte erlauben den Einsatz außerhalb der Praxis und sind sicher in der Anwendung. Ein Röntgensensor ermöglicht die digitale Auswertung ohne apparativ aufwendige Zwischenschritte (Quelle: Dr. Volkmar Göbel).

Tab. 4.1: Vergleich zweier Versorgungskonzepte (teilumfänglich & vollumfänglich) zur aufsuchenden zahnärztlichen Betreuung von Menschen mit pflegerischem Unterstützungsbedarf.

Versorgung teilumfänglich aufsuchend	Versorgung vollumfänglich aufsuchend
In einem teilumfänglich aufsuchenden Versorgungskonzept kann in vielen Fällen ein Transport in die Praxis vermieden werden. Der Aufwand für das Zahnärzt*innenteam ist geringer als in einem vollumfänglichen aufsuchenden Versorgungskonzept, die Möglichkeiten der zahnärztlichen Behandlung sind jedoch nicht nur durch die körperlichen und kooperationsbedingten Einschränkungen der Patient*innen, sondern auch durch die apparative Ausstattung begrenzt.	In einem vollumfänglich aufsuchenden Versorgungskonzept ist der Aufwand für das Zahnärzt*innenteam deutlich größer als in einem teilumfänglichen aufsuchenden Versorgungskonzept. Die Möglichkeiten der zahnärztlichen Behandlung werden nahezu ausschließlich durch die körperlichen und kooperationsbedingten Einschränkungen der Patient*innen begrenzt. Um den betriebswirtschaftlichen Herausforderungen gerecht zu werden, ist das Konzept ausgelegt für eine hohe Behandlungslast unter intensiver (täglicher) Nutzung der Konzeptkomponenten. Dazu werden die Möglichkeiten der Digitalisierung und elektronischen Kommunikation weitestmöglich ausgeschöpft.
Voraussetzungen	
Die Prozessbeschreibungen für Ausrüstung, Kommunikation, Kompetenz müssen für die mobile Behandlung transformiert werden.	Die Prozessbeschreibungen der Zahnarztpraxis sind vollumfänglich für die mobile Behandlung zu transformieren – am besten mit adäquatem Qualitätsmanagement nach ISO 9001-zertifiziert.
Ausrüstung für die zahnärztliche Behandlung	
Zur Ausrüstung gehört die Anschaffung eines mobilen Motors. Obligat ist ein adäquates Transportsystem (Koffer). Materialien und technische Hilfsmittel sind gegenüber der Praxisausstattung auf die Durchführung einfacher Eingriffe begrenzt. Auf digitale Kommunikation (Laptop) wird verzichtet. Die Behandlung kann dort erfolgen, wo die Patient*innen gerade angetroffen werden unter Wahrung der Privatsphäre.	Materialien und technische Hilfsmittel entsprechen der Praxisausstattung. Zur Ausrüstung gehört die Anschaffung einer mobilen Behandlungseinheit (▶ Abb. 4.2) und eines mobilen Röntgengerätes. (▶ Abb. 4.3), sodass alle zahnärztlichen Behandlungen nach den vorgegebenen Standards durchgeführt werden können. Obligat ist ein adäquates Transportsystem (Container und Trolleys). Ein Laptop ermöglicht Zugriff auf alle Daten der Patient*innen (Behandlungseinträge, Röntgenbilder, sonstige Befunde) und ist mit einer intraoralen Kamera ausgestattet. Die Patient*innen können auf einem mitgebrachten Behandlungsstuhl behandelt werden. Darüber sind digitale Arbeitstechniken z. B. in der Erstellung zahnärztlicher Versorgungen etabliert, sodass z. B. auf der Basis gespeicherter Datensätze ohne großen Aufwand eine verlorengegangene Prothese schnell wieder »ausgedruckt« werden kann (Göbel, 2023).
Kommunikation und Dokumentation	
Ein Formularwesen mit angepassten Dokumenten für typische Abläufe im Praxisalltag besteht. Als sinnvoll erachtet werden dazu ein Aufnahmebogen mit Erfassung der Aspekte eingeschränkter Mobilität bzw. eingeschränkter Kooperationsfähigkeit (Pflegegrad, Eingliederungshilfe, Merkmale im Schwerbehindertenausweis), die Anfrage für einen Hausbesuch, Dokumente für die Kooperation mit stationären	Ein umfangreiches Formularwesen mit Anamnesebögen, Einverständniserklärungen, Konsilien ist die Basis. Die Servicefreundlichkeit für die Beteiligten wird erhöht, wenn auf der Praxishomepage alle Formulare hinterlegt sind. Während der Behandlung werden alle erbrachten Leistungen und Informationen unmittelbar und ohne Zwischenschritte in die Praxisverwaltungssoftware eingegeben, Patient*innenlisten aktualisiert und der nächste Termin festgelegt. Diese Vorgehensweise vereinfacht wesentlich die Terminsteuerung und die

Tab. 4.1: Vergleich zweier Versorgungskonzepte (teilumfänglich & vollumfänglich) zur aufsuchenden zahnärztlichen Betreuung von Menschen mit pflegerischem Unterstützungsbedarf.
– Fortsetzung

Versorgung teilumfänglich aufsuchend	Versorgung vollumfänglich aufsuchend
Pflegeeinrichtungen (Infoflyer, Aufnahme- und Überleitungsbogen, Pflegeampel). Die Leistungseingabe und Dokumentation erfolgen jeweils im Nachgang in der Praxis. Von Vorteil sind fix eingeplante Zeiten für die mobile Behandlung im Wochenverlauf. Die Kommunikation der zahnärztlichen Themen mit z. B. Krankenkassen und Betreuer*innen wird teilweise von der Praxis übernommen.	Durchführung eines Screenings z. B. in einer Senior*inneneinrichtung mit einer hohen Zahl an Bewohnenden. Für die mobile Behandlung sind die Zeiten im Wochenverlauf fix eingeplant. Die Kommunikation z. B. mit Krankenkassen und Betreuer*innen wird grundsätzlich und vollumfänglich von der Praxis übernommen, um die organisatorischen Abläufe zu optimieren und das jeweilige Unterstützungs- und Betreuungsumfeld zu entlasten.

Kompetenzen

Die Aufgaben innerhalb des Praxisteams sind klar verteilt und gut kommuniziert. Die wiederkehrende Schulung des Personals ambulanter und stationärer Pflegeeinrichtungen dient der Sensibilisierung für relevante Fragestellungen zur Mundgesundheit in der Pflege sowie der Optimierung der interprofessionellen Schnittstellen.

Welche Wünsche sind noch offen?

Seit 1. Oktober 2020 können für Menschen mit Pflegegrad bzw. Eingliederungshilfe telemedizinische Leistungen (Videosprechstunden bzw. Videofallkonferenzen) erbracht und zu Lasten der gesetzlichen Krankenkassen abgerechnet werden. Digitale Endgeräte sowie ausreichend gute Internetverbindung sind jedoch noch nicht überall gegeben. Zudem wäre zum zeitgleichen Austausch per Video auch eine zeitversetzte Kommunikation mit Text- und Bildnachrichten (Messenger-Dienst) sinnvoll. Sowohl die Kommunikation im Medizinwesen (KIM) als auch der TI-Messenger in der zweiten Ausbaustufe sollen zwar die Chat-Kommunikation ermöglichen, doch noch stehen diese Dienste im Alltag noch nicht in allen Settings zur Verfügung (Ludwig et al, 2020).

In einem teilumfänglich aufsuchenden Konzept werden Behandlungen häufiger in der Praxis durchgeführt. Bisher wird der organisatorische, personelle, instrumentelle, zeitliche Mehraufwand dieser Behandlungen (z. B. für Lagerung, Begleitung und Überwachung aber auch der Aufwand und die Belastung für die Behandlung mit notwendigen Pausen) nicht honoriert.	Die aktuellen Honorarzuschläge für Hausbesuche decken den deutlich höheren personellen, instrumentellen sowie zeitlichen Aufwand komplexer zahnärztlicher Behandlungen eines vollumfänglichen aufsuchenden Konzeptes nicht adäquat ab.

Fazit

Die aufsuchende Zahnmedizin im Kontext der zahnärztlichen Versorgung vor allem von Menschen mit pflegerischem Unterstützungsbedarf wird in Deutschland zunehmend wichtiger. Ein teilumfängliches Konzept wird unter den aktuellen Rahmenbedingungen auch auf absehbare Zeit am weitesten verbreitet sein. Vollumfängliche Konzepte haben ebenso ihre Berechtigung und stellen eine wichtige Ergänzung für eine gute flächendeckende zahnärztliche Betreuung von Menschen mit pflegerischem Unterstützungsbedarf dar.

4.2.6 Literatur

Bleiel, D., Ludwig, E., Spatzier, H., Stillhart, A., Nitschke, I. (2018). Der mobile Einsatz – vier unterschiedliche Praxiskonzepte. *SZM, 6*(1), 23-65.

BMV-Z (Bundemantelverträge-Zahnärzte) (2021). Vordruck 10 der Anlage 14a zum BMV-Z, auch als Beitrag zum Pflegeplan sowie für die vertragszahnärztliche Dokumentation. Letzter Zugriff am 11.02.2024 unter: file:///Users/administrator/Downloads/bmv-z-2023-11-24-anlage-14a.pdf.

Bundeszahnärztekammer: Muster-Berufsordnung. Letzter Zugriff am 11.02.2024 unter https://www.bzaek.de/fileadmin/PDFs/recht/mbo.pdf.

Bundeszahnärztekammer: Muster-Weiterbildungsordnung. Letzter Zugriff am 11.02.2024 unter: https://www.bzaek.de/fileadmin/PDFs/b/mwbo.pdf.

Czwikla, J., Rothgang, H., Schwendicke, F., & Hoffmann, F. (2023). Dental care utilization among home care recipients, nursing home residents, and older adults not in need of long-term care: An observational study based on German insurance claims data. *Journal of Dentistry, 136*, 104627.

Dieke R. (2008). Vergleich verschiedener Prophylaxekonzepte für institutionalisierte ältere Menschen: klinische und subjektive Bewertung. *Medizinische Dissertation*. Heidelberg.

Göbel, V. Bünemann, J., Berszin, M., Thüne, OS, Pederzani, N, Schwarzer, M. (2024). Digitale Totalprothetik: Paradigmenwechsel in der mobilen Alterszahnheilkunde. *Quintessenz, 2024* (3), 282–294.

Hassel, A. J., Danner, D., Schmitt, M., Nitschke, I., Rammelsberg, P., & Wahl, H. W. (2011). Oral health-related quality of life is linked with subjective well-being and depression in early old age. *Clinical oral investigations, 15*, 691–697.

Hassel, A. J., Rolko, C., Koke, U., Leisen, J., & Rammelsberg, P. (2008). A German version of the GOHAI. *Community dentistry and oral epidemiology, 36*(1), 34-42.

Jäger, S., Köster-Schmidt, A., Schade, M., & Heudorf, U. (2009). Mundhygiene und Mundgesundheit bei Bewohnern von Altenpflegeheimen. *Bundesgesundheitsblatt-Gesundheitsforschung-Gesundheitsschutz, 52*(10), 927–935.

John, M. T. (2022b). Standardization of dental patient-reported outcomes measurement using OHIP-5–validation of »recommendations for use and scoring of oral health impact profile versions«. *Journal of Evidence-Based Dental Practice, 22*(1), 101645.

John, M. T., Hujoel, P., Miglioretti, D. L., LeResche, L., Koepsell, T. D., & Micheelis, W. (2004). Dimensions of oral-health-related quality of life. *Journal of dental research, 83*(12), 956-960.

John, M. T., Omara, M., Su, N., List, T., Sekulic, S., Häggman-Henrikson, B., … & Larsson, P. (2022a). Recommendations for use and scoring of oral health impact profile versions. *Journal of Evidence-Based Dental Practice, 22*(1), 101619.

John, M. T., Reißmann, D. R., Feuerstahler, L., Waller, N., Baba, K., Larsson, P., … & Rener-Sitar, K. (2014). Factor analyses of the Oral Health Impact Profile–Overview and studied population. *Journal of prosthodontic research, 58* (1), 26-34.

Klotz, A. L., Zajac, M., Ehret, J., Hassel, A. J., Rammelsberg, P., & Zenthöfer, A. (2020). Development of a German version of the oral health assessment tool. *Aging clinical and experimental research, 32*, 165-172.

Landeszahnärztekammer Baden-Württemberg: Richtlinien für das Ausweisen von Tätigkeitsschwerpunkten gemäß § 21 Berufsordnung der LZK BW. Letzter Zugriff am 11.02.2024 unter: https://lzk-bw.de/fileadmin/user_upload/1.Zahn%C3%A4rzte/30.Fortbildung/60.T%C3%A4tigkeitsschwerpunkte/Richtlinie_Taetigkeitsschwerpunkte.pdf.

Ludwig, E., Nitschke, I., Barbe, G., Benz, C., Jäger, D., Bleiel, D., Frank, F., Göbel, G., Haffner, C., Noack, M., Waterkotte, R., Wefers, KP., Weiss, M. (2020). Videosprechstunde & Co – ein Anfang ist gemacht. *SZM, 8*(3), 139–141.

Nitschke I, Hopfenmüller, W. (2010). Die Zahnmedizinischen Versorgung älterer Menschen. In: Lindenberger, U., Smith, J., Mayer, K. U., & Baltes, P. B. *Die Berliner Altersstudie*. Akademie Verlag.

Nitschke, I., Wefers, KP., Jockusch, J. (Hrsg.) (2023). *Mobile Zahnmedizin – Die aufsuchende Betreuung*. Quintessenz Verlag.

Oberzaucher F. Pilotstudie zur zahnärztlichen Betreuung von Pflegeeinrichtungen – Zahnpflege – ein »Stiefkind der Altenpflege«? *CAREkonkret, 18* (4.5.2018).

Stober, T., Danner, D., Lehmann, F., Séché, A. C., Rammelsberg, P., & Hassel, A. J. (2012). Association between patient satisfaction with complete dentures and oral health-related quality of life: two-year longitudinal assessment. *Clinical oral investigations, 16*, 313-318.

ZApprO: Bundesministerium der Justiz: Approbationsordnung für Zahnärzte und Zahnärztinnen (ZApprO). (2019). Letzer Zugriff am 03.11.2024 unter: www.gesetze-im-internet.de/zappro/BJNR093310019.html.

Zenthöfer, A., Dieke, R., Dieke, A., Wege, K. C., Rammelsberg, P., & Hassel, A. J. (2013). Improving oral hygiene in the long-term care of the elderly—a RCT. *Community dentistry and oral epidemiology, 41*(3), 261–268.

Zenthöfer, A., Schröder, J., Cabrera, T., Rammelsberg, P., & Hassel, A. J. (2014). Comparison of oral health among older people with and without dementia. *Community Dental Health, 31*(1), 27–31.

ZHG: Bundesministerium der Justiz: Gesetz zur Ausübung der Zahnheilkunde. (1952). Letzter Zugriff am 11.02.2024 unter https://www.gesetze-im-internet.de/zhg/BJNR002210952.html.

zm-Online (11.06.2019): ZApprO: Eine Novellierung in zwei Stufen. Letzter Zugriff am 03.11.2024 unter www.zm-online.de/news/politik/zappro-eine-novellierung-in-zwei-stufen/.

zm-Online (15.05.2020): Neue Approbationsordnung kommt doch zum 1. Oktober 2020. Letzter Zugriff am 03.11.2024 unter: www.zm-online.de/news/politik/neue-approbationsordnung-kommt-doch-zum-1-oktober-2020.

4.3 Screening und Assessment: Ein interprofessioneller Ansatz

Anna-Lena Hillebrecht, Greta Barbe, Ramona Waterkotte & Elmar Ludwig

1. Welche Einschätzungsinstrumente für die Mundgesundheit gibt es?
2. Worauf kommt es bei der Einschätzung der Mundgesundheit in der Pflege an?
3. Wie kann ein neuer Ansatz für ein Mund-Risikoassessment in der Pflege aussehen?

4.3.1 Einleitung

Mundgesundheit »…zeigt sich in der Fähigkeit, ohne Einschränkungen zu kauen und zu essen, deutlich sprechen und lächeln zu können« (DNQP, 2023, S. 25). Orale Erkrankungen wie Karies oder Parodontitis können diese Fähigkeiten und damit das Wohlbefinden erheblich beeinträchtigen (Baniasadi et al., 2021). Bei Menschen mit pflegerischem Unterstützungsbedarf sind orale Erkrankungen hochprävalent (Jordan & Micheelis, 2016) und meist verursacht durch Mundhygienedefizite (Wong & Eiselé, 2015; Lamster, 2020). Für die Erkennung von Risiken bzw. Problemen der Mundgesundheit stehen eine große Zahl verschiedener Einschätzungsinstrumente (Assessments) zur Verfügung, jedoch erfüllt keines alle notwendigen Kriterien für die pflegerische Versorgung. Beispielsweise gibt es bisher kein Assessment, das die vorhandenen Mundpflege- und Hilfsmittel sowie den bedarfsgerechten Umgang mit diesen abfragt.

4.3.2 Einschätzung der Mundgesundheit

Gemäß dem DNQP-Expertenstandard sind Pflegefachpersonen in der Verantwortung, Mundhygienedefizite und Munderkrankungen zu erkennen, bei der Durchführung der Mundpflege zu unterstützen und bei Bedarf andere Berufsgruppen (z. B. Zahnärzt*innen) hinzuzuziehen (Sirsch et al., 2022). Im DNQP-Expertenstandard wird betont, dass Pflegefachpersonen die Kompetenzen benötigen, die Mundgesundheit von Menschen mit pflegerischem Unterstützungsbedarf einschätzen zu können. Weitergehend beschreibt der Expertenstandard Kriterien für ein Screening im Sinne einer Ersteinschätzung und bei entsprechendem Bedarf auch für ein vertiefendes Assessment.

Hierfür werden im Expertenstandard eine Vielzahl von Einschätzungsinstrumenten für die Mundgesundheit erwähnt und beschrieben, aber keines uneingeschränkt empfohlen (DNQP, 2023). Auch andere systematische Übersichtsarbeiten kommen zu dem Schluss, dass die bestehenden Assessments die Einschätzung der Mundgesundheit nicht vollumfänglich ermöglichen (Everaars et al. 2020; Thapa et al., 2021).

Die bestehenden Assessments lassen sich ihrem Wesen nach unterteilen in Assessments der Selbsteinschätzung und der Fremdeinschätzung.

Assessments der Selbsteinschätzung (z. B. Geriatric Oral Health Assessment Index (GOHAI) oder Oral Health Care Impact Profile (OHIP) erfragen Risiken oder Probleme für die Mundgesundheit auf der Basis subjektiver Einschätzung von Problemen beim Essen, Schmerzen oder Schamgefühlen z. B. beim Sprechen oder Lachen. Die Selbsteinschätzung stellt die Frage nach dem Wohlbefinden (mundgesundheitsbezogene Lebensqualität) des Menschen mit pflegerischem Unterstützungsbedarf in den Mittelpunkt, setzt jedoch ein Mindestmaß an kognitiven Fähigkeiten voraus und ist bei vielen betroffenen Menschen deshalb allein nicht ausreichend. Zudem gibt es Probleme (z. B. Prothesendruckstellen, scharfe Kanten oder Beläge an Zähnen bzw. Zahnprothesen), die weitreichende gesundheitliche Konsequenzen haben können und nicht immer sicher von den betroffenen Menschen eingeschätzt werden.

Assessments der Fremdeinschätzung fokussieren auf objektiv feststellbare Risiken und Probleme. Aktuell weisen vier Assessmentinstrumente der Fremdeinschätzung eine ausreichende Qualität bei der Anwendbarkeit, Reliabilität und Validität für die Nutzung durch Pflegefachpersonen auf:

- Oral Health Assessment Tool (OHAT),
- Brief Oral Health Status Examination (BOHSE),
- Dental Hygiene Registration (DHR) und

- oral health-related section of the InterRai (ohr-InterRai).

Keines dieser Assessments spielt jedoch aktuell eine nennenswerte Rolle im Pflegealltag (Hoben et al., 2017; Göstemeyer et al., 2019). Nicht zuletzt deshalb, weil diese Assessments alle zwingend die Inspektion der Mundhöhle erfordern, was nicht für alle Settings der Pflege sinnvoll und realistisch umsetzbar ist und eine große Hürde darstellt.

Im DNQP-Expertenstandard wird deshalb ein zweistufiges Verfahren mit einem kriteriengeleiteten Screening empfohlen, das ohne die Inspektion der Mundhöhle erfolgen kann. Wenn Risiken bzw. Probleme für die Mundgesundheit beim Screening identifiziert wurden, erfolgt ein vertiefendes Assessment. Dieses Assessment umfasst nicht nur alle Aspekte der vier oben beschriebenen Assessments, sondern fragt darüber hinaus Defizite der Mundhygiene im Hinblick auf die Pflegemittel bzw. notwendigen Unterstützungsbedarf bei deren Anwendung ab (▶ Tab. 4.2).

Für die Implementierung im Pflegealltag macht es Sinn, die Einschätzung von Risiken und Problemen der Mundgesundheit in bereits bestehende Einschätzungs- und Dokumentationsverfahren des Pflegealltags (z. B. strukturierte Informationssammlung, siehe unten) einzubinden (Sirsch et al., 2022; DNQP, 2023).

Strukturierte Informationssammlung

Die strukturierte Informationssammlung (SIS) ist vor allem in der stationären Langzeitpflege weit verbreitet (Bundesministerium für Gesundheit, 2024). Anhand einer Risikomatrix gilt es, pflegerelevante Risiken und Phänomene (bisher: Dekubitus, Sturz, Inkontinenz, Schmerz und Ernährung) im Kontext der nachfolgend aufgeführten fünf Themenfelder in Anlehnung an das Neue Begutachtungsassessment (NBA) zur Einschätzung der Pflegebedürftigkeit zu erkennen und dokumentieren:

Tab. 4.2: Gegenüberstellung der Beobachtungskriterien des DNQP-Expertenstandards sowie verschiedener validierter Assessments zur Beurteilung der Mundgesundheit in der Pflege
Anmerkungen: OHAT: Oral Health Tool; BOHSE: Brief Oral Health Status Examination; ohrInterRai: oral health related section oft he interRai; DHR: Dental Hygiene Resgistration, *zusätzliche Ursachen, **Lymphknoten, ***nur Beläge, ****nur Zähne

Kriterien	DNQP (Screening & Assessment)	Mundgesundheitsassessments			
		BOHSE	OHAT	Ohr-InterRai	DHR
Unwohlsein/Schmerzen	X		X	X	
Schwellungen	X	X**			
Mundgeruch	X*		X		
Speichel/Mundtrockenheit	X*	X		X	
Beobachtungskriterien Mundhöhle					
• Lippen	X	X	X	X	
• Zähne	X	X	X	X	X****
• Zahnfleisch	X	X	X	X	
• Zunge	X	X	X	X	
• Schleimhäute (Gaumen, Wange, Mundboden)	X	X	X	X	
Sauberkeit Mund/Mundhygiene	X	X	X	X	X****
Sauberkeit Prothesen/Prothesenhygiene	X		X	X	
Probleme mit Zahnersatz	X	X	X		
Probleme beim Kauen/Nahrungskarenzen	X	X***			
Pflegemittel vorhanden/bedarfsgerecht	X				
Unterstützungsbedarf	X				
Besonderheiten?	Aspirationsrisiko	Prothese signiert		Problem letzte 3 Tage	

1. Kognition und Kommunikation
2. Mobilität und Bewegung
3. krankheitsbezogene Anforderungen und Belastungen
4. Selbstversorgung
5. Leben in sozialen Beziehungen.

So sollen Gesundheitsindikatoren, Ressourcen sowie Fähigkeiten und Verhaltensweisen eines Menschen mit pflegerischem Unterstützungsbedarf dokumentiert und daraus ein individueller Pflegemaßnahmenplan, teils unter Hinzuziehung weiterer beteiligter Berufsgruppen, abgeleitet werden. Sobald in einem Themenfeld der SIS ein Risiko identifiziert wird und die Pflegefachperson eine weitere Einschätzung als notwendig erachtet, kann die Pflegefachperson ein themenbezogenes vertiefendes Assessmentinstrument nutzen, das durch strukturierte Fragestellungen pflegerelevante Probleme identifiziert.

Mund-Risiko-Assessment-Pflege (Mu-RAP)

Ein Ansatz könnte sein, »Munderkrankungen« als eigenes Risiko in die SIS einzuführen, um die Aufmerksamkeit für Munderkrankungen in der Routine abzubilden. Den fünf SIS-Themenfeldern liessen sich dabei Kriterien in den oben beschriebenen validierten Assessments als auch die ergänzenden Kriterien des DNQP-Expertenstandards zuordnen (Hillebrecht, 2023). Im Rahmen eines Forschungsprojektes wird aktuell unter Beteiligung von Expert*innen der Pflege und anderer Berufsgruppen ein entsprechendes in der Praxis nutzbares Assessment-Instrument entwickelt und validiert.

4.3.3 Fazit

Gemäß dem DNQP-Expertenstandard sind Pflegefachpersonen in der Verantwortung, Mundhygienedefizite und Munderkrankungen zu erkennen. Aktuell kann jedoch kein bestehendes Assessment-Instrument bei Menschen mit pflegerischem Unterstützungsbedarf uneingeschränkt empfohlen werden. Für eine breite Akzeptanz in der Pflege ist es wichtig, im Sinne eines Screenings Risiken und Probleme zunächst auch ohne Inspektion der Mundhöhle einschätzen zu können, so wie es auch im Expertenstandard empfohlen wird. Vorteilhaft ist es, diese Erst-Einschätzung in bestehende Instrumente (z. B. SIS) zu integrieren. Für das vertiefende Assessment sollten die Kriterien pflegerelevant sein und eine zielführende Maßnahmenplanung möglichst gut bahnen. Das Mund-Risiko-Assessment-Pflege (Mu-RAP) ist ein Instrument, das derartiges Potential mitbringt und nach entsprechender Weiterentwicklung und Validierung in verschiedenen Settings der Pflege angewendet werden kann (Hillebrecht, 2023).

4.3.4 Literatur

Baniasadi, K., Armoon, B., Higgs, P., Bayat, A.-H., Mohammadi Gharehghani, M. A., Hemmat, M., Fakhri, Y., Mohammadi, R., Fattah Moghaddam, L., & Schroth, R. J. (2021). The Association of Oral Health Status and socio-economic determinants with Oral Health-Related Quality of Life among the elderly: A systematic review and meta-analysis. *International Journal of Dental Hygiene, 19*(2), 153–165. https://doi.org/10.1111/idh.12489.

Bundesministerium für Gesundheit. (o. J.). Entbürokratisierung in der Pflegedokumentation. https://www.bundesgesundheitsministerium.de/themen/pflege/entbuerokratisierung.html, letzte Aktualisierung: Juli 2024

Deutsches Netzwerk für Qualitätsentwicklung in der Pflege (DNQP). (2023). Expertenstandard Förderung der Mundgesundheit in der Pflege. Entwicklung – Konsentierung – Implementierung. Osnabrück: DNQP.

Everaars, B., Weening-Verbree, L. F., Jerković-Ćosić, K., Schoonmade, L., Bleijenberg, N., de Wit, N. J., & van der Heijden, G. J. M.G. (2020). Measurement properties of oral health assessments for non-dental healthcare professionals in older people: A systematic review. *BMC Geriatrics, 20*(1), 4. https://doi.org/10.1186/s12877-019-1349-y.

Göstemeyer, G., Baker, S. R., & Schwendicke, F. (2019). Barriers and facilitators for provision of oral health care in dependent older people: A systematic review. *Clinical Oral Investigations, 23* (3), 979–993. https://doi.org/10.1007/s00784-019-02812-4.

Hillebrecht, A. L., Waterkotte, R., Ludwig, E., & Barbe, G. (2023). Integration pflegerelevanter Risiken für Munderkrankungen in die Strukturierte Informationssammlung. *Pflege 37*(4).

Hoben, M., Clarke, A., Huynh, K. T., Kobagi, N., Kent, A., Hu, H., Pereira, R. A. C., Xiong, T., Yu, K., Xiang, H., & Yoon, M. N. (2017). Barriers and facilitators in providing oral care to nursing home residents, from the perspective of care aides: A systematic review and meta-analysis. *International Journal of Nursing Studies, 73*, 34–51. https://doi.org/10.1016/j.ijnurstu.2017.05.003.

Jordan, R., Micheelis, W. (2016). Fünfte Deutsche Mundgesundheitsstudie DMS V Institut der Deutschen Zahnärzte (Hrsg.), Köln: Deutscher Zahnärzte Verlag.

Lamster, I. B. (2020). Defining oral health: A new comprehensive definition. *International Dental Journal*, 66(6), 321. https://doi.org/10.1111/idj.12295.

Sirsch, E., Ludwig, E., Müller, K., Blumenberg, P., Nitschke, I., Büscher, A. (2022). Förderung der Mundgesundheit in der Pflege – ein interprofessioneller Expertenstandard. *Zeitschrift für Gerontologie und Geriatrie*, 55(3), 204–209. https://doi.org/10.1007/s00391-022-02053-3.

Thapa, R., Chimoriya, R., & Arora, A. (2021). The development and psychometric properties of oral health assessment instruments used by non-dental professionals for nursing home residents: A systematic review. *BMC Geriatrics*, 21(1), 35. https://doi.org/10.1186/s12877-020-01989-8.

Wong, T. C., & Eiselé, J.-L. (2015). FDI World Dental Federation: Responding to new realities of oral health. *Journal of Dental Research*, 94(4), 519–521. https://doi.org/10.1177/0022034515571185.

4.4 Ergonomische Arbeitsweise und Vermeidung von Aspiration bei der Mundpflege

Barbara-Beate Beck & Elmar Ludwig

1. Was bedeutet Ergonomie?
2. Welche Grundprinzipien sind in Bezug auf die Mundhygiene und Mundpflege zu beachten?
3. Wie funktioniert der Kieferkontrollgriff und welche Varianten für die Unterstützung der Mundhygiene und Mundpflege sind zu empfehlen?

4.4.1 Einleitung

In diesem Kapitel werden Möglichkeiten der Belastungsreduzierung bzw. -vermeidung für das Muskel- und Skelettsystem der Beschäftigten in der Pflege und Betreuung bei der Mundhygiene für Menschen mit Unterstützungsbedarf aufgezeigt. Sowohl die ergonomische Umgebungsgestaltung als auch die ergonomische Arbeitsweise sowie arbeitserleichternde Hilfsmittel in den verschiedenen Situationen wie das Sitzen am Waschbecken oder Liegen im Bett finden Berücksichtigung. Zudem werden Aspekte der Aspirationsgefahr für die Menschen mit Unterstützungsbedarf bei der Mundpflege durch gelöste Speisereste und Beläge sowie Zahnpastaschaum oder Wasser thematisiert.

Dabei werden hier die Ergebnisse langjähriger gemeinsamer Entwicklungsarbeit zahnärztlicher Expert*innen mit großer Erfahrung in den verschiedenen Settings der Pflege in Kooperation mit Expert*innen der Berufsgenossenschaft für Gesundheitsdienst und Wohlfahrtspflege dargestellt (Ludwig, 2022, 2024).

4.4.2 Ergonomie als Präventionsstrategie

Die Ergonomie beschäftigt sich mit der Anpassung der Arbeitsbedingungen an die physischen Fähigkeiten und Eigenschaften des arbeitenden Menschen sowie mit dessen Anpassungsmöglichkeiten an seine Arbeitsaufgabe. Grundsätzlich sollen Beschäftigte bei der Ausübung ihrer Tätigkeit weder über- noch unterfordert werden. Dies gelingt, wenn die Arbeitsgestaltung den Fähigkeiten und Bedürfnissen des Menschen angepasst wird. In der Folge ist die physische Belastung geringer und Ermüdung tritt weniger schnell ein. Gleichzeitig steigen Wohlbefinden, Gesundheit, Arbeitsfähigkeit und Motivation. Das wirkt sich in der Folge positiv auf Qualität und Leistung aus, was letztlich auch die Qualität der Arbeit steigert.

Ergonomische Forschungen setzen sich sowohl mit den Belastungsfaktoren am Arbeitsplatz also z. B. Bewegen von Lasten, statische Haltearbeit, repetitive Tätigkeiten, als auch mit Maßnahmen zur Verbesserung der Arbeitsgestaltung im Hinblick auf Abwechslung bei Arbeitsaufgaben und Anforderungen auseinander. Dabei geht es nicht nur um die Anpassung von Arbeitsmitteln (Hilfsmitteln) an die Körpermaße und Fähigkeiten des Menschen, sondern auch um die menschengerechte Organisation der Arbeit, den Arbeitsinhalt und das gesamte Arbeitsumfeld.

Gesundheitsmanagement als Konzept verbindet die vielfältigen positiven Effekte, die sich sowohl durch Verhaltensänderungen der Beschäftigten als auch durch die Veränderung der Verhältnisse bei der Arbeit erzielen lassen. Das Zusammenwirken beider Faktoren – also von ergonomischem Verhalten und ebensolchen Verhältnissen – ist die entscheidende Voraussetzung für den Erhalt und die Förderung der Gesundheit der Beschäftigten. Dieser Zusammenhang wird insbesondere im betrieblichen Gesundheitsmanagement hergestellt und bildet eine wichtige Grundlage für eine wirksame Prävention. Dies gilt nicht zuletzt für die ergonomische (körpergerechte) Arbeitsweise. So schaffen die Voraussetzungen am Arbeitsplatz die Grundlage dafür, dass sich ergonomisches Verständnis und Kompetenz der Beschäftigten für die jeweilige Arbeitsaufgabe entwickeln können. Ohne diese Kompetenzentwicklung der Beschäftigten wiederum hat die ergonomische Arbeitsplatzgestaltung nur einen geringen Nutzen. Die Anschaffung eines ergonomisch vorteilhaft einstellbaren Pflegebetts ist z. B. eine glatte Fehlinvestition, wenn die Pflegekraft die vielfältigen Einstellmöglichkeiten nicht nutzt, weil Wissen und Kompetenz dazu fehlen. Erst wenn beides zusammenkommt, können sich die gewünschten gesundheitlichen Wirkungen und weitere positive Effekte für die Erhöhung der Leistungsfähigkeit einstellen. Um entsprechende Entwicklungen in Gang zu bringen, gibt es eine Reihe von Ansatzpunkten. Sie reichen von der Nutzung der Ressourcen der Beschäftigten als Experten ihrer eigenen Arbeitssituation über die Gefährdungsbeurteilung (gemäß Arbeitsschutzgesetz und DGUV Vorschrift 1) und das Risikomanagement bis hin zur Schaffung von geeigneten Strukturen für ein multidimensionales Vorgehen unter Einbeziehung von individuellen, technischen und organisatorischen Ansätzen. Physische Belastungen sollten so weit wie möglich vermieden bzw. reduziert werden.

Problematische Aspekte der physischen Belastung sind:

- einseitige statische Muskelarbeit (z. B. andauerndes Sitzen/Stehen/Halten)
- psychische Belastungen, Stress und deren Auswirkung auf den Spannungszustand der Muskulatur
- Körpermaße und entsprechende ungünstige Abmessungen (z. B. Arbeitsniveau, Armreichweite, Greifräume)
- eingeschränkte Bewegungsräume

Problematische Körperhaltungen, die zu physischen Belastungen führen können, sind das:

- Arbeiten in vorgebeugter, seit- oder rückwärts geneigter Körperhaltung
- Arbeiten in verdrehter Körperhaltung
- Arbeiten über Schulter- oder Kopfhöhe
- Arbeiten in der Hocke oder auf den Knien

4.4.3 Grundprinzipien bei der Mundhygiene

Was ein Mensch selbst kann, soll er auch selbst tun: der unterstützungsbedürftige Mensch sollte daher immer wieder gebeten werden, sich selbst die Zähne zu putzen, so dass ersichtlich wird, welche konkrete Unterstützung notwendig ist (z. B. nur das Ein- und Ausgliedern von Zahnprothesen oder das Putzen vor allem der Zahninnenflächen bzw. die Reinigung der Zahnzwischenräume).

Die Mundpflege gelingt grundsätzlich am besten bei guter Leistungsbereitschaft des unterstützungsbedürftigen Menschen (d. h. Hörgerät einsetzen, Brille aufsetzen und der Mensch sollte zum Zeitpunkt der Mundpflege nicht erschöpft sein). Ist der unterstützungsbedürftige Mensch im Stehen unsicher, hat es sich bewährt, die Mundhygiene und Mundpflege im Sitzen durchzuführen. Bei immobilen, stark unruhigen Menschen oder Menschen mit erheblichen kognitiven Einschränkungen können andere Vorgehensweisen erforderlich sein wie z. B. die Mundpflege im Bett.

Die unterstützende Person trägt für die Standsicherheit geeignetes Schuhwerk (vorne und hinten geschlossen und mit einer rutschhemmenden Sohle) und sollte sicher stehen können. Zur persönlichen Schutzausrüstung gehören geeignete Handschuhe z. B. aus Vinyl oder Nitril sowie – falls erforderlich – ein Mund-Nasenschutz, gegebenenfalls entsprechende Schutzkleidung sowie ein Augen- bzw. Gesichtsschutz.

Idealerweise putzt die unterstützende Person mit der gleichen Hand und Handhaltung, mit der sie selbst ihre Zähne putzt. Eine rechtshändige Person steht auf der rechten Seite, eine linkshändige Person auf der linken Seite des Menschen mit Unterstützungsbedarf.

Eine Zahnbürste mit verstärktem Griff liegt gut in der Hand und erlaubt eine ergonomische Handhaltung. Es hat sich bewährt, alle Maßnahmen mit Worten anzukündigen bzw. zu begleiten, ohne aber den unterstützungsbedürftigen Menschen dabei in ein Gespräch zu verwickeln. Die Bürste wird von der unterstützenden Person in physiologischer Bahn im Blickfeld zunächst von schräg unten (ca. 45°) und dann horizontal an den Mund herangeführt. Dadurch kann der unterstützungsbedürftige Mensch den Beginn der Mundpflegemaßnahmen besser wahrnehmen.

Die Zahnbürste wird dabei grundsätzlich mit wenig Druck (so wie beim Schreiben mit einem Druckminenbleistift) leicht rüttelnd/kreisend von Zahn zu Zahn geführt. Der Einsatz einer elektrischen Zahnbürste kann sinnvoll sein, Geräusche und Vibrationen müssen aber toleriert werden. Die Bürste wird dann ohne weitere Putzbewegung lediglich von Zahn zu Zahn geführt und für etwa ein bis zwei Sekunden an jedem Zahn ruhig gehalten.

Die Frage nach der Putz-Systematik – welche Flächen also nacheinander zu putzen sind – hängt individuell von vielen verschiedenen Faktoren ab. So kann es sinnvoll sein, zunächst alle Außenflächen zu putzen, weil der Mund erst nicht richtig aufgehen will, oder aber zunächst alle Flächen im Oberkiefer zu putzen, weil bei manchen eingeschränkt kooperativen Menschen der Unterkiefer sehr unruhig ist.

Wichtig ist, dass die Gewohnheiten des unterstützungsbedürftigen Menschen beachtet werden und in die neue Routine – wenn möglich – integriert werden.

4.4.4 Kieferkontrollgriff

Wenn keine gute Kopfkontrolle und Mundfunktion bestehen, erlaubt der Kieferkontrollgriff (▶ Abb. 4.4a/b) zur Mund-Kiefer-Unterstützung eine gute und sichere Führung des Kopfes sowie das Öffnen des Mundes. Der freie Arm wird so um den unterstützungsbedürftigen Menschen gelegt, dass idealerweise der Kopf am Oberarm und gegebenenfalls am Brustkorb der unterstützenden Person gesichert werden kann. Achtung: insgesamt mit dem Arm nicht den Kopf fixieren, sondern nur sichern. Der Daumen liegt dabei leicht gebeugt unterhalb des Jochbeins, der Zeigefinger unterhalb der Unterlippe und der Mittelfinger liegt unterhalb des Kinns, während der Ringfinger und der kleine Finger ganz entspannt bleiben. Die Finger liegen flächig leicht gebeugt an und üben keinen punktuellen Druck aus – die Berührung ist eher weich und soll das Öffnen des Mundes unterstützen.

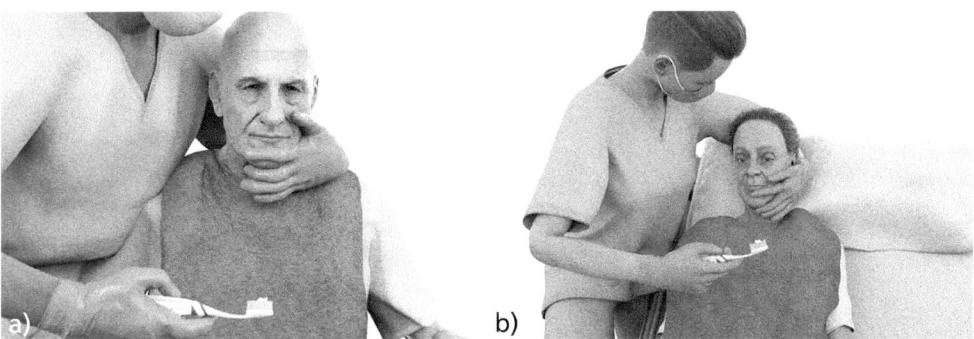

Abb. 4.4a/b: Kieferkontrollgriff bei Unterstützung im Sitzen am Waschbecken (a) bzw. im Liegen am Bett (b) und Heranführen der Zahnbürste in »phyisiolgischer Bahn«.

4.4.5 Ergonomische Arbeitsweise am Waschtisch

Aus ergonomischer Sicht ist es gerade bei der Mundpflege im Sitzen sinnvoll, darauf zu achten, dass große unterstützungsbedürftige Menschen von großen Personen unterstützt werden. Umgekehrt sollten kleine unterstützungsbedürftige Menschen auch eher von kleinen Personen unterstützt werden.

Sofern möglich, sollte die Mundpflege an einem Waschtisch durchgeführt werden. Idealerweise ist die genutzte Sitzgelegenheit (Stuhl, Roll- oder Duschstuhl) höhenverstellbar; so kann diese an den Menschen mit Unterstützungsbedarf bzw. an das Waschbecken angepasst werden. Es sollte, wann immer möglich, Bodenkontakt für die Füße gewährleistet sein. Auf ein geeignetes Schuhwerk ist auch bei den Menschen mit Unterstützungsbedarf zu achten (fest am Fuß sitzend und geschlossen). So ist mehr Sitzstabilität gegeben. Gegebenenfalls kann eine Fußbank eingesetzt werden. Der Stuhl wird nur so dicht herangefahren/-geschoben, dass noch Bewegungsfreiraum nach vorne besteht. Bei einem Rollstuhl sollten die Vorderräder nach vorne zeigen, um Kippsicherheit zu gewährleisten und die Bremsen sollten angezogen werden. Beim Heranfahren/-schieben des Stuhls ist darauf zu achten, dass die Hände des unterstützungsbedürftigen Menschen z. B. durch rechtzeitiges Anheben gesichert werden, um der Einklemmgefahr unter dem Waschbecken vorzubeugen. Die Armlehne auf der Seite der unterstützenden Person sollte herunter-/weggeklappt oder entfernt werden, um mehr Bewegungsfreiraum zu schaffen.

Das Waschbecken ist idealerweise höhenverstellbar und wird nach dem Heranfahren/-schieben so tief eingestellt, dass der unterstützungsbedürftige Mensch sich über das Waschbecken beugen und ggfs. mit den Unterarmen auf dem Waschbecken abstützen kann. Der Spiegel sollte verstellbar und so eingestellt sein, dass sowohl der unterstützungsbedürftige Mensch wie auch die unterstützende Person die Maßnahmen im Spiegel verfolgen können. Ist der Spiegel nicht verstellbar, sollte er ausreichend tief angebracht sein, so dass eine sitzende Person in den Spiegel schauen kann. Eine Ablagefläche sollte im Bereich des Waschtischs gegeben sein oder durch einen fahrbaren Tisch geschaffen werden.

Der unterstützungsbedürftige Mensch sitzt etwas vorgerückt auf dem Stuhl, um Bodenkontakt mit den Füßen zu haben und um sich aus dem Hüftgelenk vorbeugen zu können. Der unterstützungsbedürftige Mensch sollte zur Minimierung der Aspirationsgefahr (▶ Abb. 4.5) den Kopf leicht nach vorne unten beugen (10–20°) und nicht zur Seite drehen.

zen/Anlehnen mit dem Becken am Stuhl sowie das Abstützen des Unterarms im Bereich der Schulter kann für die unterstützende Person entlastend wirken.

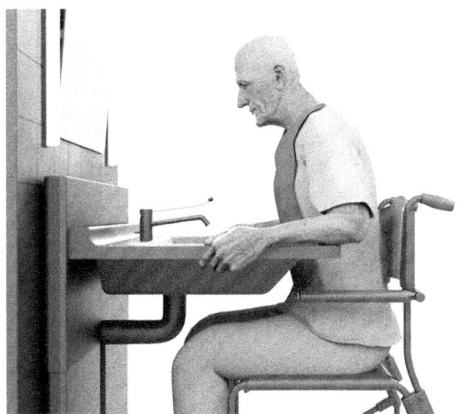

Abb. 4.5: Minimierung der Aspirationsgefahr duch leicht nach vorn gebeugten Oberkörper und geradeaus gerichtetem sowie leicht nach unten geneigtem Kopf.

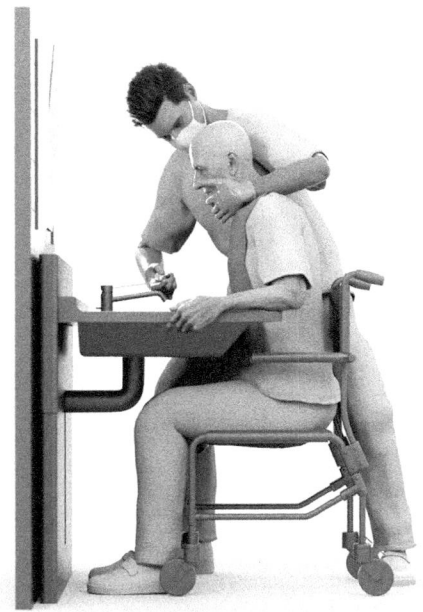

Abb. 4.6: Die Ausgangsstellung in einer Art Fechterstellung mit vielen Abstützungspunkten ermöglicht eine ergonomische Arbeitsweise für die Mundpflege am Waschtisch.

Ausgangsstellung und Körperhaltung: Die unterstützende Person steht seitlich von dem unterstützungsbedürftigen Menschen in einer Art Fechterstellung (▶ Abb. 4.6); hierbei zeigt der vordere Fuß nach vorn zum Waschbecken und der hintere Fuß steht eher quer (ca. 90° Winkel der Füße zueinander). Die Knie sind leicht gebeugt und das Gewicht ist gleichmäßig auf beide Füße verteilt. Achtung: Das hintere Knie nicht nach innen kippen (X-Stellung vermeiden). Eine leichte Vorneigung aus dem Hüftgelenk und der Lendenwirbelsäule ist erforderlich, aber nur so weit wie nötig. Zu beachten ist, dass die Schultern entspannt (nicht hochgezogen) und die Arme nah am Körper bleiben, die Ellenbogen annähernd 90° gebeugt sind und keine große Verdrehung im Rumpf erfolgt. Ein Abstüt-

Zum Putzen der Oberkieferzähne kann, falls nötig, durch eine leichte Gewichtsverlagerung auf den vorderen Fuß und Drehen des Kopfes zur Mundhöhle mehr Blickfreiheit auf den Mund und in die Mundhöhle erreicht werden. Auch über den Blick in den Spiegel kann eine Kontrolle der Aktivität erfolgen. Eventuell kann sich der unterstützungsbedürftige Mensch durch eine leichte Drehung des Oberkörpers der unterstützenden Person etwas zuwenden, aber ohne dabei allein den Kopf zur Seite zu drehen.

Es kann für die unterstützende Person erleichternd sein, eine Stehhilfe oder einen höhenverstellbaren Hocker zu benutzen.

Wenn vorhanden kann auch die erhöhte Sitzfläche eines Rollators genutzt werden. So kommt die unterstützende Person mehr auf Augenhöhe mit dem unterstützungsbedürftigen Menschen.

4.4.6 Ergonomische Arbeitsweise am Pflegebett

Das Pflegebett sollte in allen Funktionen elektrisch verstellbar und von beiden Seiten zugänglich sein. Wird das Bett von der Wand abgerückt, müssen die Bremsen des Bettes danach wieder angezogen werden.

Der unterstützungsbedürftige Mensch sollte idealerweise auf dem Rücken liegend nahe der Bettkante positioniert werden. Zum Positionieren des unterstützungsbedürftigen Menschen nicht vergessen, das Bett für das Verlagern auf das erforderliche Arbeitsniveau einzustellen (ca. Mitte Oberschenkel). Eine Gleitmatte unter Rumpf und Becken gegebenenfalls in Kombination mit einer Antirutsch-Matte unter den Füßen kann die Positionsveränderung erleichtern. Ist dies nicht möglich, sollten der Oberkörper und der Kopf Richtung Bettkante positioniert werden. Eventuell könnte auch der Rumpf auf der abgewandten Seite mit einer Positionierungshilfe (z. B. Schlange oder Halbmondkissen) leicht unterlagert werden. So wendet sich der unterstützungsbedürftige Mensch der unterstützenden Person noch etwas mehr zu. Die Hände des unterstützungsbedürftigen Menschen sollten entspannt auf dem Bauch liegen. Nun wird das Beinteil des Bettes angehoben; im Anschluss wird das Kopfteil so weit hochgefahren, dass der unterstützungsbedürftige Mensch in eine Position mit einer guten Oberkörperaufrichtung kommt. Um eine noch bessere Sitzposition zu erreichen, sollte – sofern möglich – das Bett insgesamt gekippt werden (Antitrendelenburg-Position: das Fußende des Bettes senkt sich, während das Kopfende sich hebt). Das Arbeitsniveau des Bettes sollte nach dem Verlagern insgesamt so eingestellt werden, dass die unterstützende Person sich bei leicht gebeugten Knien aus dem Hüftgelenk vorbeugen kann.

Zur Minimierung der Aspirationsgefahr sollte der Kopf der im Bett liegenden Person leicht nach vorne unten gebeugt sein (10-20°); dies kann aktiv bzw. auch durch die entsprechende Positionierung des Kopfkissens erreicht werden. Den Kopf leicht zur Seite zu neigen bzw. zu drehen, kann die Mundpflege und den Blick in die Mundhöhle erleichtern.

Der Nachttisch sollte beiseitegestellt werden, um mehr Bewegungsfreiraum zu haben; gegebenenfalls kann das Material hier abgelegt werden. Möglich wäre zudem, einen Spiegel auf den Nachttisch zu stellen und diesen über dem Bett zu positionieren. So kann der unterstützungsbedürftige Mensch die Maßnahme im Spiegel mit verfolgen und die unterstützende Person erhält einen besseren Blick in die Mundhöhle.

Die unterstützende Person steht seitlich von dem unterstützungsbedürftigen Menschen in einer Art Fechterstellung; hierbei zeigt der vordere Fuß Richtung Fußende und der hintere Fuß steht eher quer (ca. 90° Winkel der Füße zueinander). Die Knie sind leicht gebeugt und das Gewicht ist eher auf dem vorderen Fuß. Achtung: Das hintere Knie nicht nach innen kippen (X-Stellung vermeiden). Eine leichte Vorneigung aus dem Hüftgelenk und der Lendenwirbelsäule ist erforderlich, aber nur so weit wie nötig. Die unterstützende Person sollte nicht zu nah am Bett stehen – damit Vorneigen aus dem Hüftgelenk und Beugung in den Kniegelenken noch möglich sind. Weiterhin ist zu beachten, dass die Schultern entspannt bleiben (nicht hochgezogen) und keine große Verdrehung im Rumpf erfolgt (▶ Abb. 4.7). Ein Abstützen/Anlehnen mit dem Becken sowie dem Oberkörper am Bettrand (Kopfteil!) und ein Abstützen mit dem hinteren Arm auf dem Kopfteil kann für die unterstützende Person entlastend wirken.

Zum Putzen der Oberkieferzähne kann falls nötig durch eine vermehrte Gewichtsverlagerung auf den vorderen Fuß und Drehen des Kopfes zur Mundhöhle mehr Blickfreiheit auf den Mund und in die Mundhöhle erreicht werden. Beim Ausspülen des Mundes kann eine Unterstützung am Rumpf der unterstützungsbedürftigen Person ein weitergehendes Vorbeugen zum Ausspucken erleichtern. Ein Bettzügel ermöglicht gegebenenfalls dem unterstützungsbedürftigen Menschen das weitere Vorbeugen.

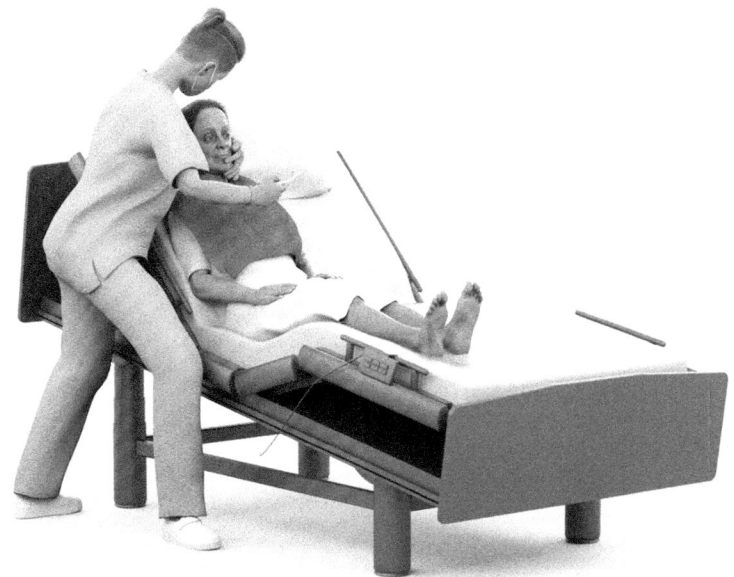

Abb. 4.7: Der unterstützungsbedürftige Mensch in Komfortsitzposition nah am Bettrand. Die Ausgangsstellung in einer Art Fechterstellung mit vielen Abstützungspunkten ermöglicht eine ergonomische Arbeitsweise für die Munpflege am Pflegebett.

Varianten

Als Variante wäre auch die Mundpflege von vorne möglich. Dabei steht die unterstützende Person so vor dem unterstützungsbedürftigen Menschen, dass sich beide von Angesicht zu Angesicht anschauen können. Dazu steht die unterstützende Person seitlich von dem unterstützungsbedürftigen Menschen in »umgekehrter« Fechterstellung; hierbei zeigt der vordere Fuß jetzt aber Richtung Kopfende und der hintere (bettnahe) Fuß steht eher quer (ca. 90°-Winkel der Füße zueinander). Die Knie sind leicht gebeugt und das Gewicht ist eher auf dem vorderen Fuß. Hier kann ein Abstützen/Anlehnen der Hüfte im Bereich der Bettkante für die unterstützende Person entlastend wirken.

Eine weitere Variante wäre die Mundpflege in Seitlage, wobei das Kopfteil des Bettes nur leicht angestellt ist. Bei Unterstützung im Stehen sollte der unterstützungsbedürftige Mensch eher in der Mitte des Bettes stabil in Seitlage positioniert sein. Eine Positionsunterstützung z. B. mit Hilfe einer Positionierungshilfe (z. B. Schlange) sichert die Seitenlage besser.

Ein Abstützen/Anlehnen mit dem Becken sowie dem Oberkörper am Bettrand (Kopfteil!) und ein Abstützen mit dem hinteren Arm auf dem Kopfteil können für die unterstützende Person entlastend wirken. Zudem kann es für eine noch bessere Abstützung im Stehen sinnvoll sein, den Bettseitenschutz während der Mundpflege nach oben zu ziehen, um sich darauf abzustützen.

Bei Unterstützung im Sitzen – nahezu auf Augenhöhe – kann ein Abstützen mit den Ellenbogen auch auf den Knien entlastend wirken, wenn der unterstützungsbedürftige Mensch eher am Rand des Bettes liegt.

Abb. 4.8: QR-Code: https://mund-pflege.net/unterstutzte-mundpflege/

4.4.7 Fazit

Es gibt eine Vielzahl an Möglichkeiten, die Arbeitsweise bei der Unterstützung der Mundpflege ergonomisch und zugleich orientiert an den Umgebungsbedingungen und den individuellen Ressourcen des Menschen mit Unterstützungsbedarf angepasst zu gestalten und dabei die Aspirationsgefahr zu minimieren. Die ergonomische Gestaltung der Umgebung und die Vermittlung der ergonomischen Arbeitsweise werden durch das Arbeitsschutzgesetz von den Arbeitgebenden gefordert. Profitieren können davon nicht nur die Beschäftigten und die Menschen mit Unterstützungsbedarf, sondern auch der Betrieb.

4.4.8 Literatur

DGUV Information 207-010 Bewegen von Menschen im Gesundheitsdienst und in der Wohlfahrtspflege, Prävention von Muskel- und Skeletterkrankungen.

DGUV Information 207-022 Bewegen von Menschen im Gesundheitsdienst und in der Wohlfahrtspflege, Hilfestellung zur Gefährdungsbeurteilung nach der Lastenhandhabungsverordnung.

DGUV Vorschrift 1 Grundsätze der Prävention.

Europäische Union (2012). Sicherheit und Gesundheit bei der Arbeit im Gesundheitswesen – Leitfaden für Prävention und gute Betriebspraxis.

Gesetz über die Durchführung von Maßnahmen des Arbeitsschutzes zur Verbesserung der Sicherheit und des Gesundheitsschutzes der Beschäftigten bei der Arbeit (Arbeitsschutzgesetz – ArbSchG).

Gut zu Fuß im Pflegeberuf – Kriterien für sichere Arbeitsschuhe (BGW-Info; Hrsg.: BGW, Stand 09/2021 bgw-online.de Stichwort Sichere Schuhe für Pflegeberufe).

Jäger, M., Jordan, C., Kuhn, S., Beck, B., Nienhaus, A. (2015). Ableitung tätigkeitsspezifischer biomechanisch begründeter Handlungsanleitungen für rückengerechtes Bewegen von Patienten. *Arbeitsmedizin, Sozialmedizin, Umweltmedizin 50*, 738–749.

Jäger, M., Jordan, C., Theilmeier, A., Wortmann, N., Kuhn, S., Nienhaus, A., Luttmann, A. (2014): Analyse der Lumbalbelastung beim manuellen Bewegen von Patienten zur Prävention biomechanischer Überlastungen von Beschäftigten im Gesundheitswesen. *Zentralblatt für Arbeitsmedizin, Arbeitsschutz und Ergonomie 64*, 98–112.

Ludwig, E. (2022). SOP Mundhygiene in der Pflege – Teil 1: Ergonomisch arbeiten und Aspiration vermeiden. *Zahnmedizin up2date*; 16, 465–468 . DOI 10.1055/a-1963-7141.

Ludwig E. (2024). SOP Mundhygiene in der Pflege – Teil 2: Zahn-, Mund und Zahnprothesenpflege. *Zahnmedizin up2date*; 18: 13–20. DOI 10.1055/a-1991-3237.

4.5 Strategien bei Demenz und abwehrendem Verhalten

Adrian Gödderz

---

1. Welche speziellen Folgen ergeben sich aus einer Demenzerkrankung für die Mundgesundheit?
2. Welche Assessments können bei der Einschätzung der Mundgesundheit von Demenzerkrankten genutzt werden?
3. Wie kann abwehrendem Verhalten in der Mundpflege von Demenzerkrankten begegnet werden?

4.5.1 Einleitung

Demenzerkrankungen sind ein wichtiges und stetig zunehmendes Problem in unserer Gesellschaft. Durch die steigende Anzahl an hochaltrigen Bevölkerungsanteilen im Rahmen des demografischen Wandels steigt ebenfalls die Prävalenz der Demenzerkrankungen, welche meist im höheren Lebensalter auftreten (Glaeske, 2020). Im Jahr 2021 wurden bereits 1,7 Millionen Menschen mit Demenz gezählt (Statistisches Bundesamt, 2022), prognostiziert werden laut einer Hochrechnung der deutschen Alzheimer Gesellschaft e. V. jedoch 2,31 Millionen betroffene Menschen bis zum Jahr 2050 (Deutsche Alzheimer Gesellschaft, 2020). Gleichzeitig gehen Demenzerkrankungen mit zahlreichen Einschränkungen für die Mundgesundheit einher. Im folgenden Kapitel sollen diese aufgezeigt werden, daraus resultierende Herausforderungen für die Mundpflege abgeleitet sowie spezielle pflegerische Kompetenzen im Umgang mit diesen Herausforderungen identifiziert werden.

4.5.2 Mundhygiene bei Menschen mit Demenz

Eine adäquate Mundhygiene umfasst in erster Linie die Zahnpflege, welche als »Goldstandard« zur Erhaltung einer intakten Mundgesundheit angesehen wird (DNQP, 2023). Diese umfasst aber auch Maßnahmen wie die Reinigung von Zahnprothesen, der Zunge, der Lippen und der Mundhöhle (DNQP 2023, Sirsch, 2022). Demenziell erkrankte Menschen weisen eine schlechtere Mundgesundheit auf als gleichaltrige Menschen ohne Demenz (Furuta et al. 2013). Dies wird darauf zurückgeführt, dass Menschen mit Demenz darin eingeschränkt sind, ihre Mundgesundheitsprobleme zu kommunizieren und somit seltener zahnärztliche Termine vereinbart werden. Daraus resultierend steigt die Prävalenz parodontaler und dentaler Krankheiten (Ziebolz et al., 2017). Auch die Versorgung mit adäquatem Zahnersatz (Kronen, Brücken, Prothesen) bzw. notwendige Anpassungen sind bei Menschen mit Demenz schlechter. Der Verlust natürlicher Zähne bedingt den Einsatz von Zahnprothesen, dieser ist jedoch aufgrund eines verminderten Zugangs zu zahnärztlicher Versorgung häufig unzureichend (Furuta et al., 2013). Insgesamt ergeben sich Schwierigkeiten beim Kauen, was das Risiko für eine Dysphagie erhöht. In der Folge wird die Fähigkeit, ausreichende Nahrungsmengen aufzunehmen beeinträchtigt, was letztlich zu einer Mangelernährung führen kann (Furuta et al., 2013; Ziebolz et al., 2017).

4.5.3 Zahnpflege bei Menschen mit Demenz

Die Durchführung einer sachgerechten Pflege der vorhandenen Zähne ist bei Menschen mit Demenz durch Symptome wie mnestische[18] Defizite, Apraxie[19] und exekutive Funktionseinschränkungen limitiert. Auch muskuläre Probleme wie eine reduzierte Griffkraft und ein genereller Rückgang der motorischen Fähigkeiten tragen hierzu bei (Delwel et al., 2018; Kumar et al., 2021). Darüber hinaus führen Verschlechterungen der kognitiven Fähigkeiten dazu, dass Demenzpatient*innen die tägliche Mundhygiene schlichtweg vergessen können (Hazara, 2020; Wong et al., 2019). Yoon et al. stellten in einer Beobachtungsstudie fest, dass demenziell erkrankte Menschen nicht nur Anleitung in den verschiedenen Schritten des Zähneputzens benötigen, sondern dass auch die Qualität und die Dauer des Zähneputzens – wenn durch die Betroffenen selbst durchgeführt – keine ausreichende Reinigung der Zähne erzielt werden kann (Yoon et al., 2020). Pflegefachkräfte sollten demnach darauf achten, dass alle Flächen aller Zähne geputzt werden. Zudem bietet die Begleitung beim Zähneputzen die perfekte Grundlage für die Beobachtung der Mundgesundheit (Yoon et al., 2020). Zur Nutzung von elektrischen Zahnbürsten konnte in einer kontrollierten Studie von Nihtilä et al. festgestellt werden, dass, obwohl diese eine effizientere Zahnreinigung erreichen und eine einfachere motorische Bedienbarkeit liefern, demenziell Erkrankte oft mit deren Handhabung überfordert sind. Daher wird dazu geraten, die zuvor genutzte Putzmethode weiterhin anzuwenden (Nihtilä et al., 2017).

---

18 das Gedächtnis betreffend.
19 Apraxie bezeichnet die Unfähigkeit, Aufgaben zu bewältigen, für die Bewegungsmuster oder -abläufe aus dem Gedächtnis abgerufen werden müssen.

4.5.4 Prothesenpflege bei Menschen mit Demenz

Die Pflege von Zahnprothesen wird im Expertenstandard »Förderung der Mundgesundheit in der Pflege« beschrieben (DNQP, 2023). Die Durchführung bietet bei Menschen mit Demenz jedoch besondere Herausforderungen. Demenziell erkrankte Menschen verweigern häufig das Herausnehmen ihres Zahnersatzes zur Nacht, was wiederum das Stomatitis-Risiko erhöht (Critchlow, 2017; Hazara, 2020). Zudem führen mnestische Defizite häufig dazu, dass die Prothesen verlegt werden. Prothesen sollen deshalb schon während der Herstellung namentlich gekennzeichnet werden (Critchlow, 2017). Letztlich wird noch erwähnt, dass mit zunehmender Progredienz der Erkrankung der Prothesenhalt (z. B. aufgrund von Gewichtsverlust und damit auch der Veränderung des Prothesenlagers) nachlassen kann (Critchlow, 2017). Schlechtsitzende Prothesen könne wiederholt herausfallen, Schamgefühle auslösen und Schwierigkeiten beim Essen und Sprechen zur Folge haben (Hazara, 2020). Daher sollten Pflegefachkräfte auch ein besonderes Augenmerk auf einen korrekten Sitz und guten Halt der Zahnprothesen bei Menschen mit Demenz legen – insbesondere, wenn sie dieses Problem selbst nicht mehr adäquat äußern können.

4.5.5 Erkennen von Mundgesundheitsproblemen

Ein wichtiges Hilfsmittel für die strukturierte Erfassung der Mundgesundheit stellen Assessments dar. In wissenschaftlichen Betrachtungen der Mundgesundheit finden diese bereits vielfach in unterschiedlichen Kontexten Einsatz (Jablonski et al., 2011a; Jablonski et al., 2011b; Jablonski et al., 2018; Weintraub et al., 2018; van de Rijt et al., 2020; Schofield et al., 2022; Julkunen et al., 2021; Everaars et al., 2020; Delwel et al., 2018; Deutsch & Jay, 2021). Bei eingeschränkter Kommunikationsfähigkeit und erhöhtem Mundkrankheitsrisiko bei Menschen mit Demenz erscheint eine objektive und standardisierte Nutzung von Assessments umso relevanter (Critchlow, 2017). Die Durchführung einer fachgerechten Mundinspektion stellt die Grundlage einer strukturierten Mundbeobachtung dar (Deutsch & Jay, 2021). Im Folgenden werden unterschiedliche Assessments aus der aktuellen Studienlage vorgestellt.

In zwei Studien wurde das Einschätzen von orofazialem Schmerz bei Menschen mit kognitiven Einschränkungen untersucht. Die »Orofacial-Pain Scale for Non-Verbal Individuals« (OPS-NVI) integriert verschiedene Messinstrumente für verschiedene Aspekte der Mundgesundheit, u. a. Lebensqualität und Ernährungszustand (van de Rijt et al., 2020). In den Studien litten 40 % der demenziell erkrankten Patient*innen unter orofazialen Schmerzen, in der Vergleichsgruppe ohne Demenz waren es lediglich 15 % (van de Rijt et al., 2020). Ob beobachtete Verhaltensänderungen auf orofaziale Schmerzen oder eine Reaktion auf die Mundpflege zurückzuführen sind, konnte nicht in allen Fällen sicher unterschieden werden (van de Rijt et al., 2020). Ein systematischer Review bestätigt, dass die Identifizierung von Schmerzen bei älteren Menschen mit Demenz eine anhaltende Herausforderung in der Praxis darstellt (Schofield et al., 2022).

Julkunen et al. identifizierten sechs Zeichen zur Überprüfung einer oralen Krankheitslast, die für Pflegefachkräfte im klinischen Alltag gut beobachtbar sein sollen (Julkunen et al., 2021):

1. »Orale Funktionsfähigkeit« (Die betroffene Person isst z. B. bevorzugt weiche Kost)
2. »Klarheit der Sprache eingeschränkt«
3. »Unterstützung beim Essen wird benötigt«
4. »Lippenläsionen sind vorhanden«
5. »lose Zähne sind vorhanden«
6. »Mundschleimhautläsionen sind erkennbar«

Sind zwei dieser Anzeichen beobachtbar, ist von einer erhöhten oralen Krankheitslast auszugehen (Julkunen et al., 2021).

Im Kontext von Krankheitsbildern mit kognitiven Beeinträchtigungen findet zudem das »Oral Health Assessment Tool« (OHAT) als Instrument der Fremdeinschätzung Einsatz (DNQP, 2023, Klotz, 2020). Dabei handelt es sich um ein speziell entwickeltes Instrument für nicht-zahnärztliche Professionen, welches eine valide Möglichkeit zur Evaluation der Mundgesundheit bieten soll (Everaars et al., 2020). Im OHAT werden acht Bereiche mittels visueller Inspektion untersucht: Lippen, Zunge, Zahnfleisch/Mundgewebe, Speichel, natürliche Zähne, Zahnprothesen, Mundhygiene und Zahnschmerzen. Jeder Bereich wird mit »gesund«, »Veränderungen« oder »ungesund« bewertet. Eine »gesunde«- oder »Veränderungen«-Bewertung kann dabei durch die Planung der Mundhygienemaßnahmen durch die Einrichtung selbst bewältigt werden, während bei »ungesund« die Hinzuziehung zahnärztlicher Expertise erforderlich ist (Deutsch et al., 2017).

Zuletzt wird noch die Verwendung von angepassten Speicheltest-Kits zur Untersuchung der Mundtrockenheit als Risikofaktor für die Mundgesundheit bei Demenzpatient*innen diskutiert. Die Durchführungsdauer von ca. 20 Minuten pro Patient*in für die stationäre Akutversorgung scheint jedoch unpraktikabel (Deutsch et al., 2017).

4.5.6 Umgang mit abwehrendem Verhalten

Abwehrende Verhaltensweisen stellen in der Mundpflege demenziell erkrankter Patient*innen eine besondere Herausforderung dar (Jablonski et al., 2011b; Jablonski et al., 2018; Delwel et al., 2018; Weintraub et al., 2018; Yoon et al., 2020). Dabei können diese Verhaltensweisen von milden Ablehnungszeichen wie einem Zukneifen des Mundes, bis hin zu schwerwiegenderen Verhaltensweisen wie Schlägen und Tritten reichen (Jablonski et al., 2011a).

Eine umfassende Auseinandersetzung mit der Thematik erfolgte durch das Forschungsteam von Jablonski et al. im Rahmen einer Pilotstudie mit einer Intervention namens »MOUTh«. »MOUTh« steht dabei als Akronym für »Managing Oral Hygiene Using Threat Reduction« (Jablonski et al., 2011b). Insgesamt wurden 15 Strategien entwickelt und getestet, die die Bedrohungswahrnehmung des demenziell Erkrankten in der Mundpflege reduzieren sollen, darunter z. B. der Einsatz von sanften Berührungen, dem Entgegentreten auf Augenhöhe und das Vermeiden von bevormundender oder herablassender Sprache. Ergänzt wurden diese Maßnahmen durch »best practice«-Mundpflegepraktiken für ältere Erwachsene.

Insgesamt konnte in der Studie festgestellt werden, dass die Strategien von den zu pflegenden Personen sehr unterschiedlich angenommen wurden, sodass die Autor*innen empfehlen, ein »trial and error«-Prinzip anzuwenden (Jablonski et al., 2011b). Es konnte durch die Anwendung dieser Interventionen eine deutliche Verbesserung der Mundgesundheit der zu pflegenden Personen erzielt werden, das Auftreten abwehrender Verhaltensweisen nahm ab, jedoch ohne statistische Signifikanz (Jablonski et al., 2011b). Die Autor*innen schlussfolgerten hieraus, dass die Anwendung der MOUTh-Interventionen bei Personen mit moderater bis schwerer Demenz möglich ist, sodass sich abwehrende Verhaltensweisen reduzieren und sich die Mundgesundheit insgesamt verbessern solle (Jablonski et al., 2011b).

In einer Folgestudie von Jablonski-Jaudon et al. wurde die MOUTh-Intervention erneut untersucht. Hierbei konnte eine Fokusverlagerung festgestellt werden, da die Pflegefachkräfte während des vierjährigen Beobachtungszeitraums Beziehungen zu den demenziell Erkrankten Proband*innen aufbauten. Basierend auf diesen Beziehungen entwickelten die Pflegefachkräfte drei weitere innovative Strategien, die dem bestehenden Portfolio der 15 MOUTh-Strategien hinzugefügt wurden. Die Erweiterung zeigte, dass ein beziehungsorientierter Ansatz, bei dem die Bedürfnisse und Gefühle der demenziell erkrankten Personen im Vordergrund steht, die besten Ergebnisse erzielte (Jablonski-Jaudon et al., 2016). Letztlich konnte durch das Forschungsteam um Jablonski (2018) bestätigt werden, dass die MOUTh-Intervention eine statistisch insignifikante Verbesserung der Mundgesundheit erzielen konnte und auch die Häufigkeit der Mundpflegeinterventionen insgesamt erhöhte sich (Jablonski et al., 2018).

Als weiteres Konzept ist »Mouth Care Without a Battle« (MCWB) zu benennen. Dieses wurde in einer Interventionsstudie von Weintraub et al. (2018) untersucht und basiert auf der Konzeption von Zimmermann et al. (Zimmermann et al., 2014). Die Techniken, die im Rahmen eines personenzentrierten Ansatzes angewendet werden, weisen dabei Ähnlichkeiten zu der MOUTh-Intervention auf. In der Studie konnte ebenfalls eine Verbesserung der Mundgesundheit festgestellt werden (Weintraub et al., 2018). Eine Messung der Reduktion von abwehrenden Verhaltensweisen wurde nicht durchgeführt.

Beide Interventionen zeigen, dass das Thema der abwehrenden Verhaltensweisen bei der Mundpflege demenziell erkrankter Menschen eine hohe Relevanz darstellt. Pflegefachkräfte sollten verschiedene Strategien zur Reduktion der Risikowahrnehmung kennen und anwenden können. Darüber hinaus lässt sich ableiten, dass die Beziehungsgestaltung auch in der Mundpflege eine besondere Rolle spielt. Pflegekräfte sollten daher über umfassende soziale Kompetenzen verfügen, um eine positive und einfühlsame Beziehung zu den demenziell erkrankten und zu pflegenden Personen herzustellen.

Die Internet-Lernplattform www.mundpflege.net fasst die Erkenntnisse sowie die relevanten Aspekte der beiden Techniken MOUTh und MCWB zusammen (https://mund-pflege.net/demenz-abwehrendes-verhalten/).

4.5.7 Interdisziplinäre Zusammenarbeit

Im Expertenstandard »Förderung der Mundgesundheit in der Pflege« wird betont, dass Pflegefachkräfte im Pflegeprozess die Verantwortung tragen, den Bedarf an Mundpflege zu erkennen, Maßnahmen gemeinsam mit Patient*innen und Angehörigen zu planen und gegebenenfalls durchzuführen (DNQP, 2023). Es wird zudem hervorgehoben, dass nicht alle Mundgesundheitsprobleme allein durch die Pflege gelöst werden können und die Einbeziehung anderer Fachkräfte, insbesondere der zahnmedizinischen Profession, wichtig ist. In der stationären Akutversorgung ist die Mundgesundheit von entscheidender Bedeutung, und multidisziplinäre Ansätze können maßgeblich dazu beitragen, das Wissen und das Bewusstsein der Pflegekräfte zu verbessern und die Mundpflegepraktiken in Einrichtungen zu optimieren (Registered Nurses' Association of Ontario, 2008). Besonders bei Menschen mit Demenz ist die interdisziplinäre Zusammenarbeit essenziell, um Mundgesundheitsprobleme zu erkennen und zahnärztliche Unterstützung zu ermöglichen (DNQP, 2023).

4.5.8 Fazit

Bei demenziell erkrankten Menschen sind spezifische Kompetenzen für die Zahn-, Mund- und Prothesenpflege sowie bei abwehrendem Verhalten notwendig. Darüber hinaus gibt es spezielle Assessments zur Einschätzung der Mundgesundheit als Grundlage für die interdisziplinäre Zusammenarbeit. Die Kompetenzen verbessern das Wohlbefinden von Patient*innen mit Demenz, erfordern jedoch gezielte Schulungen, Richtlinien und eine verstärkte interdisziplinäre Zusammenarbeit. Pflegekräfte spielen bei der Erkennung von Risikofaktoren und der Einleitung zahnmedizinischer Versorgungsstrukturen die Schlüsselrolle.

4.5.9 Literatur

Critchlow, D. (2017). Part 3: Impact of systemic conditions and medications on oral health. *British journal of community nursing*, 22(4), 181–190. https://doi.org/10.12968/bjcn.2017.22.4.181.

Delwel, S., Binnekade, T. T., Perez, R. S. G. M., Hertogh, C. M. P. M., Scherder, E. J. A. & Lobbezoo, F. (2018). Oral hygiene and oral health in older people with dementia: a comprehensive review with focus on oral soft tissues. *Clinical oral investigations*, 22(1), 93–108. https://doi.org/10.1007/s00784-017-2264-2.

Deutsch, A. & Jay, E. (2021). Optimising oral health in frail older people. *Australian prescriber*, 44(5), 153–160. https://doi.org/10.18773/austprescr.2021.037.

Deutsch, A., Siegel, E., Cations, M., Wright, C., Naganathan, V. & Brodaty, H. (2017). A pilot study on the feasibility of training nurses to formulate multicomponent oral health interventions in a residential aged care facility. *Gerodontology*, 34(4), 469–478. https://doi.org/10.1111/ger.12295.

Deutsche Alzheimer Gesellschaft e. V. (2020). Informationsblatt 1: Die Häufigkeit von Demenzerkrankungen. Berlin. Letzter Zugriff am 10.10.2024 unter: https://www.deutsche-alzheimer.de/fileadmin/Alz/pdf/factsheets/infoblatt1_haeufig-keit_demenzerkrankungen_dalzg.pdf.

Deutsches Netzwerk für Qualitätsentwicklung in der Pflege. (2023). Expertenstandard Förderung der Mundgesundheit in der Pflege, Entwicklung - Konsentierung - Implementierung, Hrsg.: Deutsches Netzwerk für Qualitätsentwicklung in der Pflege (DNQP).

Everaars, B., Weening-Verbree, L. F., Jerković-Ćosić, K., Schoonmade, L., Bleijenberg, N., Wit, N. J. de & van der Heijden, G. J. M. G. (2020). Measurement properties of oral health assessments for non-dental healthcare professionals in older people: a systematic review. *BMC geriatrics*, 20(1), 4. https://doi.org/10.1186/s12877-019-1349-y.

Furuta, M., Komiya-Nonaka, M., Akifusa, S., Shimazaki, Y., Adachi, M., Kinoshita, T., Kikutani, T. & Yamashita, Y. (2013). Interrelationship of oral health status, swallowing function, nutritional status, and cognitive ability with activities of daily living in Japanese elderly people receiving home care services due to physical disabilities. *Community dentistry and oral epidemiology*, 41(2), 173–181. https://doi.org/10.1111/cdoe.12000.

Glaeske, G. (2020). Demenzreport 2020. Bremen: hkk Krankenkasse. Letzter Zugriff am 05.05.2025 unter: https://www.socium.uni-bremen.de/uploads/News/2020/hkk_Demenzreport_2020_Web.pdf.

Hazara, R. (2020). Oral health in older adults. *British journal of community nursing, 25*(8), 396–401. https://doi.org/10.12968/bjcn.2020.25.8.396.

Jablonski, R. A., Kolanowski, A. M., Azuero, A., Winstead, V., Jones-Townsend, C. & Geisinger, M. L. (2018). Randomised clinical trial: Efficacy of strategies to provide oral hygiene activities to nursing home residents with dementia who resist mouth care. *Gerodontology, 35*(4), 365–375. https://doi.org/10.1111/ger.12357.

Jablonski, R. A., Kolanowski, A., Therrien, B., Mahoney, E. K., Kassab, C. & Leslie, D. L. (2011a). Reducing care-resistant behaviors during oral hygiene in persons with dementia. *BMC oral health, 11*, 30. https://doi.org/10.1186/1472-6831-11-30.

Jablonski, R. A., Therrien, B., Mahoney, E. K., Kolanowski, A., Gabello, M. & Brock, A. (2011b). An intervention to reduce care-resistant behavior in persons with dementia during oral hygiene: a pilot study. Special care in dentistry: official publication of the American Association of Hospital Dentists, the Academy of Dentistry for the Handicapped, and the *American Society for Geriatric Dentistry, 31*(3), 77–87. https://doi.org/10.1111/j.1754-4505.2011.00190.x.

Jablonski-Jaudon, R. A., Kolanowski, A. M., Winstead, V., Jones-Townsend, C. & Azuero, A. (2016). Maturation of the MOUTh Intervention: From Reducing Threat to Relationship-Centered Care. *Journal of gerontological nursing, 42*(3), 15–23; quiz 24-5. https://doi.org/10.3928/00989134-20160212-05.

Julkunen, L., Hiltunen, K., Kautiainen, H., Saarela, R. K. T., Pitkälä, K. H. & Mäntylä, P. (2021). Oral disease burden of dentate older adults living in long-term care facilities: FINORAL study. *BMC oral health, 21*(1), 624. https://doi.org/10.1186/s12903-021-01984-4.

Klotz, A. L., Zajac, M., Ehret, J., Hassel, A. J., Rammelsberg, P., & Zenthöfer, A. (2020). Development of a German version of the oral health assessment tool. *Aging clinical and experimental research, 32*, 165–172.

Kumar, S., Jha, P. C., Negi, B. S., Haidry, N., Kulkarni, P., Gulati, S. & Muttu, J. (2021). Oral Health Status and Treatment Need in Geriatric Patients with Different Degrees of Cognitive Impairment and Dementia: A Cross-Sectional Study. *Journal of family medicine and primary care, 10*(6), 2171–2176. https://doi.org/10.4103/jfmpc.jfmpc_2481_20.

Nihtilä, A., Tuuliainen, E., Komulainen, K., Autonen-Honkonen, K., Nykänen, I., Hartikainen, S., Ahonen, R., Tiihonen, M. & Suominen, A. L. (2017). Preventive oral health intervention among old home care clients. *Age and Ageing, 46*(5), 846–851. https://doi.org/10.1093/ageing/afx020.

Registered Nurses' Association of Ontario. (2008). Oral Health: Nursing Assessment and Interventions. Letzter Zugriff am 15.06.2023 unter: https://rnao.ca/sites/rnao-ca/files/Oral_Health_-_Nursing_Assessment_and_Interventions.pdf.

Schofield, P., Thomas, N., McColl, E. & Witton, R. (2022). Dental Pain in Care Homes: Is It a Phenomenon? A Systematic Review of the Literature. *Geriatrics* (Basel, Switzerland), 7(5). https://doi.org/10.3390/geriatrics7050103.

Sirsch, E., Ludwig, E., Müller, K., Blumenberg, P., Nitschke, I. & Büscher, A. (2022). Förderung der Mundgesundheit in der Pflege – ein interprofessioneller Expertenstandard [Promotion of oral health in nursing-An interprofessional expert standard]. *Zeitschrift fur Gerontologie und Geriatrie, 55*(3), 204–209. https://doi.org/10.1007/s00391-022-02053-3

Statistisches Bundesamt. (2022). Anzahl der Demenzkranken in Deutschland nach Alter und Geschlecht im Jahr 2021. Letzter Zugriff am 15.06.2023 unter https://de.statista.com/statistik/daten/studie/246028/umfrage/anzahl-der-demenzkranken-in-deutschland-nach-alter-und-geschlecht/.

van de Rijt, L. J., Feast, A. R., Vickerstaff, V., Lobbezoo, F. & Sampson, E. L. (2020). Prevalence and associations of orofacial pain and oral health factors in nursing home residents with and without dementia. *Age and Ageing, 49*(3), 418–424. https://doi.org/10.1093/ageing/afz169.

Weintraub, J. A., Zimmerman, S., Ward, K., Wretman, C. J., Sloane, P. D., Stearns, S. C., Poole, P. & Preisser, J. S. (2018). Improving Nursing Home Residents' Oral Hygiene: Results of a Cluster Randomized Intervention Trial. *Journal of the American Medical Directors Association, 19*(12), 1086–1091. https://doi.org/10.1016/j.jamda.2018.09.036.

Wong, F. M. F., Ng, Y. T. Y. & Leung, W. K. (2019). Oral Health and Its Associated Factors Among Older Institutionalized Residents-A Systematic Review. *International journal of environmental research and public health, 16*(21). https://doi.org/10.3390/ijerph16214132.

www.mund-pflege.de, Demenz & Abwehrendes Verhalten, Letzter Zugriff am 22.08.2024 unter: https://mund-pflege.net/demenz-abwehrendes-verhalten/.

Yoon, M. N., Ickert, C., Wilson, R., Mihailidis, A. & Rochon, E. (2020). Oral care practices of long-term care home residents and caregivers: Secondary analysis of observational video recordings. *Journal of clinical nursing, 29*(11-12), 2023–2030. https://doi.org/10.1111/jocn.15187.

Ziebolz, D., Werner, C., Schmalz, G., Nitschke, I., Haak, R., Mausberg, R. F. & Chenot, J.-F. (2017). Oral Health and nutritional status in nursing home residents-results of an explorative cross-sectional pilot study. *BMC geriatrics, 17*(1), 39. https://doi.org/10.1186/s12877-017-0429-0.

Zimmerman, S., Sloane, P. D., Cohen, L. W. & Barrick, A. L. (2014). Changing the culture of mouth care: mouth care without a battle. *The Gerontologist, 54 Suppl 1*, S25-34. https://doi.org/10.1093/geront/gnt145.

4.6 Interprofessionelle Zusammenarbeit zwischen Pflege, Geriatrie und Zahnmedizin

Greta Barbe, Gabriele Röhrig-Herzog & Ramona Waterkotte

---

1. Welche Professionen sollten bei der Förderung der Mundgesundheit in der (geriatrischen) Pflege kooperieren?
2. Welche Barrieren bestehen für die interprofessionelle Zusammenarbeit?
3. Wie kann die Mundgesundheit interprofessionell besser gefördert werden (Fallbeispiel)?

4.6.1 Einleitung

Zunehmende Pflegebedürftigkeit führt häufig zu einer Abnahme der Fähigkeit eigenständiger Mundpflege. Angesichts der immer komplexeren oralen Situation – etwa durch das Vorhandensein eigener Zähne, schnell auftretende Karies, Entzündungen des Zahnhalteapparates, technisch aufwendige Zahnprothesen oder Implantate mit Entzündungen – ist die (zahn-)medizinische und pflegerische Versorgung der Mundhöhle heute deutlich anspruchsvoller als noch vor einigen Jahren. Dies erfordert, insbesondere vor dem Hintergrund der Multimorbidität pflegebedürftiger Personen, interprofessionell abgestimmte Diagnostik- und Therapiekonzepte (Röhrig-Herzog, Waterkotte, Barbe, 2023). Um die Förderung der Mundgesundheit bei älteren und pflegebedürftigen Menschen ganzheitlich und umfassender zu gestalten, ist es daher entscheidend, für die Zusammenarbeit an den Schnittstellen zwischen Pflege und Zahnmedizin zu sensibilisieren und dabei auch andere relevante Disziplinen, wie zum Beispiel Hausärzt*innen und Geriater*innen, Logopäd*innen und Therapeut*innen zu berücksichtigen und langfristig in den Versorgungsalltag zu integrieren. Im Folgenden Beitrag fokussieren wir auf die Professionen Pflege, Zahnmedizin, Medizin und hier speziell auf die Geriatrie.

4.6.2 Barrieren interprofessioneller Zusammenarbeit

Pflegefachpersonen, Ärzt*innen und Zahnärzt*innen müssen gemeinsam daran arbeiten, die Herausforderungen der Mundpflege in der pflegerischen sowie (zahn-)ärztlichen Versorgung und Betreuung zu meistern, da diese vielfältige negative Auswirkungen auf die allgemeine Gesundheit der zu Pflegenden hat (▶ Kap. 1.1 und ▶ Kap. 1.4). Der Support durch Pflegekräfte ist oft entscheidend, doch eine ausreichende Ausbildung und spezifische Fortbildungsangebote zur Mundgesundheit sind bislang nicht flächendeckend verfügbar. Dies stellt eine der Hauptursachen dafür dar, dass Mundpflege in Pflegeeinrichtungen oft nicht optimal durchgeführt wird (Shabestari, 2008). Der DNQP-Expertenstandard zur »Förderung der Mundgesundheit in der Pflege« adressiert dieses Defizit und fordert ebenfalls eine enge Zusammenarbeit zwischen Pflegefachpersonen, Zahnärzt*innen sowie anderen Gesundheitsberufen und hebt die Bedeutung interprofessioneller Schnittstellen hervor (DNQP, 2023). Pflegefachpersonen spielen eine Schlüsselrolle, da sie nicht nur die Mundpflege direkt durchführen, sondern auch Hilfskräfte anleiten und ihnen praxisnahe Kenntnisse vermitteln, um eine flächendeckende und effiziente Mundpflege sicherstellen zu können. Hierzu ist es wichtig, dass Pflegefachpersonen die theoretischen und praktischen Kompetenzen erlangen und im Pflegealltag anwenden.

Im Alter und vor allem bei Pflegebedürftigkeit wird zahnärztliche Betreuung im Vergleich zu anderen Bevölkerungsgruppen eher beschwerdeorientiert wahrgenommen. (Jordan & Micheelis, 2016). Im ambulanten Bereich – vor allem, wenn die Betreuung allein durch Angehörige erfolgt – sind Hausärzt*innen für viele Patient*innen im höheren Lebensalter die medizinische Hauptansprechperson, von der eine ganzheitliche, fächerübergreifende Diagnostik und Behandlung erwartet wird. Der interprofessionelle Austausch zwischen Hausärzt*innen und Zahnärzt*innen ist jedoch bisher wenig strukturiert und nicht koordiniert. An dieser Schnittstelle muss eine Sensibilisierung für Mundgesundheit erfolgen.

Aus geriatrischer Sicht gibt es weitere Besonderheiten: Die interprofessionelle Zusammenarbeit ist im Fachgebiet der Geriatrie essenziell. Die Kernaufgabe der Geriatrie besteht in der Ermittlung geriatrischen Handlungsbedarfs durch den Nachweis geriatrischer Syndrome und der daraus resultierenden Einleitung therapeutischer Maßnahmen zur Abwendung dauerhafter Immobilität und zur Erhaltung bzw. Förderung der Alltagskompetenz. Der Mund als Teil des Gesamtorganismus wird im geriatrischen Praxis- und Klinikalltag jedoch bis heute wenig beachtet. Unter geriatrischen Syndromen werden Erkrankungs- und Symptomkomplexe verstanden, die typischerweise mehrere Ursachen (Multikausalität) haben. Diese Syndrome wirken sich auf biologische, psychische und soziale Lebens- und Funktionsbereiche aus (Multidimensionalität). In diesem Sinne sind Pathologien der Mundhöhle im Hinblick auf die gegenseitige Beeinflussung der oralen und allgemeinen Gesundheit ebenfalls als geriatrische Syndrome zu betrachten (van der Putten et al., 2014; Halpern, 2020).

Zur Ermittlung des Handlungsbedarfs steht altersmedizinisch tätigen Ärzt*innen das multidimensionale geriatrische Assessment (CGA, englisch: comprehensive geriatric assessment) als »Handwerkszeug« zur Verfügung (AWMF S1, 2024; AWMF S3, 2024). Dabei handelt es sich um eine umfassende Reihe etablierter Testverfahren, mit denen funktionelle, kognitive, emotionale und soziale Defizite sowie Ressourcen von geriatrischen Patient*innen erfasst werden können. Auf der Basis dieses ganzheitlich biopsychosozial-orientierten Ansatzes können individuell zugeschnittene Therapieempfehlungen ausgesprochen und eingeleitet werden. Zur Erfassung geriatrischer Syndrome ist ein interprofessionelles Vorgehen erforderlich. Im stationären akutgeriatrischen Setting erfolgt dies im therapeutischen Team, das aus Ärzt*innen, Pflegefachpersonen, Physio- und Ergotherapeut*innen, Logopäd*innen, Neuropsycholog*innen und Sozialarbeiter*innen besteht (AWMF S1, 2024; AWMF S3, 2024). Zahnmediziner*innen oder zahnmedizinisches Fachpersonal sind jedoch nicht in diese Teams integriert. Zudem ist die Erfassung des Mundgesundheitsstatus im CGA nicht verankert, und auch im hausärztlichen Umfeld wird der Mundgesundheit nur ein untergeordneter Stellenwert beigemessen.

Wenn man von dem Ziel einer ganzheitlichen Betreuung ausgeht, besteht derzeit eine interprofessionelle Versorgungslücke, die sowohl von der Zahnmedizin als auch vom gesamten interprofessionellen Betreuungsteam geschlossen werden muss. Die Schließung dieser Lücke erfordert nicht nur die kontinuierliche Fortbildung und Sensibilisierung aller beteiligten Berufsgruppen, sondern auch die Anpassung der praktischen Instrumente und Handlungsempfehlungen (▶ Kap. 1.2). Die bestehenden Einschätzungsinstrumente zur Mundgesundheit sind nicht professionsübergreifend validiert und auch nicht auf die konkreten Erfordernisse im Pflege- bzw. Praxisalltag abgestimmt und werden deshalb oft nicht im Versorgungsalltag integriert. Hier besteht Entwicklungsbedarf, um die interprofessionelle Zusammenarbeit zu erleichtern und so die Mundgesundheit der Menschen nachhaltig fördern zu können (▶ Kap. 4.4).

Das folgende Fallbeispiel stellt zunächst dar, wie die Betreuung ohne interprofessionelle Zusammenarbeit verläuft. Im Anschluss daran wird vergleichend gezeigt, wie die Betreuung mit interprofessioneller Zusammenarbeit funktionieren und welche Bedeutung diese für Patient*innen haben könnte. Das Fallbeispiel ist fiktiv, basiert jedoch auf konkreten Erfahrungen.

4.6.3 Fallbeispiel

Der 85-jährige Willi K. leidet an einer fortgeschrittenen Parkinsonkrankheit. Seine 74-jährige Ehefrau Elli K. hat die Pflege übernommen, damit Herr K. in seinem häuslichen Umfeld weiterleben kann. Seine Mobilität ist so weit eingeschränkt, dass der Transfer aus dem Bett in den Stuhl und zurück nur mit Unterstützung bewältigt werden kann. Aufgrund des ausgeprägten Tremors braucht er darüber hinaus Unterstützung bei allen körpernahen Verrichtungen wie Waschen, Mundpflege, Essen und Trinken sowie bei der Ausscheidung. Schluckbeschwerden machten eine Kostformanpassung auf weiche Kost und Trinken nur mit Strohhalm notwendig. Aufgrund seiner Pflegebedürftigkeit wurde Herrn K. durch den Medizinischen Dienst (MD) der Pflegegrad 4 bewilligt. Herr K. wird bei der häuslichen Pflege durch einen ambulanten Pflegedienst unterstützt. Täglich kommt zweimal eine Pflegefachperson vorbei und unterstützt Herrn K. beim An- und Auskleiden, dem Waschen sowie einmal in der Woche beim Duschen. Das Essen bereitet Frau K. für ihren Mann zu und reicht ihm an seinen schlechteren Tagen das Essen und die Getränke an. Bisher hat er bei den Mahlzeiten mit ihr zusammen immer ausreichend zu sich genommen, zwar nur kleine Portionen, diese aber regelmäßig. Er spricht nur noch wenig, nach 55 Ehejahren verstehen sich beide aber auch ohne Worte.

Seit dem letzten Wochenende fällt Frau K. auf, dass Herr K. die sonst so geliebte Milchsuppe morgens nicht mehr essen möchte. Zudem verschluckt er sich und muss häufig husten. Sie schiebt es zunächst auf den morgendlichen Medikamentencocktail, der ihrem Mann den Appetit verdorben haben könnte. Doch dann dreht er auch den Kopf weg, als sie ihm mittags Apfelmus reichen will. Sein Blick ist beim ersten Löffel beunruhigt und er stöhnt zwischendurch. Seine Stirn fühlt sich heiß an. Frau K. ist sehr verunsichert und macht sich Sorgen. Beim nächsten Besuch des Pflegedienstes fragt sie die Pflegefachperson um Rat.

Szenario ohne interprofessionelle Zusammenarbeit

Die Pflegefachperson inspiziert die Mundhöhle nicht, da sie sich dazu fachlich nicht in der Verantwortung sieht. Sie misst Fieber, dokumentiert die erhöhte Temperatur in Herrn. K´s. Patientenakte und empfiehlt die angeordnete Bedarfsmedikation. Schließlich informiert sie die behandelnde Hausärztin.

Die Hausärztin leitet kein diagnostisches Verfahren zur Mundgesundheit ein und es werden zunächst telefonisch fiebersenkende Schmerztropfen verordnet. Beim routinemäßigen Hausbesuch der Hausärztin wenig später fällt ihr der stark reduzierte Allgemeinzustand von Herr K. auf. Das Fieber besteht fort und die Blutuntersuchung zeigt einen starken Anstieg der Entzündungsparameter. Es erfolgt die Einweisung in ein Krankenhaus mit Verdacht auf Lungenentzündung. Vorerst wird Herr K. in der Geriatrie aufgenommen, um eine Pneumonie auszuschließen. Es wird eine systemische Antibiotikatherapie angesetzt und erst im Verlauf der Differentialdiagnostik wird die Ursache, eine Entzündung ausgehend von einem Zahn, identifiziert. Herr K. erhält nach Überweisung in die Abteilung für Mund-, Kiefer- und Gesichtschirurgie eine Narkose, damit der verantwortliche Zahn und weitere stark kariös angegriffene Zähne extrahiert werden können. Diese weiteren Zähne und Wurzelreste waren zwar nicht gelockert oder schmerzhaft, dennoch wäre eine Behandlung im Sinne einer Restauration der Zähne sehr aufwendig geworden, weshalb diese Zähne vorausschauend im Rahmen der Narkose ebenfalls entfernt wurden. Postoperativ ist Herr K. leicht verwirrt im Sinne eines Delirs (früher: Durchgangssyndrom) und muss länger stationär beobachtet werden. Nach mehrwöchigem Krankenhausaufenthalt beantragt der soziale Dienst eine Höherstufung des aktuellen Pflegegrades und organisiert eine vollstationäre Versorgung für die Zeit nach der Reha. Es bleiben kognitive Einschränkungen bestehen und auch die Kaufunktion hat sich durch die nun vielen fehlenden Zähne eher verschlechtert. Die Anfertigung einer Prothese wurde zwar kurz erwogen, aber aufgrund der eingeschränkten Adaptationsfähigkeit und Belastbarkeit von Herrn K. nicht weiterverfolgt. Die Pflegefachkraft erfährt lediglich, dass Herr K. in eine vollstationäre Pflegeeinrichtung umgezogen ist und die ambulante Versorgung vertraglich beendet wurde.

Szenario mit interprofessioneller Zusammenarbeit

Im Gespräch mit Frau K. erkennt die Pflegefachperson, dass Herr K. ein Problem im Mund haben könnte. Sie schaut mit einer Taschenlampe in die Mundhöhle und im Rahmen des kriteriengeleiteten Assessments des DNQP-Expertenstandards (DNQP, 2023) wird offensichtlich, dass der Zahn 36 (erster großer Backenzahn im linken Unterkiefer) auf Berührung schmerzhaft reagiert. Zu diesem Zeitpunkt ist bei genauer Untersuchung auch schon eine leichte Schwellung im linken Unterkiefer tastbar und äußerlich erkennbar. Weitere Zähne sind kariös angegriffen und und der Zahn 45 (zweiter kleiner Backenzahn im rechten Unterkiefer) weist scharfe Kanten auf – die Zunge zeigt bedingt durch ständiges Reiben an der scharfen Kante am Rand auf Höhe des Zahnes 45 eine kleine Verletzung.

Die Pflegefachperson misst die Vitalwerte und stellt fest, dass Herr K. Fieber hat. Im Anschluss dokumentiert sie die Befunde in seiner Akte und fragt seine Frau, wer denn der Hauszahnarzt ist. Die Pflegefachperson informiert daraufhin die behandelnde Hausärztin über den Vorfall und übermittelt dabei zugleich die Kontaktdaten des Hauszahnarztes.

Die behandelnde Hausärztin nimmt zur Sicherheit Blut ab. Zugleich zieht sie den zahnmedizinischen Kollegen hinzu. Der Hauszahnarzt macht sich von Herrn K. im Rahmen eines Hausbesuches ebenfalls ein Bild. Mit einem Rollstuhltaxi lässt er daraufhin Herrn K. in die Praxis transportieren. Hier bestätigt eine Röntgenaufnahme den Verdacht einer Wurzelentzündung des betroffenen Zahnes, die auch die Schwellung und Schmerzen verursacht hat. Da der Zahn zudem eine Fraktur der Wurzel zeigt, werden zunächst die Zähne gereinigt, wird die scharfe Kante am Zahn 45 entfernt und der entzündete Zahn 36 nach Abstimmung mit der Hausärztin unter lokaler Betäubung entfernt. Es tritt bei der Entfernung des Zahnes Eiter aus der Wunde und da auch die Entzündungsparameter im Blut erhöht sind, soll eine Antibiotikatherapie die Ausbreitung des Abszessgeschehens verhindern und das Fieber senken. Die Blutuntersuchung zeigt normale Gerinnungswerte, trotzdem führt der Zahnarzt einen dichten Wundverschluss durch, da trotz unauffälliger Gerinnungswerte gerade im Alter Blutungskomplikationen bei chirurgischen Eingriffen häufiger auftreten können. Die Pflegefachkraft und Frau K. werden zusätzlich über postoperative Maßnahmen (Kompresse zur Stillung der Blutung, Kühlung, Meidung harter Kost, nicht kräftig Ausspülen) informiert. Über gezielte Rückfragen zu vorhandenen Schmerzen, sowie eine tägliche Blickkontrolle in die Mundhöhle kann die Pflegefachperson den postoperativen Verlauf sicher begleiten und dokumentieren.

Die Hausärztin kontrolliert im Verlauf das Blut von Herrn K. auf Entzündungsparameter und stellt fest, dass diese rückläufig sind und die Pflegefachperson stellt fest, dass kein Fieber mehr besteht. Da auch die Beschwerden und die Schwellung weitestgehend abgeklungen sind, wird die Antibiotikatherapie nach drei Tagen abgesetzt. Sieben Tage nach der Zahnentfernung zieht der Hauszahnarzt im Hausbesuch die Fäden und kontrolliert nochmal den Wundheilungsverlauf. Auch die Verletzung an der Zunge ist inzwischen abgeheilt.

Im Einvernehmen der Beteiligten (Pflegefachperson und Frau K.) werden Mundhygienemaßnahmen soweit notwendig angepasst und im individuellen Mundgesundheitsplan (BMV-Z, 2023) festgelegt. Regelmäßige Kontrollen, Reinigungen der Zähne sowie Zahnfleischtaschen und andere notwendige Behandlungen werden unter Berücksichtigung der Belastbarkeit von Herrn K. abgestimmt. (GBA 2018, 2021). Eine Narkose blieb Herrn K. erspart.

4.6.4 Fazit

Zusammenfassend lässt sich sagen, dass die Mundgesundheit bei pflegebedürftigen älteren Menschen einen direkten Einfluss auf das Wohlbefinden und die allgemeine Gesundheit hat. Die zunehmende Pflegebedürftigkeit erfordert eine enge interprofessionelle Zusammenarbeit zwischen Pflegefachpersonen,

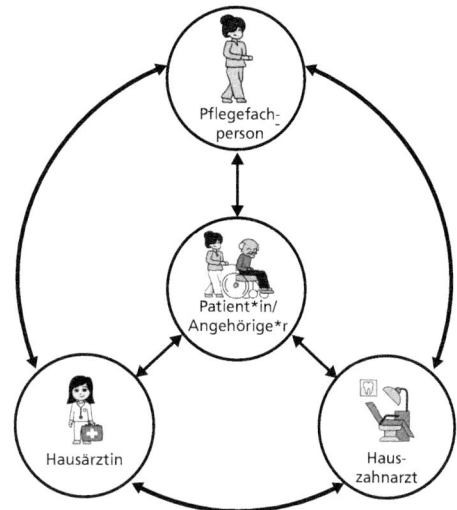

Abb. 4.9 (a/b): Interprofessionelle Zusammenarbeit ermöglicht durch effiziente Kommunikation eine qualitativ bessere Versorgung.

Ärzt*innen und Zahnärzt*innen, um eine ganzheitliche Versorgung sicherzustellen. Auch in der geriatrischen Versorgung wird die Mundgesundheit noch zu oft vernachlässigt, obwohl sie eng mit geriatrie-typischen gesundheitlichen Aspekten verbunden ist. Der fehlende Fokus auf die Mundgesundheit in den gängigen geriatrischen Assessments sowie das Fehlen eines systematischen Austauschs zwischen den Disziplinen stellen eine Versorgungslücke dar, die es zu schließen gilt. Der Einsatz interprofessioneller Ansätze und die kontinuierliche Fortbildung aller Beteiligten sind entscheidend, um diese Lücke zu schließen und die Mundgesundheit als wesentlichen Bestandteil der ganzheitlichen Versorgung zu etablieren.

4.6.5 Literatur

AWMF S1-Leitlinie: Geriatrisches Assessment der Stufe 2 - Living Guideline. Letzter Zugriff am

05.05.2025 unter: https://www.awmf.org/leitlinien/detail/ll/084-002LG.html

AWMF S3-Leitlinie: Umfassendes Geriatrisches Assessment (Comprehensive Geriatric Assessment CGA) bei hospitalisierten Patienten. Letzter Zugriff am 05.05.2025 unter: https://www.awmf.org/leitlinien/detail/anmeldung/1/ll/084-003.html

BMV-Z (Bundemantelverträge-Zahnärzte). (2021). Vordruck 10 der Anlage 14a zum BMV-Z, auch als Beitrag zum Pflegeplan sowie für die vertragszahnärztliche Dokumentation.

Czwikla, J., Rothgang, H., Schwendicke, F., & Hoffmann, F. (2023). Dental care utilization among home care recipients, nursing home residents, and older adults not in need of long-term care: *An observational study based on German insurance claims data. Journal of Dentistry*, 136, 104627.

DNQP (Deutsches Netzwerk für Qualitätsentwicklung in der Pflege). (2023) Expertenstandard Förderung der Mundgesundheit in der Pflege, Entwicklung - Konsentierung – Implementierung. Osnarbrück.

Gemeinsamer Bundesausschusses (GBA). (2018). Patienteninformation Mundgesundheit in schwerer und in leichter Sprache. Letzter Zugriff am 10.10.2024 unter: https://www.g-ba.de/downloads/17-98-4557/2018-06-05_G-BA_Patienteninformation_Mundgesundheit_bf.pdf, https://www.g-ba.de/downloads/17-98-4609/2018-08-03_G-BA_Patienteninformation_Mundgesundheit_Leichte_Sprache_bf.pdf.

Gemeinsamer Bundesausschusses (GBA). (2021). Behandlungsrichtlinie: Behandlung von Parodontitis bei Versicherten nach § 22a SGB V außerhalb der systematischen Behandlung von Parodontitis und anderer Parodontalerkrankungen. Letzter Zugriff am 10.10.2024 unter: https://www.g-ba.de/beschluesse/4814/.

Halpern, L. R. (2020). The geriatric syndrome and oral health: Navigating oral disease treatment strategies in the elderly. *Dental Clinics*, 64(1), 209-228.

Jordan, R., Micheelis, W. (2016). Fünfte Deutsche Mundgesundheitsstudie DMS V Institut der Deutschen Zahnärzte (Hrsg.), Köln, Deutscher Zahnärzte Verlag.

Kümmerling, A. (2016). Erschöpft, unterbezahlt und ohne Lobby–Beschäftigte in der Altenpflege. In: T. Haipeter, E. Latinak, & S. Lehndorff: *Arbeit und Arbeitsregulierung im Finanzmarktkapitalismus: Chancen und Grenzen eines soziologischen Analysekonzepts*. Springer. 141-167.

Nitschke, I., Müller, F., Hopfenmüller, W. (2021). The uptake of dental services by elderly Germans *Gerodontology 18*, 114-120.

Röhrig-Herzog, G., Waterkotte, R., & Barbe, A. G. (2023). *Mundgesundheit im Alter erhalten: Ein interdisziplinärer Praxisleitfaden für medizinische und pflegerische Berufe*. Kohlhammer Verlag.

Shabestari, M. M. (2008). *Der Einfluss des Mundgesundheitsbewusstseins des Pflegepersonals auf die Mundgesundheit von ambulant und stationär pflegebedürftigen Berliner Senioren*. (Medizinische Dissertation. Leipzig.

van der Putten, G. J., De Baat, C., De Visschere, L., & Schols, J. (2014). Poor oral health, a potential new geriatric syndrome. *Gerodontology*, 31, 17-24.

5 Qualifikation Pflege & Zahnmedizin: Wo stehen wir, was brauchen wir?

5.1 Spezialisierte Fachmundpflege – Professionelles Zähneputzen

Greta Barbe, Elmar Ludwig & Annett Horn

> 1. Welche Risiken bestehen sowohl für die unterstützungsbedürftige als auch für die unterstützende Person bei der Mundhygiene bzw. Mundpflege?
> 2. Was ist »Spezialisierte Fachmundpflege« und was ist «Professionelles Zähneputzen?
> 3. Wie lassen sich diese Leistungen in der pflegerischen Versorgung bzw. der zahnärztlichen Praxis umsetzen?

5.1.1 Einleitung

Senior*innen haben heutzutage mehr eigene Zähne, jedoch auch mehr Karies und Parodontitis als noch vor einigen Jahren und Jahrzehnten (Jordan, 2016). Meist sind Mundhygienedefizite Ursache für diese oralen Erkrankungen (Wong, 2019). Hinzu kommen oftmals Kontextfaktoren wie chronische Allgemeinerkrankungen, regelmäßige Medikamenteneinnahme, Dysphagie als Folge anderer Erkrankungen, Einschränkungen in der Mobilität und Beweglichkeit, kognitive Einschränkungen und in der Folge eine beeinträchtigte Kooperationsfähigkeit und nicht zuletzt wechselnde Versorgungssituationen.

Sind Menschen auf Unterstützung bei der Mundhygiene angewiesen, spielen für die Ergebnisqualität des Zähneputzens durch Dritte nicht nur das eigene Mundhygieneverhalten, sondern auch die Motivation aller Beteiligten sowie deren fachliche Kompetenz eine Rolle (Trubey et al. 2015).

Das Zähneputzen durch Dritte ist wissenschaftlich definiert und gesellschaftlich als Standard akzeptiert. So empfehlen Expert*innen beispielsweise, dass Eltern bei ihren Kindern nachputzen, bis diese die notwendigen Techniken ausreichend gut erlernt haben und konsequent umsetzen – in der Regel bis zum Eintritt in das Grundschulalter.

Dies muss auch für Menschen im höheren Lebensalter gelten, wenn diese aufgrund körperlicher bzw. kognitiver Einschränkungen Hilfestellung bei der Mundhygiene benötigen. Früher waren hochaltrige Menschen mit pflegerischem Unterstützungsbedarf meist zahnlos, hatten eher Totalprothesen im Mund und die notwendigen Kompetenzen für eine bedarfsgerechte Mundpflege waren überschaubar. Bei komplexem Zahnstatus oder technisch kompliziertem Zahnersatz vor allem in Kombination mit verschiedenen allgemeinmedizinischen sowie besonderen pflegerischen Herausforderungen (z. B. Demenz, Dysphagie), ist die zu leistende Unterstützung bei der Mundpflege jedoch sehr viel aufwändiger und erfordert nicht selten eine spezialisierte Qualifizierung (▶ Kap. 1.2).

5.1.2 Risiken bei der Mundhygiene bzw. Mundpflege

Grundsätzlich müssen den Risiken des Handelns die Risiken des Unterlassens gegenübergestellt werden. So ist beispielsweise eine Keimverschleppung von Bakterien aus der Mundhöhle über Aspiration direkt in die Lunge oder über die Blutbahn (Bakteriämie) in alle Regionen des menschlichen Körpers möglich (▶ Kap. 1.5. Dieses Risiko besteht nicht nur bei zahnärztlichen Behandlungen, sondern auch bei jedem Kauvorgang bzw. bei der selbständigen Mundhygiene und ist bei regelmäßiger Mundhygiene bzw. Mundpflege deutlich reduziert (Forner et al., 2006; Hartzell et al., 2005; Lucas et al., 2008; Martins et al., 2023; Matthews, 2012; Tomás et al., 2012).

Aus wissenschaftlicher und medizinischer Sicht entspricht das allgemeine Risiko der Mundpflege durch Pflegepersonen bei sachgemäßer Durchführung der selbst durchgeführten Mundhygiene. Bei unsachgemäßer Anwendung von Zahnbürste, Zahnseide oder Interdentalbürste im Rahmen der Mundpflege können Gingivaverletzungen, Rezessionen und Zahnhartsubstanzschäden auftreten.

Ebenso lässt sich bei sachgemäßer Durchführung der Mundpflege das Risiko des Verschluckens von Mundpflegemitteln oder gelösten Speiseresten bzw. Belägen mit der Gefahr der Aspiration oder Erbrechen minimieren.

Selbstverletzungen im Rahmen der Mundhygiene sind bei Menschen mit Epilepsie oder ähnlichen Erkrankungen mit eingeschränkter Bewegungskontrolle dokumentiert, wenn z. B. die Zahnbürste den oropharyngealen Raum penetriert (Kumar et al. 2008). Diese Risiken sind beim Fremdputzen weniger gegeben. Werden Zähne durch Dritte geputzt, spielen ergonomische Überlegungen (z. B. rückengerechtes Arbeiten) für die unterstützende Person eine wichtige Rolle. Auch dazu wurden in den letzten Jahren entsprechende Techniken entwickelt (▶ Kap. 5.2).

Den meisten Risiken im Rahmen der Mundpflege durch Dritte kann durch entsprechende Qualifizierung dieser Personen – unabhängig von der Berufsgruppe – angemessen begegnet werden.

5.1.3 Was ist spezialisierte Fachmundpflege?

Der DNQP- Expertenstandard »Förderung der Mundgesundheit in der Pflege« enthält Empfehlungen zu Hilfsmitteln und Maßnahmen für die tägliche Mundpflege im Rahmen der Körperpflege wie auch für die Behandlungspflege bei relevanten Auffälligkeiten und Erkrankungen im Bereich der Mundhöhle. In der Einschätzung von Risiken und Problemen der Mundgesundheit sowie in der Unterstützung der Mundpflege bei komplexem Zahnstatus oder bei technisch kompliziertem Zahnersatz sind heute jedoch Kompetenzen und Maßnahmen erforderlich, die auch Pflegefachkräfte im Rahmen ihrer Ausbildung nicht selbstverständlich erlangen. Es liegt in der Verantwortung der Pflege, z. B. im Rahmen weiterer Qualifizierung diese Kompetenzen zu erlernen und diese Maßnahmen im Sinne einer »Spezialisierten Fachmundpflege« als »…Expert*innen für Mundpflege« (DNQP, 2023, S. 40) zu erbringen. Aktuell ist diese besondere Unterstützung im Katalog der Pflegeleistungen nicht abgebildet.

5.1.4 Was ist professionelles Zähneputzen?

In der Zahnmedizin wurde für klinische Studien das »Professionelle Zähneputzen« (▶ Abb. 5.1) als unterstützende Tätigkeit von zahnmedizinischen Fachangestellten (ZFA) definiert. Im Gegensatz zur Professionellen Zahnreinigung (PZR)[20], die mit zahnärztlichen Instrumenten durchgeführt wird, erfolgt das Professionelle Zähneputzen mit den Mitteln der täglichen Mundhygiene. Die Wirksamkeit für »Professionelles Zähneputzen« konnte belegt werden (Barbe, 2019), jedoch wurde deutlich, dass auch zahnmedizinisches Fachpersonal für das »Professionelle Zähneputzen« bei Menschen mit pflegerischem Unterstützungsbedarf zusätzliche allgemeinmedizinische und pflegerische Kompetenzen im Rahmen weiterer Qualifizierung erwerben müssen.

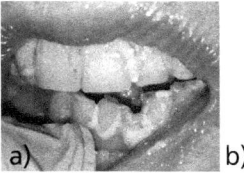 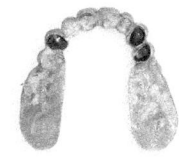 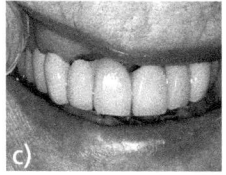 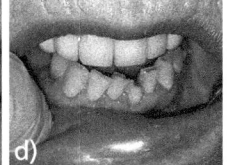

Abb. 5.1: (a–d): Situation vor (a/b) und nach (c/d) Putzen der Zähne sowie der Prothese bei einer Patientin mit fortgeschrittener Demenz und abwehrendem Verhalten durch eine geschulte Pflegefachperson im Sinne einer spezialisierten Fachmundpflege. Weiche Beläge und Speisereste wurden erfolgreich entfernt (Quelle: Dr. Elmar Ludwig).

Da die ZFA in zahnärztlicher Verantwortung tätig ist, wird die Indikation für die notwendige Unterstützung im Rahmen des »Professionellen Zähneputzens« zwingend durch den Zahnarzt bzw. die Zahnärztin gestellt und die Tätigkeit durch das zahnmedizinische Fachpersonal muss nach den Grundsätzen der zahnärztlichen Delegation ausgeführt werden.

»Professionelles Zähneputzen« ist eine Begrifflichkeit, die für klinische Studien definiert wurde und ist aktuell nicht nach dem Zahnheilkundegesetz beschrieben. Dementsprechend ist »Professionelles Zähneputzen« auch keine Leistung, die zu Lasten der gesetzlichen Krankenkassen bzw. der privaten Krankenversicherungen abgerechnet werden kann.

5.1.5 Wie lassen sich diese Leistungen im Alltag umsetzen?

Egal ob »Spezialisierte Fachmundpflege« oder »Professionelles Zähneputzen«: Es müssen für die Herausforderungen, die mit der Versorgung komplexer Mundsituationen (viele eigene Zähne, technisch komplizierte Zahnprothesen) einhergehen, Standards mit evidenzbasierten Qualitätskriterien definiert werden. Der Expertenstandard »Förderung der Mundgesundheit in der Pflege« ist dafür eine wichtige Grundlage. Darauf aufbauend wurden bereits erste Ideen für Fortbildungsangebote entwickelt (▶ Kap. 4.5).

5.1.6 Fazit

Für die Förderung der Mundgesundheit in der Pflege war die Entwicklung und Imple-

---

20 Die Professionelle Zahnreinigung (PZR) ist Bestandteil eines präventionsorientierten Gesamtkonzepts zur Vorbeugung von Erkrankungen der Mundhöhle und wird in der Zahnarztpraxis überwiegend von speziell geschulten Prophylaxefachkräften durchgeführt.
Weitere Informationen, siehe: https://www.bzaek.de/service/positionen-statements/einzelansicht/die-professionelle-zahnreinigung-zur-prophylaxe-von-zahnkaries-und-parodontalerkrankungen.html

mentierung des Expertenstandards ein wichtiger Schritt. Bei einer stetig steigenden Zahl von Menschen mit pflegerischem Unterstützungsbedarf bedarf es aufgrund der zunehmend komplexeren Mundsituationen, der Allgemeinerkrankungen und spezieller pflegerischer Herausforderungen sowohl in der Zahnmedizin als auch in der Pflege zusätzlicher Qualifizierung. Mit Blick auf den nachweisbaren positiven Effekt auf die allgemeine Gesundheit und das Wohlbefinden macht es Sinn, sowohl für zahnmedizinische Fachangestellte als auch für Pflegepersonen entsprechende Qualifikationen und Leistungen zu entwickeln, die gesondert und angemessen finanziell honoriert werden müssen. Mundhygieneprobleme folgen auch im Alter einer sozialen Schichtung, weshalb sich gleichzeitig die Frage nach sozialverträglichen Lösungen stellt (Henschke, 2023).

5.1.7 Literatur

Awano, S., Ansai, T., Takata, Y., Soh, I., Akifusa, S., Hamasaki, T., & Takehara, T. (2008). Oral health and mortality risk from pneumonia in the elderly. *Journal of dental research*, 87(4), 334–339.

Barbe, A. G., Kottmann, H. E., Derman, S. H., & Noack, M. J. (2019). Efficacy of regular professional brushing by a dental nurse for 3 months in nursing home residents—A randomized, controlled clinical trial. International *Journal of Dental Hygiene*, 17(4), 327–335.

Deutsches Netzwerk für Qualitätsentwicklung in der Pflege (DNQP). (2023). Expertenstandard Förderung der Mundgesundheit in der Pflege. Entwicklung – Konsentierung – Implementierung. Osnabrück: DNQP.

Forner, L., Larsen, T., Kilian, M., & Holmstrup, P. (2006). Incidence of bacteremia after chewing, tooth brushing and scaling in individuals with periodontal inflammation. *Journal of clinical periodontology*, 33(6), 401–407.

Hartzell, J. D., Torres, D., Kim, P., & Wortmann, G. (2005). Incidence of bacteremia after routine tooth brushing. *The American journal of the medical sciences*, 329(4), 178–180.

Henschke, C., Winkelmann, J., Eriksen, A., Pérez, E. O., & Klingenberger, D. (2023). Oral health status and coverage of oral health care: A five-country comparison. *Health Policy*, 137, 104913.

Hillebrecht, A. L., Waterkotte, R., Ludwig, E., & Barbe, G. (2023). Integrating risks for oral diseases into Structured Information Collection: A practice development project. *Pflege*37(4), 223–232.

Iinuma, T., Arai, Y., Abe, Y., Takayama, M., Fukumoto, M., Fukui, Y., … & Komiyama, K. (2015). Denture wearing during sleep doubles the risk of pneumonia in the very elderly. *Journal of dental research*, 94 (3 suppl), 28S–36S.

Jordan, A. R., & Micheelis, W. (Eds.). (2016). Fünfte Deutsche Mundgesundheitsstudie-(DMS V) (Vol. 35). Köln: Deutscher Zahnärzte Verlag DÄV.

Kreissl, M. E., Eckardt, R., & Nitschke, I. (2008). Mundgesundheit und Pneumonie: der Mund als Keimreservoir für Pneumonie bei pflegebedürftigen Senioren. *Die Quintessenz*, 59(10), 1089–1096.

Kumar, S., Gupta, R., Arora, R., & Saxena, S. (2008). Severe oropharyngeal trauma caused by toothbrush–case report and review of 13 cases. *British Dental Journal*, 205(8), 443–447.

Lucas, V. S., Gafan, G., Dewhurst, S., & Roberts, G. J. (2008). Prevalence, intensity and nature of bacteraemia after toothbrushing. *Journal of dentistry*, 36(7), 481–487.

Martins, C. C., Lockhart, P. B., Firmino, R. T., Kilmartin, C., Cahill, T. J., Dayer, M., & Thornhill, M. H. (2023). Bacteremia following different oral procedures: Systematic review and meta-analysis. *Oral Diseases*, 30(3), 846–854.

Matthews, D. (2012). Impact of everyday oral activities on the risk of bacteraemia is unclear. *Evidence-based dentistry*, 13(3), 80.

Müller, F. (2015). Oral hygiene reduces the mortality from aspiration pneumonia in frail elders. *Journal of dental research*, 94(3 suppl), 14S–16S.

Sirsch, E., Ludwig, E., Müller, K., Blumenberg, P., Nitschke, I., & Büscher, A. (2022). Förderung der Mundgesundheit in der Pflege–ein interprofessioneller Expertenstandard. *Zeitschrift für Gerontologie und Geriatrie*, 55(3), 204–209.

Tomás, I., Diz, P., Tobías, A., Scully, C., & Donos, N. (2012). Periodontal health status and bacteraemia from daily oral activities: systematic review/meta-analysis. *Journal of clinical periodontology*, 39(3), 213–228.

Trubey, R. J., Moore, S. C., & Chestnutt, I. G. (2015). The association between parents' perceived social norms for toothbrushing and the frequency with which they report brushing their child's teeth. *Community Dent Health*, 32(2), 98–103.

Wong, F. M., Ng, Y. T., & Leung, W. K. (2019). Oral health and its associated factors among older institutionalized residents—a systematic review. *International journal of environmental research and public health*, 16(21), 4132.

5.2 Workshop: »Pflege & Zahnmedizin im Dialog«

Sylvia Fresmann, Elmar Ludwig & Annett Horn

> 1. Was ist »Pflege & Zahnmedizin im Dialog« und wer steht dahinter?
> 2. Was ist das Ziel, wer sind die Zielgruppen für das Workshop-Format und welche konkreten Inhalte werden vermittelt?
> 3. Wann, wo und wie oft findet der Workshop statt?

5.2.1 Einleitung

Menschen mit pflegerischem Unterstützungsbedarf haben zunehmend mehr eigene Zähne oder tragen häufiger technisch aufwendigen Zahnersatz, mitunter abgestützt auf Implantaten. Die daraus resultierenden notwendigen pflegerischen Maßnahmen bei der Unterstützung der Mundhygiene sind in der Pflege häufig unbekannt. Auch die meisten zahnärztlichen Praxisteams sind nicht gut mit den besonderen Herausforderungen der Mundhygiene bei Menschen mit Unterstützungsbedarf vertraut. Der Expertenstandard »Förderung der Mundgesundheit in der Pflege« fasst das aktuelle Wissen sowie eine Vielzahl relevanter Handlungsempfehlungen zusammen. Der Expertenstandard betont zudem nicht nur die Bedeutung der interprofessionellen Kooperation zwischen Pflege und Zahnmedizin, sondern empfiehlt darüber hinaus, Pflegefachkräfte über spezifische Fortbildungen zur Förderung der Mundgesundheit als Expert*innen für Mundpflege (Beauftragte für Mundpflege, Mundmanager*innen, etc.) zu etablieren (DNQP, 2023).

5.2.2 Was ist »Pflege & Zahnmedizin im Dialog«?

Damit die Umsetzung der interprofessionellen Kooperation bestmöglich gelingen kann, bringt das Workshop-Format »Pflege & Zahnmedizin im Dialog« die beiden Professionen Pflege und Zahnmedizin zusammen, auch um ein besseres Verständnis für die unterschiedlichen Herausforderungen, mit denen beide Berufsgruppen konfrontiert werden, zu entwickeln. Zudem verfolgt der Workshop das Ziel, im Sinne eines Pilotprojektes notwendige Fortbildungsinhalte für Expert*innen für Mundpflege (Beauftragte für Mundpflege, Mundmanager*innen, etc.) zu erarbeiten, diese zu beschreiben und über zielführende Methoden der Fortbildungspraxis zu vermitteln. Die inhaltliche Konzeption des Workshops verantworten Prof. Dr. Annett Horn aus Münster und Dr. Elmar Ludwig aus Ulm, die beide auch an der Erarbeitung des Expertenstandards beteiligt waren. Das zweitägige Workshop-Format wurde erstmals im Januar 2023 in Münster durchgeführt und von der Apollonia-Stiftung zu Münster prämiert. In der Zwischenzeit erfolgten vier weitere Workshops in Münster und Ulm. Mittlerweile wird der in Präsenz stattfindende Workshop durch Onlinemodule ergänzt. In diesen werden Basics (Anatomie, zahnärztliche Versorgungen, Hintergrundinformationen zum Instrument Expertenstandard, Berufsbilder Pflege & Dentalhygiene) vermittelt, um mehr Zeit für den interprofessionellen Austausch und praktische Übungen beim Präsenzwochenende zu ermöglichen. Ab dem Jahr 2025 sind zwei bis drei Workshops an verschiedenen Standorten in Deutschland geplant.

Für den Workshop werden aktuell jeweils 24 Fortbildungspunkte für die zahnärztlichen Workshopteilnehmer*innen nach den Leitsätzen zur zahnärztlichen Fortbildung sowie für die Workshopteilnehmer*innen aus der Pflege gemäß der Registrierungsstelle beruflich Pflegender vergeben. Praxisanleiter*innen werden darüber hinaus 24 berufspädagogische und berufsfachliche Fortbildungsstunden gemäß den Anforderungen nach § 4 PflAPrV (Pflegeberufe-Ausbildungs- und -Prüfungsverordnung) anerkannt.

5.2.3 Zielgruppen, Ziele & konkrete Inhalte?

Mit dem Angebot sollen aus dem Bereich der Pflege Pflegefachkräfte, Praxisanleiter*innen, Lehrende an Pflegeschulen, Expert*innen aus dem Qualitätsmanagement, Pflegedienst- und Einrichtungsleitungen angesprochen werden. Aus der zahnärztlichen Profession stehen umfangreich fortgebildete Mitarbeiterinnen (in erster Linie Dentalhygieniker*innen) im Fokus.

Der interprofessionelle Austausch ist Kernthema des Workshops. Dazu werden in gemischten Arbeitsgruppen verschiedene Fragestellungen gemeinsam bearbeitet und in theoretischen wie praktischen Lerneinheiten die vielfältigen Aspekte der Mundgesundheit in der Pflege vor dem Hintergrund des Pflege- und Praxisalltags beleuchtet (▶ Abb. 5.2; ▶ Abb. 5.3; ▶ Abb. 5.4).

Die Teilnehmer*innen des Workshops sollen befähigt werden, anschließend in ihren jeweiligen Wirkungskreisen (z. B. Schulen, Pflegeeinrichtungen, Krankenhäuser oder Zahnarztpraxen) als Multiplikator*innen die Mundgesundheit bei Menschen mit pflegerischem Unterstützungsbedarf im Sinne der Empfehlungen des Expertenstandards und unter Einsatz der Internet-Plattform www.mund-pflege.net (▶ Kap. 5.6) zu fördern.

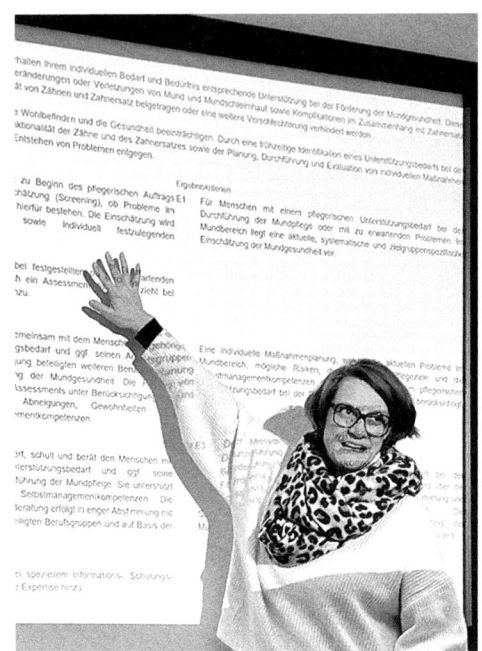

Abb. 5.2: Wer die Mundgesundheit von Menschen mit pflegerischem Unterstützungsbedarf fördern will, muss mit dem Expertenstandard vertraut sein.

Inhalte des Workshops

- Expertenstandards in der Pflege: Was ist das?
- Expertenstandard »Förderung der Mundgesundheit in der Pflege«
- Internet-Plattform »mund-pflege.net«: Was ist das?
- Berufsbilder Pflege & Dentalhygiene
- Mundhöhle: Anatomie, zahnärztliche Versorgungen & Handhabung von Zahnprothesen
- Mundhöhle: Pathologien (Biofilm, Karies, Parodontitis, …)
- Mundgesundheit in der Pflege: Warum ist das heute so wichtig?
- Schnittstellenmanagement Pflege & Zahnmedizin
- Mundgesundheit & Demenz: herausforderndes (abwehrendes) Verhalten

- Mundgesundheit & Schluckstörungen: Aspirationsgefahr
- Mundpflege: Screening & Assessment
- Mundpflegemittel & Maßnahmen
- Mundpflege: Praktische Übungen im Sitzen am Waschbecken und im Liegen am Bett
- Internet-Plattform »mund-pflege.net« in der Aus-, Fort- & Weiterbildung

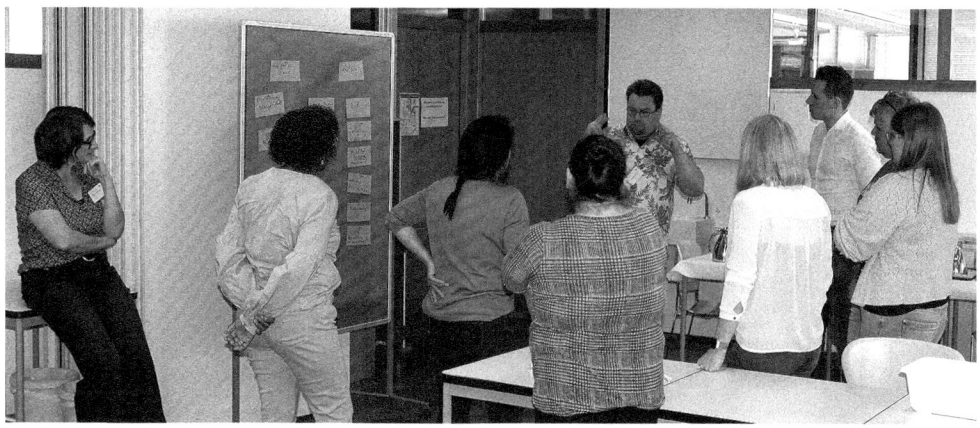

Abb. 5.3: Kleingruppenarbeit ermöglicht einen intensiven Erfahrungsaustausch.

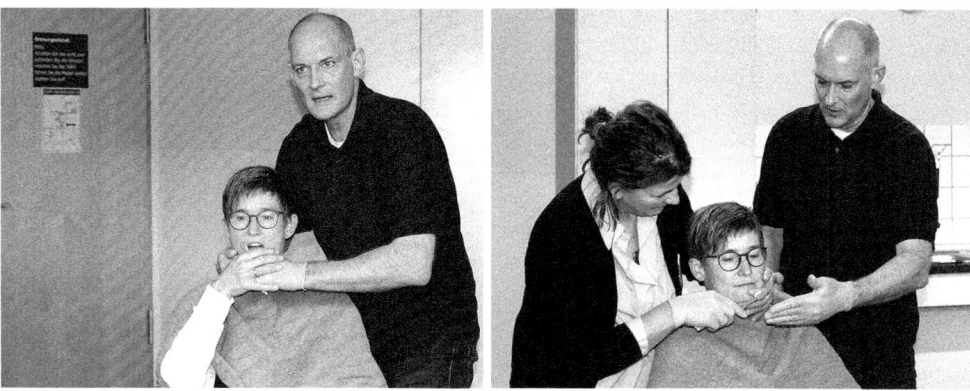

Abb. 5.4: Wie kann die Mundpflege im Sitzen am Waschplatz bei Unterstützungsbedarf gut gelingen?

5.2.4 Deutsche Gesellschaft für DentalhygienikerInnen e. V. (DGDH)

Für die Organisation der Workshop-Veranstaltungen konnte die Deutsche Gesellschaft für DentalhygienikerInnen e. V. (DGDH) gewonnen werden.

Die DGDH ist der größte Berufsverband für Dentalhygieniker*innen in Deutschland und wurde 1999 gegründet. Ziel ist die Bündelung und Vertretung der Interessen der in Deutschland tätigen Dentalhygieniker*innen, die Weiterentwicklung des Berufsbildes, die leitlinienkonforme Förderung der Mundgesundheit der Patient*innen sowie die Förderung und der Ausbau der Kontakte mit internationalen Verbänden. Im Jahr 2014 wurde die DGDH Gründungsmitglied des »International Dental Hygiene Educators Forum« einem Zusammenschluss internationaler Dentalhygieniker*innen, die in der Forschung und Lehre tätig sind. Im Jahr 2019 wurden eigene Qualitätsleitlinien, ein Punktesystem und Leitsätze zur fachlichen Fortbildung sowie ein Gütesiegel entwickelt. Mit dem Workshop-Format »Pflege & Zahnmedizin im Dialog« möchte die DGDH ihren Mitgliedern notwendige zusätzliche Kompetenzen im Setting der Pflege vermitteln und den interprofessionellen Austausch fördern. Für Pflegeeinrichtungen, Pflegeverbände und Pflegeschulen sollen die Dentalhygieniker*innen als Expert*innen und Ansprechpersonen die Mundpflege aus zahnärztlicher Perspektive zu relevanten Fragen der Mundgesundheit (z. B. über Fortbildungen oder im Schulunterricht) zur Seite zu stehen können. Zudem sollen die Dentalhygieniker*inenn, die an dem Workshop teilgenommen haben, auch die zahnärztlichen Praxisteams als Multiplikator*innen für eine bessere zahnärztliche Betreuung von Menschen mit pflegerischem Unterstützungsbedarf sensibilisieren.

5.2.5 Fazit

Gemäß den Empfehlungen des Expertenstandards »Förderung der Mundgesundheit in der Pflege« beschreibt das Workshop-Format »Pflege & Zahnmedizin im Dialog« im Sinne eines Pilotprojektes notwendige Fortbildungsinhalte für Expert*innen für Mundpflege und fördert dabei zugleich die interprofessionelle Kooperation. Zudem bringt der Workshop Multiplikator*innen hervor, die entweder in ihren jeweiligen Wirkungskreisen oder auch gemeinsam die Mundgesundheit bei Menschen mit pflegerischem Unterstützungsbedarf unter Einsatz der Internet-Plattform mund-pflege.net fördern.

Auf der Homepage der Deutschen Gesellschaft für Dentalhygienikerinnen e. V. (www.dgdh.de) werden alle relevanten Informationen z. B. auch zu den weiteren Workshop-Terminen wie auch zur Anmeldung eingestellt und stets aktualisiert.

5.2.6 Literatur

Deutsches Netzwerk für Qualitätsentwicklung in der Pflege (DNQP). (2023). Expertenstandard Förderung der Mundgesundheit in der Pflege. Entwicklung – Konsentierung – Implementierung. Osnabrück: DNQP.

5.3 System Pflegeschule: Chancen, Grenzen und Lösungsansätze

Ramona Waterkotte

1. Welche Bedingungen und Perspektiven ergeben sich im System Pflegeschule?
2. Welche Chancen und Grenzen bestehen beim System Pflegeschule?
3. Welche Lösungsansätze ergeben sich für das System Pflegeschule?

5.3.1 Einleitung

Dieses Kapitel setzt sich mit den Rahmenbedingungen der generalistischen Pflegeausbildung im System »Pflegeschule« auseinander. Dazu werden Chancen und Grenzen dargestellt wie auch mögliche Lösungsansätze, die sich für das Thema »Förderung der Mundgesundheit in der Pflege« ergeben.

5.3.2 Bedingungen und Perspektiven

Mit dem Gesetz zur Reform der Pflegeberufe, welches zum 1. Januar 2020 in Kraft trat, wurde die Ausbildung in der Pflege modernisiert. Sie erfolgt nun über eine generalistische Pflegeausbildung. Das Krankenpflegegesetz und das Altenpflegegesetz sind zum 31. Dezember 2019 außer Kraft getreten. Die generalistische Ausbildung schließt mit der Berufsbezeichnung Pflegefachfrau bzw. Pflegefachmann ab (Pflegeberufegesetz, 2020).

Lernende

Seit 01.01.2020 können Lernende in Deutschland die Ausbildung zur Pflegefachfrau bzw. zum Pflegefachmann in der generalistischen Pflegeausbildung mit verschiedenen Schwerpunkten, je nach Träger der praktischen Ausbildung (Akutpflege, Langzeitpflege oder Schwerpunkte in der Pädiatrie oder Psychiatrie), absolvieren (Bundesministerium für Gesundheit (BMG), 2018). Die Ausbildungsinhalte teilen sich in 2.100 Stunden theoretischen Unterricht in der Pflegeschule und 2.500 Stunden praktische Tätigkeit beim Träger der Ausbildung und in den Einsatzstellen. Die Ausbildung kann entweder in drei Jahren (Vollzeit) oder in fünf Jahren (Teilzeit) absolviert werden. Lernende erwerben nach bestandenen (schriftlichen, mündlichen und praktischen) Prüfungen den Berufsabschluss Pflegefachfrau/Pflegefachmann. Die generalistische Pflegeausbildung wird auf Grundlage der EU-Richtlinie über die Anerkennung von Berufsqualifikationen automatisch in anderen EU-Mitgliedstaaten anerkannt. Voraussetzung für die Ausbildung ist die mittlere Reife oder der Hauptschulabschluss in Kombination mit einer einjährigen Ausbildung zum*zur Pflegehelfer*in.

Zusätzlich wurde in Deutschland die Möglichkeit einer akademisierten Ausbildung im Rahmen eines Pflegestudiums eingeführt – die Hochschulen bilden ebenso generalistisch aus (Deutscher, Berufsverband für Pflegeberufe, DBfK, 2019). Doch im Vergleich zur Ausbildung liegt der Fokus darauf, Karrieremöglichkeiten im Pflegeberuf zu eröffnen und Absolvent*innen zu befähigen Menschen aller Altersstufen auf wissenschaftlicher Grundlage und Methodik zu versorgen (BMG, 2022). Das Studium wird mit dem Bachelor of Science abgeschlossen.

Darüber hinaus existieren in Deutschland weitere Studiengänge, wie zum Beispiel Pflegemanagement, -pädagogik oder Pflegewissenschaft. Hier wird in der Regel in Anschluss an eine erfolgreich abgeschlossene Berufsausbildung nach drei Jahren Vollzeitstudium der Abschluss Bachelor of Arts bzw. Bachelor of Science erworben.

Pflegefachfrauen und Pflegefachmänner konnten im Jahr 2016 in Deutschland an 78 Universitäten, Fachhochschulen und Akademien ein Pflegestudium absolvieren. Angeboten wurden damals bereits insgesamt 149 Pflege-Studiengänge, davon 105 Bachelor- und 44 Masterstudiengänge. Höchste Präferenz der Studierenden hatte dabei die Pflegewissenschaft, gefolgt von Pflegemanagement und Pflegepädagogik. darauf folgten die spezialisierten Pflege-Studiengänge, wie Advanced Practice Nursing (APN) oder Palliativpflege (pflegestudium.de, 2023).

Laut einer Sondererhebung des Bundesinstituts für Berufsbildung (BIBB) gab es Ende des Jahres 2020 53.610 Personen in Deutschland in Ausbildung zur Pflegefachfrau beziehungsweise zum Pflegefachmann und 927 Studierende. Im Jahr 2021 waren es schon 61.458 Auszubildende und 1.091 Studierende (Ärzteblatt, 2022).

Lehrende

Die Pflegeschulen mussten mit den geschilderten Entwicklungen Schritt halten. Das bedeutet, für die Ausbildung von Pflegefachfrauen und Pflegefachmännern müssen sie eine angemessene Zahl an fachlich und pädagogisch qualifizierten Lehrkräften beschäftigen. Lehrende müssen einen Abschluss in einem Masterstudiengang oder eine vergleichbare Qualifikation nachweisen. Das bedeutet, dass der Fachkräftemangel auch in diesem Bereich Einzug gehalten hat. Bildung ist zwar im Kontext des lebenslangen Lernens omnipräsent und gefordert (Autorengruppe Bildungsberichterstattung, 2020). An deutschen Berufsschulen fehlen dennoch 60.000 Lehrer*innen (Kesper, 2020). Nahezu 50 % aller Berufsschullehrer*innen in Deutschland sind derzeit älter als 50 Jahre. Somit geht in den nächsten fünfzehn Jahren ein großer Teil der Berufsschullehrenden in Rente (▶ Abb. 5.5). Zudem bestehen Defizite beim Umstellen des Unterrichts auf digitale Medien. Ursächlich hierfür sind fehlende digitale Kompetenzen, sowie eine mangelnde technische Ausstattung an Schulen (Bieber & Jürginski, 2020).

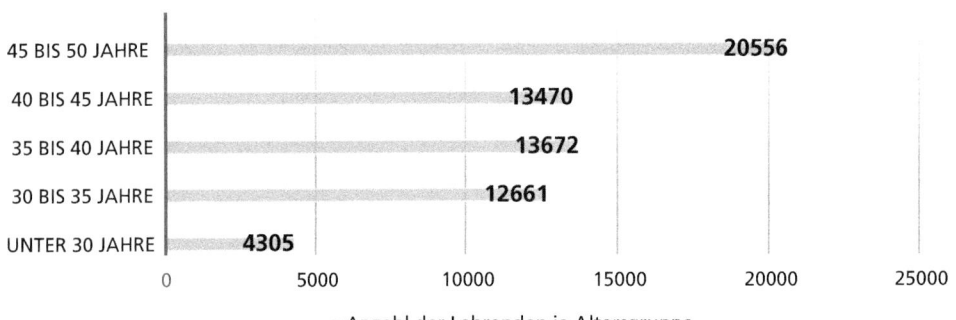

Abb. 5.5: Altersverteilung lehrender Personen an Berufsschulen in Deutschland im Schuljahr 2016/2017 (Klemm, 2018).

Die Einführung der generalistischen Pflegeausbildung am 01.01.2020 stellt für Pflegeschulen zusätzlich eine Veränderungsanforderung von außen dar. Unter den Lehrer*innen traf und trifft die generalistische Pflegeausbildung auf Befürworter und Gegner. Gerade den langjährigen Lehrer*innen ist die letzte Pflege- und Ausbildungsreform aus den Jahren 2002 und 2003 noch immer in Erinnerung und bis heute haben noch nicht alle Pflegeschulen die »alte« Ausbildungsreform vollständig implementiert. Veränderungen im System Pflegeschule können offensichtlich nicht von außen mit dem Anspruch auf Erfolg initiiert werden.

Die generalistische Pflegeausbildung ist die umfassendste Reform für Pflegeschulen und stellte an Lehrer*innen und Schulleiter*innen den Anspruch, die Pflegeausbildung komplett neu zu konzipieren. Hieraus ergeben sich Probleme, da Lehrer*innen viele Jahre Lernende in den Pflegeberufen: Altenpflege, Gesundheits- und Krankenpflege oder Gesundheits- und Kinderkrankenpflege ausgebildet haben. Häufig fehlt es Lehrer*innen an einer klaren Vorstellung des generalistischen Gedankens, oft auch unterstützt durch eine kritische Haltung gegenüber der neuen Ausbildung (Hatziliadis, 2019).

Auch in der Pflegepraxis (Altenpflege wie Gesundheits- und Krankenpflege) gibt es Bedenken, dass die berufsspezifischen Ausbildungsinhalte nicht vollständig überführt werden können und somit keine ausreichende Vorbereitung auf den Beruf erfolgt.

Digitalisierung in der Pflege

Eine weitere Herausforderung stellt die voranschreitende Digitalisierung in der Pflegepraxis dar. Hierbei geht es oft um Dokumentation und Kommunikation. Diese große Welle an Innovation erreicht Pflegeschulen jedoch kaum, denn E-Learning oder digital gestütztes Simulationslernen werden durch die Lehrer*innen nur selten präferiert. Im Kleinen sind auch Innovationen wie etwa E-Learning-Plattformen für die Pflegeschule, E-Mail oder social media, Skills-Lab-Lernen sowie weitere digital-didaktische Möglichkeiten langsam angekommen, Lehrer*innen stehen diesen neuen Möglichkeiten jedoch teils skeptisch gegenüber (Siebert, 2020). Momentan ist es noch Normalität, dass der Ablauf des Unterrichts bei Lehrer*innen liegt und selbstgesteuertes Lernen auch mit Einsatz digitaler Medien nur in sehr kurzen Sequenzen im Präsenzunterricht stattfindet. Es werden nur selten Lernplattformen genutzt (Siebert, 2020).

So äußerten viele ältere Kolleginnen gerade zu Beginn der COVID-19-Pandemie, im Zuge der Kontaktbeschränkungen und dem damit einhergehenden Homeschooling, starke Berührungsängste im Umgang mit Lernplattformen. Zugleich überschätzten Lehrende und Schulleitende aber auch die digitalen Kompetenzen der Lernenden (Schmid et al., 2017). Im Hinblick auf die digitalen Kompetenzen werden die Generationen Y und Z in der Literatur zwar als *digital natives*, deren »Muttersprache« digital ist, beschrieben (Wang et al., 2013). Aber eine hochfrequente Nutzung des Smartphones bedeutet nicht, das Lernende umfassend in der Lage sind, im Homeschooling oder im Unterricht digital zu recherchieren und zu arbeiten (Schmid et al. 2017).

5.3.3 Chancen und Grenzen

Lernende

Junge Lernende wollen sich neues Wissen digital aneignen (Bastian, 2017), auch wenn sie die notwendigen Techniken und Methoden trotz der hohen digitalen Affinität nicht zwingend sicher beherrschen (▶ Kap. 5.4.2). Lernplattformen und/oder Erklärvideos sind grundsätzlich für die digitale Wissensvermittlung naheliegende Medien. Gerade Auszubildende der Generation Z (und vermutlich in wenigen Jahren auch die der Generation Alpha) wünschen sich im Arbeitsleben mehr Mitspracherechte und Autonomie sowie Mentor*innen mit Entertainmentqualitäten. Arbeit und Lernen muss sinnvoll sein, am besten in Wohlfühlgruppen mit Projekten. Insbesondere für die Pflegeausbildung könnten mittels E-Learning Plattformen (z. B. mund-pflege.net, ▶ Kap. 5.6) überschaubare Projekte in der Patient*innenversorgung umgesetzt werden (Schwenke 2017). Allein der Wunsch nach eben jener gemeinsamen Projektarbeit kann je nach Lehrenden oder Anleitenden bereits als Grenze gesehen werden, wenn das dazu notwendige Verständnis für die junge Generation und das Wissen zum Beispiel zur Thematik Mundgesundheit fehlt.

In dem Moment, wo seitens des unterstützenden Feldes Möglichkeiten geschaffen werden, sollten Projekte der Lernenden begleitet und vor allem ausführlich reflektiert werden. Hierzu bedarf es Zeit für einen intensiven Austausch, was im Allgemeinen selten mit dem Personalmangel und dem dazugehörigen hohen Versorgungsauftrag in allen pflegerischen Settings kompatibel ist.

Lehrende

An den Schulen etablieren sich mehr und mehr E-Learning oder Blended Learning[21] Konzepte, welche als Voraussetzung oftmals nur den Umgang mit dem Internet bedürfen. Hier ergeben sich neue, durchaus große

---

21 Lernmodell, in dem computergestütztes Lernen (z. B. über das Internet) und klassischer Unterricht kombiniert werden.

Chancen für Lehrende, sich neues Wissen auf ungeahnte Weise anzueignen und Plattformen wie etwa mund-pflege.net (▶ Kap. 5.6) im Unterricht zu etablieren oder gar als lernbegleitende Stunde nutzen zu können. In der Realität scheitern Unterrichte zum Thema Mundgesundheit bisher, da Lehrende wenig Wissen zur Mundgesundheit, technisch komplizierten Zahnprothesen und den verschiedenen Erkrankungen in der Mundhöhle haben. Dazu kommen eine fehlende Expertise zu den Aspekten der Abhängigkeit der Mundgesundheit zu Allgemeinerkrankungen und die notwendigen Kompetenzen für die Unterweisung in der Umsetzung von Mundpflege im Kontext von Ergonomie oder Aspirationsgefahr bei der unterstützenden Mundpflege sind häufig nicht ausreichend vorhanden.

5.3.4 Lösungsansätze

Mundpflege bei erkrankten oder pflegebedürftigen Menschen setzt viele Kompetenzen voraus, die in der Regel in der generalistischen Pflegeausbildung in den Lernfeldern 02 (Erste Pflegeerfahrungen reflektieren – verständigungsorientiert kommunizieren) und 04 (Gesundheit fördern und präventiv handeln) vermittelt werden.

Ein bereits erfolgreich erprobter Ansatz ist »AzuBiss – Ausbildungsübergreifende Zusammenarbeit für mehr Mundgesundheit im Alter« (Primas, 2018) in Sachsen-Anhalt. Das Modellprojekt »AzuBiss« wurde gemeinsam von der Zahnärztekammer Sachsen-Anhalt und der Magdeburger Berufsbildenden Schule »Dr. Otto Schlein« von 2013 bis 2016 entwickelt und durchgeführt. Das Projekt verfolgt einen innovativen Peer-to-Peer-Ansatz[22].

Kernstück sind gemeinsame Schulungen durch Zahnärzt*innen und sogenannte Azubi-Tandems. Dabei absolvieren Auszubildende der Pflege und angehende Zahnmedizinische Fachangestellte (ZFA) miteinander eintägige, gegenseitige Praktika in ihren jeweiligen Ausbildungsbetrieben.

Ein weiterer möglicher Ansatz wäre, eine Kooperation mit einer Fachhochschule oder einer Universität einzugehen, um das Thema Mundgesundheit in der Pflege zu festigen. So könnten Studierende der Zahnmedizin für einen erlebnisreichen und vor allem interdisziplinären Austausch zwischen den Berufsgruppen sorgen und junge Lernende für die Wichtigkeit der Mundgesundheit sensibilisieren. Hierbei sollten auch Praxisanleitende mit einbezogen werden.

Lehrende müssen konsequent zur Thematik Mundgesundheit geschult werden. Der Expertenstandard »Förderung der Mundgesundheit in der Pflege« bietet dafür eine wichtige Grundlage. Vor dem Hintergrund des massiven Pädagog*innenmangels in der Zukunft stellen digitale Unterrichtskonzepte unter Nutzung von Lernplattformen (z. B. mund-pflege.net, ▶ Kap. 5.6) wichtige Instrumente für die Kompetenzvermittlung dar. In der Folge wünschenswert wären dann auch Reflexionssitzungen, um Lernfortschritte bei Lernenden festzustellen und Nichtverstandenes besprechen und aufarbeiten zu können. Der Schlüssel könnte die Motivation junger Lehrender sein, welche E-Learning Konzepte gemeinsam mit Medienpädagog*innen erarbeiten bzw. vorhandene Angebote online nutzen und im Kreis aller Lehrenden etablieren. Der interprofessionelle Workshop »Pflege & Zahnmedizin im Dialog« (▶ Kap. 5.3) adressiert ausdrücklich an Lehrende und stellt einen idealen Einstieg zur Einführung des Expertenstandards und der Internet-Plattform mund-pflege.net an Pflegeschulen, Fachhochschulen oder Universitäten dar.

Weitere Akteure in der Pflegepraxis

Einen weiteren Lösungsansatz stellen die Pflichtfortbildungsstunden für Praxisanleitende dar, welche jährlich nachgewiesen wer-

---

22 Gruppe von gleichberechtigten Partner*innen.

den müssen. Praxisanleitende können an Pflegeschulen, Fachhochschulen, Universitäten oder anderen anerkannten Stellen qualifiziert werden, um das so erworbene Wissen den Lernenden weiterzugeben. Voraussetzung ist jedoch, dass eine Freistellung erfolgt. Nicht nur, weil das praktische Curriculum nah an der theoretischen Wissensvermittlung liegen sollte, bedarf es einer engen Zusammenarbeit zwischen dem System Pflegeschule und den Praxisanleitenden, sondern auch, weil die bereits examinierten Pflegefachkräfte in den verschiedenen Pflegesettings aktualisiertes Wissen zum Thema Mundgesundheit benötigen.

Ähnlich wie bereits etablierte Weiterbildungen (z. B. Wundexperte ICW®), braucht es auch eine Konzeption einer Weiterbildung im Sinne von Expert*innen für Mundpflege (DNQP, 2023) (z. B. »Beauftragte*r für Mundgesundheit«, »Mundtherapeut*in«, ▶ Kap. 4.2). Diese spezialisierten Fachkräfte können dann an Praxisanleitende und examiniertes Pflegefachpersonal im pflegerischen Setting adressiert werden.

Der interprofessionelle Workshop »Pflege & Zahnmedizin im Dialog« (▶ Kap. 5.3) adressiert neben den Expert*innen aus der Pflege auch an zahnmedizinisch fortgebildete Mitarbeitende. Diese können ebenso im System Pflegeschule z. B. als externe Referent*innen mit ihrer besonderen zahnmedizinischen Expertise das Thema Mundgesundheit in der Pflege unter Nutzung der Lernplattform mund-pflege.net unterstützend mit begleiten.

5.3.5 Fazit

Dem Thema Mundgesundheit wird in der Pflegeausbildung bisher noch zu wenig Aufmerksamkeit gewidmet. Eine Sensibilisierung für die Bedeutung des Themas in der pflegerischen Versorgung wird jedoch durch die Einführung des Expertenstandards »Förderung der Mundgesundheit in der Pflege« erreicht. Erhöhte Aufmerksamkeit sollte nun die Implementierung des Expertenstandards erhalten, auch wenn die Rahmenbedingungen im System Schule weiterhin herausfordernd bleiben.

5.3.6 Literatur

Ärzteblatt (2022): Hochschulen - Pflegestudium nur wenig nachgefragt. Letzter Zugriff am 10.10.2024 unter: https://www.aerzteblatt.de/nachrichten/135770/Pflegestudium-nur-wenig-nachgefragt.

Autorengruppe Bildungsberichterstattung (2020): Bildung in Deutschland 2020. Ein indikatorengestützter Bericht mit einer Analyse zu Bildung in einer digitalisierten Welt, wbv Publikation, Bielefeld.

Bastian, J. (2017): Tablets zur Neubestimmung des Lernens? Befragung und Unterrichtsbeobachtung zur Bestimmung der Integration von Tablets in den Unterricht. In: J. Bastian & S. Aufenanger (Hrsg.): *Tablets in Schule und Unterricht. Forschungsergebnisse zum Einsatz digitaler Medien*. Wiesbaden: Springer VS, 139-173.

Bieber, G., Dedering, K., Krüger-Potratz, M., Klaus-Jürgen, T. (2020): Editorial zum Schwerpunktthema: Lehrkräftemangel und Lehrerrekrutierung – historische Perspektive und aktuelle Problemlage, in: *DDS – Die Deutsche Schule* 112. Jg. 4(2020), Waxmann Verlag, S. 359-363.

Bundesministerium für Gesundheit (2018). Letzter Zugriff am 22.04.2024 unter: Pflegeberufegesetz, https://www.bundesgesundheitsministerium.de/pflegeberufegesetz.html/.

Bundesministerium für Gesundheit (2022). Letzter Zugriff am 22.04.2024 unter: Pflegeberufegesetz, https://www.bundesgesundheitsministerium.de/pflegeberufegesetz.html/.

Deutscher Berufsverband für Pflegeberufe (DBfK) (2019): Informationen zum Pflegeberufegesetz. 2. Korrigierte Auflage vom 25.02.2019. Letzter Zugriff am 22.04.2024 unter: https://www.dbfk.de/media/docs/download/Allgemein/Informationen-zum-Pflegeberufegesetz-2019.pdf.

Deutsches Netzwerk für Qualitätsentwicklung in der Pflege (DNQP). (2023). Expertenstandard Förderung der Mundgesundheit in der Pflege. Entwicklung – Konsentierung – Implementierung. Osnabrück: DNQP.

Haber, Peter (2012): Digitale Immigranten, zwitschernde Eingeborene und die Positivismusfalle, in: *Zeithistorische Forschungen/Studies in Contemporary History*, Online-Ausgabe 9, Heft 2, verfügbar unter: http://www.zeithistorische-forschungen.de/2-2012/id=4507/ zuletzt abgerufen am 02.08.2022.

Hatziliadis, Myrofora (2019): Veränderungen als Herausforderung für Pflegeschulen, *PADUA (2019), 14* (3), 155–160, https://doi.org/10.1024/1861-6186/a000494.

Kesper, Marvin (2020): Lehrermangel: Wo ab 2020 die meisten Lehrkräfte fehlen. Letzter Zugriff am 22.04.2024 unter: https://karriere.unicum.de/berufsorientierung/branchencheck/lehrermangel-2020/

Klemm, Klaus (2018): *Dringend gesucht: Berufsschullehrer. Die Entwicklung des Einstellungsbedarfs in den beruflichen Schulen in Deutschland zwischen 2016 und 2035*, Gütersloh: Bertelmann Stiftung, DOI 10.11586/2018042.

Pflegeberufegesetz. Letzter Zugriff am 17.02.2024 unter: https://www.bundesgesundheitsministerium.de/pflegeberufegesetz.

Pflegestudium.de (2023): *Pflege-Studiengänge in Deutschland 2016*. Letzter Zugriff am 22.04.2024 unter: https://www.pflegestudium.de/report-pflegestudiengaenge-in-deutschland-2016/

Pflegestudium.de (2023): Pflege-Studiengänge im Überblick. Letzter Zugriff am 22.04.2024 unter: https://www.pflegestudium.de/studiengaenge/

Primas N. AzuBiss – Ausbildungsübergreifende Zusammenarbeit für mehr Mundgesundheit im Alter. Handlungsempfehlung für Berufsbildende Schulen. Letzter Zugriff am 22.04.2024 unter: https://www.zaek-sa.de/zaek-con-de/uploads/2020/08/19azubiss.pdf.

Reiber, K., Weyland, U., Wittmann, E. (2019): Professionalisierung des schulischen Bildungspersonals in den Gesundheits- und Pflegeberufen – Zwischenfazit eines berufs- und wirtschaftspädagogischen Sonderweges, in: Wittmann, E., Frommberger, D., Weyland, U.: *Jahrbuch der berufs- und wirtschaftspädagogischen Forschung 2019J*, Opladen, Berlin, Toronto: Verlag Barbara Budrich, S. 45–58.

Schmid U, Goertz L, Behrens J (2017): *Monitor Digitale Bildung. Die Weiterbildung im digitalen Zeitalter*. W. Bertelsmann, Bielefeld.

Schwenke, S. (2017): Generation Z – beim Arbeiten leben. *CNE. magazin 4*,17,24.

Siebert, Jeanette (2020): Digitalisierung an Pflegeschulen. Der Einfluss des medialen Habitus von Lehrpersonen auf die Nutzung digitaler Medien, in: *PADUA (2020), 15* (3), 157–159 https://doi.org/10.1024/1861-6186/a000556.

Wang, Q. (Emily) et al. (2013): *Digital Natives und Digital Immigrants. Entwicklung eines Modells digitaler Gewandtheit*, Springer Fachmedien Wiesbaden, doi: 10.1007/s11576-013-0390-2.

Weyland, U., Reiber, K. (2013): Lehrer/-innen-Bildung für die berufliche Fachrichtung Pflege in hochschuldidaktischer Perspektive. In: Faßhauer, U.; Fürstenau, B.; Wuttke, E. (2013). *Jahrbuch der berufs- und wirtschaftspädagogischen Forschung 2013*, Opladen [u. a.]: Verlag Barbara Budrich, 189-202.

5.4 Digitale Weiterbildungsangebote zu den Expertenstandards in der Pflege

Vanessa Berndt, Maximilian Wollenweber & Annett Horn

1. Welche Kriterien sind zur Bewertung digitaler Lernplattformen sinnvoll?
2. Welche Chancen und welche Limitationen weisen digitale Lernplattformen auf?
3. Was ist bei zukünftigen Entwicklungen digitaler Lernplattformen zu beachten?

5.4.1 Einleitung

Im Rahmen des Projektes zur »Entwicklung eines systematischen Weiterbildungskonzeptes zu den Expertenstandards des Deutschen Netzwerks für Qualitätsentwicklung in der Pflege (DNQP)« zwischen der FH Münster und dem DNQP erfolgte im Jahr 2023 eine eingehende Analyse bereits bestehender Weiterbildungsangebote im deutschsprachigen Raum. Hierzu zählte auch eine kriteriengeleitete Bewertung bestehender digitaler Lernplattformen. Diese werden zunehmend in der Fort- und Weiterbildung von Pflegenden genutzt (Ortmann-Welp, 2020). Da Expertenstandards zur Qualitätsentwicklung und -sicherung in der Pflege eine zentrale Rolle einnehmen (Büscher & Krebs, 2022), existieren auch zu diesen Themen verschiedene Angebote, um die Kompetenzen von Pflegefachkräfte zu fördern.

5.4.2 Kriterien zur Bewertung von Lernplattformen

Im Voraus wurden Fragen zu den folgenden sieben Kriterien entwickelt, die es erleichtern sollten, die Lernplattformen einzuschätzen:

- *Angebote*:
  Welche Lerninhalte und Materialien werden im Zusammenhang mit den Expertenstandards auf der Plattform angeboten? Gibt es eine breite Palette von Angeboten zur Weiterbildung?
- *Ziele*:
  Dieses Kriterium befasst sich mit dem klaren Ziel der Weiterbildung. Wird auf der Plattform definiert, was die Lernenden am Ende erreichen sollen? Werden konkrete Lernziele formuliert?
- *Inhaltsvermittlung*:
  Unter diesem Punkt wird die Art und Weise, wie Inhalte vermittelt werden, beleuchtet. Welche Methoden und Materialien werden eingesetzt? Gibt es Möglichkeiten zur Interaktion und Kommunikation zwischen Lernenden und Lehrenden?
- *Qualifikation der Dozent*innen*:
  Hier wird die Qualifikation der Lehrenden auf der Plattform geprüft. Welche Ausbildungs- und Erfahrungsnachweise werden von den Dozent*innen vorgelegt? Sind sie qualifiziert, um das Wissen effektiv zu vermitteln?
- *Prüfungen*:
  Dieses Kriterium befasst sich mit den Evaluationsmöglichkeiten auf der Plattform. Werden am Ende der Weiterbildung Wissensabfragen oder Prüfungen angeboten? Und sind diese Prüfungen im Einklang mit den zuvor festgelegten Zielen der Weiterbildung?
- *Abschluss*:
  Hier wird erfragt, ob die Lernenden nach Abschluss der Weiterbildung die Möglichkeit haben, den individuellen Lehr- und Lernprozess zu evaluieren. Gibt es Feedback-Möglichkeiten oder Umfragen, um die Qualität des eigenen Lernprozesses zu bewerten?
- *Evaluationsmöglichkeiten*:
  Zuletzt wird geklärt, ob es auf der Plattform Möglichkeiten gibt, den gesamten Lehr- und Lernprozess zu evaluieren.

In die Bewertung wurden vier Lernplattformen eingeschlossen. Anhand der vorgestellten sieben Kriterien wurde die Qualität der erwähnten digitalen Lernplattformen im Kontext der Weiterbildung zu den Expertenstandards eingeschätzt. Der Prozess erstreckte sich über den Zeitraum von Mai 2023 bis August 2023 und wurde von zwei Mitarbeitenden (aus den Bereichen Pflegewissenschaft und Pflegepädagogik) durchgeführt. Im Anschluss wurden die Ergebnisse verglichen. Der Zugriff auf die Angebote der Lernplattformen erfolgte über kostenfreie Probemitgliedschaften. Eingeschätzt wurden ausschließlich Weiterbildungsangebote zu den Expertenstandards in der Pflege.

5.4.3 Ergebnisse

Insgesamt wird deutlich wird, dass die digitalen Lernplattformen im Bereich der Pflegefortbildung zu den Expertenstandards eine große Bandbreite abdecken. Die analysierten Plattformen unterscheiden sich aber voneinander in den Punkten »klare Formulierung von Lernzielen«, »Interaktivität«, »Flexibilität für die Teilnehmenden bei der Durchführung der Weiterbildungen« und beim Angebot

»einrichtungsspezifischer Weiterbildungsangebote«. Die zielgruppenspezifische Ausrichtung von Weiterbildungsangeboten ist ein Qualitätskriterium, welches nur von einer der Plattformen erfüllt wird. Hierunter wird verstanden, dass die unterschiedlichen Versorgungssettings (Akut-, Langzeit- und ambulante Versorgung) und die verschiedenen Qualifikationen der Pflegenden berücksichtigt werden.

Die Nutzung digitaler Lernplattformen in der Pflegefortbildung geht mit vielen Herausforderungen einher. Als Faktoren, die zukünftig bei der Gestaltung und Implementierung von digitalen Plattformen berücksichtigt werden sollten, können aufgrund der Analyse die individuelle Anpassung an die Lernenden, die Veränderung der Lehrendenrollen als Autor*innen von Inhalten und die Förderung des Praxisaustauschs genannt werden.

Individualisierung

Die Individualisierung des Bildungswesens ist ein Konzept, das angesichts der zunehmenden Diversität der Lernenden in der heutigen Bildungslandschaft an Bedeutung gewinnt (Bonacker & Geiger, 2021). Diese Vielfalt erfordert ein Bewusstsein für Heterogenität zwischen den Lernenden und dementsprechend eine äußerst differenzierte Herangehensweise, um den individuellen Bedürfnissen und Fähigkeiten der Lernenden gerecht zu werden (Dittmar-Grützner & Deiters, 2021). Die Vorerfahrungen und die Heterogenität innerhalb der Berufsgruppe der Lernenden angemessen zu berücksichtigen, stellt dabei eine zentrale Herausforderung dar. Aufgrund der fortschreitenden Digitalisierung der Bildung stehen digitale Lernplattformen vor gewissen Herausforderungen, insbesondere im Hinblick auf die Anpassung an die unterschiedlichen Niveaus und Lernstile.

Es ist von großer Bedeutung, die individuellen Vorkenntnisse und Fähigkeiten der Lernenden in den Lehr-Lernprozess zu integrieren, um eine optimale Lernerfahrung zu gewährleisten (Prescher, König & Gabriel, 2021). In diesem Kontext wird die Rolle von Einstufungstests als mögliche Lösung erörtert. Einstufungstests haben das Ziel, das individuelle Wissen und die Fähigkeiten der Lernenden zu messen und auf dieser Grundlage den Bildungsstoff entsprechend anzupassen. Allerdings bestehen Bedenken hinsichtlich des erforderlichen Aufwands, die diese Tests mit sich bringen. Die Klassifizierung von Lernenden anhand von Einstufungstests ist eine komplexe Aufgabe, die eine sorgfältige Planung und Implementierung erfordert. Dies stellt eine Form der Bedingungsanalyse dar, wodurch sichergestellt werden kann, dass die Bildungsinhalte sowohl herausfordernd als auch zugänglich sind (Oelke & Meyer, 2021).

In der wissenschaftlichen Literatur und Bildungsforschung wird intensiv darüber debattiert, wie die Individualisierung der Bildung in der Praxis umgesetzt werden kann, um den Bedürfnissen der zunehmend heterogenen Lernenden gerecht zu werden (Dittmar-Grützner & Deiters, 2021). Dies erfordert nicht nur technologische Lösungen, sondern auch eine vertiefte Auseinandersetzung mit den pädagogischen und organisatorischen Aspekten. Die Erforschung und Entwicklung von effektiven Strategien zur Individualisierung und die Bewältigung der damit einhergehenden Herausforderungen sind von entscheidender Bedeutung, um eine qualitativ hochwertige Bildung für alle Lernenden sicherzustellen.

Lehrende als Autor*innen

In der modernen Bildungslandschaft rückt die Rolle der Lehrenden auf digitalen Lernplattformen verstärkt ins Blickfeld und erfährt eine kritische Betrachtung. Die Vorstellung von Lehrenden als Interaktionspartner*innen wandelt sich auf diesen Plattformen auf bemerkenswerte Weise (Schewior-Popp, 2015). Anstelle des persönlichen Austauschs und der individuellen Betreuung, die in herkömmlichen Bildungssettings einen hohen Stellenwert einnehmen, sehen wir eine stärkere Positionierung der Lehrenden als Autor*innen von Inhalten und Moderator*innen von Online-Kursen.

Die Begrenzung des persönlichen Austauschs, die auf digitalen Lernplattformen unweigerlich stattfindet, wird sorgfältig in der Analyse untersucht. Der physische Kontakt zwischen Lehrenden und Lernenden weicht der Interaktion in virtuellen Räumen, was sowohl Vor- als auch Nachteile mit sich bringt. Auf der einen Seite ermöglicht die Digitalisierung eine erweiterte Reichweite und den Zugriff auf Bildungsinhalte für eine breitere Zielgruppe (Ortmann-Welp, 2020). Auf der anderen Seite entsteht jedoch eine Herausforderung im Hinblick auf die Pflege individueller Beziehungen und die Möglichkeit, gezielt auf die Bedürfnisse einzelner Lernender einzugehen (Jank & Meyer, 2021).

Ein interessanter Ansatz in diesem Zusammenhang bietet eine Plattform, die alternative Interaktionsformen ermöglicht, wie beispielsweise Wissensabfragen in Form von interaktiven Fallbeispielen. Hierdurch soll der Verlust des persönlichen Austauschs kompensiert werden und die Lernenden stärker in den Lernprozess einbinden. Durch solche Ansätze wird versucht, die Vorteile digitaler Lernumgebungen zu nutzen, ohne die Bedeutung einer effektiven Kommunikation zwischen Lehrenden und Lernenden zu vernachlässigen.

Insgesamt zeigt sich, dass die digitale Transformation des Bildungswesens neue Dimensionen für die Rolle der Lehrenden eröffnet. Es erfordert eine kritische Reflexion und Anpassung, um sicherzustellen, dass die Lehrenden nach wie vor einen bedeutenden und unbestreitbaren Beitrag zur Bildung und Entwicklung der Lernenden leisten können, auch in einer digitalen Umgebung.

Praxisaustausch und Qualität der Lernplattformen

Die Herausforderungen und Besonderheiten digitaler Bildungsplattformen rücken vermehrt in den Fokus (Ortmann-Welp, 2020). Ein wichtiges Thema betrifft den begrenzten Praxisaustausch zwischen den Lernenden. Obwohl diese Plattformen Foren und Kommunikationsmöglichkeiten bieten, die den Austausch zwischen Lernenden und den Praxisbezug fördern sollen, ist die Gefahr eines Mangels an Praxisbezug offensichtlich.

Die digitale Umgebung kann die persönlichen Interaktionen und den Erfahrungsaustausch, die in traditionellen Bildungseinrichtungen stattfinden, nur bedingt ersetzen. Dies kann zu einer gewissen Entfremdung der Lernenden von realen Praxiserfahrungen führen, da der Kontakt mit Gleichgesinnten und die Möglichkeit, Wissen und Erfahrungen auszutauschen, begrenzt sind.

In diesem Zusammenhang wird die Notwendigkeit einer qualitativen Bewertung der verschiedenen digitalen Lernplattformen immer dringlicher. Es ist entscheidend, Plattformen zu identifizieren, die in der Lage sind, den Praxisbezug in der digitalen Bildung aufrechtzuerhalten und gleichzeitig personalisierte Lerninhalte bereitstellt. Diese Personalisierung ermöglicht es den Lernenden, relevante Praxiserfahrungen zu sammeln und ihren individuellen Bedürfnissen gerecht zu werden.

Insgesamt unterstreicht die Diskussion über den begrenzten Praxisaustausch auf digitalen Bildungsplattformen die Notwendigkeit einer sorgfältigen Überprüfung und Evaluierung dieser Plattformen, um sicherzustellen, dass sie in der Lage sind, den wichtigen Aspekt des Praxisbezugs in der Bildung aufrechtzuerhalten und die Bedürfnisse der Lernenden angemessen zu berücksichtigen.

5.4.4 Fazit

Die durchgeführte kriteriengeleitete Begutachtung der ausgewählten digitalen Lernplattformen bietet einen fundierten Einblick in deren Qualität. Die gewonnenen Erkenntnisse dienen als Grundlage für die Entwicklung effektiver Weiterbildungskonzepte zu den Expertenstandards in der Pflege. Die Anwendung des entwickelten Instruments zur kriteriengeleiteten Beurteilung digitaler Lernplattformen, ermöglicht dabei eine umfassende Beurteilung der Qualität und Struktur.

Trotz der verschiedenen Umsetzungsmöglichkeiten zeigt sich, dass digitales Lernen im Vergleich zu Präsenzveranstaltungen weiterhin Limitationen aufweist. Besonders die Interaktion im Lernprozess ist in digitalen Angeboten nicht vollständig abgebildet. Daher haben Weiterbildungskonzepte zu Expertenstandards in der Pflege auf der Basis von Präsenzveranstaltungen durchaus ihre Berechtigung.

Insgesamt tragen die Ergebnisse der Bewertung dazu bei, Ansätze für die Pflegefortbildung zu identifizieren und ermöglichen eine fundierte Entscheidungsfindung für zukünftige Bildungsinitiativen (Berndt et al., 2024).

5.4.5 Literatur

Berndt, V., Büscher, A., Krebs, M. & Horn, A. (2024). Expertenstandards in der Pflege: Weiterbildungen zielgruppenspezifisch ausrichten. In: *PADUA*, 19 (3), 1–6. https://doi.org/10.1024/1861-6186/a000808.

Bonacker, M. & Geiger, G. (2021). *Migration in der Pflege. Wie Diversität und Individualisierung die Pflege verändern*. Berlin, Heidelberg: Springer. https://doi.org/10.1007/978-3-662-61936-0.

Büscher, A. & Krebs, M. (2022). *Qualität in der Pflege. Mit Online-Aufgaben (Pflege studieren)*. München: Ernst Reinhardt Verlag; UTB. https://doi.org/10.36198/9783838555898.

Dittmar-Grützner, A.-K. & Deiters, M. (2021). Sprachsensibler Unterricht – zu Hause unmöglich? *PADUA*, 16(2), 85–90. https://doi.org/10.1024/1861-6186/a000604.

Jank, W. & Meyer, H. (2021). *Didaktische Modelle* (14. Auflage). Berlin: Cornelsen.

Oelke, U. & Meyer, H. (2021). *Didaktik und Methodik für Lehrende in Pflege- und Gesundheitsberufen* (Teach the teacher, 1. Auflage). Berlin: Cornelsen.

Ortmann-Welp, E. (2020). *Digitale Lernangebote in der Pflege. Neue Wege der Mediennutzung in der Aus- und Weiterbildung*. Berlin, Germany: Springer. Letzter Zugriff am 10.10.2024 unter: https://livivo.idm.oclc.org/login?url=https://ebookcentral.proquest.com/lib/zbmed-ebooks/detail.action?docID=6276205.

Prescher, T., König, H. & Gabriel, O. (2021). *Die Flamme des Lehrens. Pädagogisch-psychologische Grundlagen einer gelungenen Unterrichtsreihenplanung in den Gesundheitsberufen*. Edewecht: Stumpf + Kossendey mbH. Letzter Zugriff am 10.10.2024 unter: http://www.skverlag.de.

Schewior-Popp, S. (2015). Alles eine Illusion? Was ist für das Lernen wirklich wichtig? PADUA, 10 (4), 243–246. https://doi.org/10.1024/1861-6186/a000266.

5.5 Internet-Lernplattform: mund-pflege.net

Elmar Ludwig

1. Was ist mund-pflege.net und wer ist die Zielgruppe?
2. Wer steht hinter mund-pflege.net?
3. Wie ist mund-pflege.net aufgebaut und was macht die Internetplattform besonders?

5.5.1 Einleitung

Der Expertenstandard »Förderung der Mundgesundheit in der Pflege« definiert als interprofessionell abgestimmtes Leistungsniveau Ziele, Qualitätskriterien und Maßnahmen für die Mundhygiene in der Pflege. Vor allem die Einschätzung von Risiken und Problemen der

Mundgesundheit und auch die besonderen Maßnahmen und Methoden bei der Unterstützung der Mundpflege, wenn unterstützungsbedürftige Menschen noch viele eigene Zähne haben oder technisch komplizierten Zahnersatz im Mund tragen, stellen viele Pflegekräfte vor große Herausforderungen.

5.5.2 Was ist mund-pflege.net und wer ist die Zielgruppe?

Die Informations-, Beratungs- und Schulungsplattform www.mund-pflege.net wurde parallel zum Expertenstandard entwickelt, um flächendeckend und niederschwellig auch anhand von Bild- und Filmbeispielen sowie mithilfe digital animierter Pflegeszenen die relevanten Aspekte zur Förderung der Mundgesundheit in der Pflege anschaulich darzustellen. Der Zugang zur Plattform ist kostenlos. Hauptzielgruppe sind Pflegefachkräfte und alle Menschen, die professionell mit dem Thema Mundgesundheit in der Pflege befasst sind. Auch für die Aus- und Fortbildung ist die Plattform ideal geeignet.

5.5.3 Wer steht hinter mund-pflege.net?

Mund-pflege.net wurde vom Bundesministerium für Bildung und Forschung im Rahmen des Förderprogramms »Forschung an Fachhochschulen FH-Sozial« (Förderkennzeichen 13FH024SX8 , Zeitraum: 2020-2024) unterstützt. Die Initiatoren der Plattform waren Prof. Dr. Harald Mehlich, ehemaliger Dekan der Fakultät Gesundheitsmanagement an der Hochschule Neu-Ulm (HNU) und Mitglied im Leitungsgremium des Kompetenzzentrums »Vernetzte Gesundheit« sowie Dr. Elmar Ludwig, niedergelassener Zahnarzt und in verschiedenen standespolitischen Funktionen langjährig in der Entwicklung von Konzepten zur zahnärztlichen Betreuung von Menschen mit pflegerischem Unterstützungsbedarf aktiv.

Das Projektentwicklungsteam besteht neben Prof. Mehlich und Dr. Ludwig aus folgenden *Mitarbeiter*innen*:

- Ramona Waterkotte M. A. hat als ehemalige zahnmedizinische Fachangestellte mit fünfjähriger Berufserfahrung und in der Folge examinierte Altenpflegerin bis hin zur Pflegedienstleiterin mit beruflichen Tätigkeiten sowohl in der ambulanten wie auch der vollstationären Pflege beide für diese Plattform relevanten Profession im Blick. Zusätzlich hat Ramona Waterkotte im B. A. Erziehungswissenschaft und Soziologie und den M. A. Schulmanagement absolviert.
- Julian Michel M. A. ist in dem Projekt nach absolvierten Studiengängen für Kommunikationsdesign (B. A.) und Informationsdesign (M. A.) für »Webbasiertes E-Learning« verantwortlich. Seine fachlichen Qualifikationen liegen insbesondere im Bereich Interface-Design und Mixed Reality.
- Daniel Zellfelder M. A. ist im Jahr 2024 zu dem Projekt dazugestossen. Auch er hat Kommunikationsdesign (B. A.) und Informationsdesign (M. A.) studiert. Sein Schwerpunkt »Interaktive Medien« kommt in dem Projekt vor allem im Zusammenhang mit nutzerindividuellen Funktionen (Referentenaccounts, Screening & Assessment mit automatisierter Maßnahmenplanung, u. a.) zur Geltung.
- Carolin Kinzel M. Sc. war für die Dauer Ihrer Mitarbeit in dem Projekt bis Ende 2023 verantwortlich für die Themen Projektkoordination, Öffentlichkeitsarbeit und Empirische Erhebung.

Neben dem Projektentwicklungsteam gibt es einen interdisziplinär besetzten *wissenschaftlichen Beirat*. Dieser umfasst aktuell folgende Personen:

- Prof. Dr. Dr. Greta Barbe, Zahnmedizin und Medizin, Köln
- Prof. Dr. Annett Horn, Pflege- und Gesundheitswissenschaften, Münster
- Prof. Dr. Gabriele Röhrig-Herzog, Innere Medizin / Geriatrie, Köln
- Prof. Dr. Johan Wölber, Zahn- und Ernährungsmedizin, Dresden

Weitere Wegbegleiter*innen sind namhafte Expert*innen relevanter Berufsgruppen, die als sogenannten »Botschafter*innen für die Mundgesundheit« agieren. Die Botschafter*innen für die Mundgesundheit wurden ins Leben gerufen, um engagierten Menschen mit besonderem Bezug zum Thema Mundgesundheit in der Pflege ein Gesicht und eine Stimme zu geben. Die Botschafter*innen bestätigen aus eigener Erfahrung den Mehrwert der Plattform für ihre Arbeit und ihr Engagement und so sollen auch andere Menschen motiviert werden, die Plattform zu nutzen.

Ab dem Jahr 2025 wird die Entwicklung und der Betrieb der Plattform über einen gemeinnützigen Förderverein weiter betrieben.

5.5.4 Wie ist mund-pflege.net aufgebaut?

Mund-pflege.net kann auf allen digitalen Endgeräten über einen Internetzugang genutzt werden. Eine App-Version für die Nutzung ohne Internetzugang ist aktuell nicht verfügbar und perspektivisch nicht geplant, da der Aufwand für die Erstellung sehr erheblich ist und den geringen Mehrwert in der heutigen Zeit nicht rechtfertigt.

Die Inhalte der Plattform sind vier großen Themengebieten zugeordnet. Auf der Startseite wird die Navigation durch Bildbeispiele im Überblick gezeigt. Neben dem Themengebiet »Gesundheit & Krankheit« nehmen vor allem die Themengebiete »Hilfe & Unterstützung« sowie »Unterstützung in besonderen Situationen« großen Raum ein. Im Themengebiet »Aus- & Fortbildung« finden sich Verlinkungen zu weiteren nützlichen Lernmitteln, spezielle Funktionen für Referent*innen und ein Terminkalender zu interprofessionellen Fortbildungsveranstaltungen wieder. Neben der bildgestützten Navigation auf der Startseite und am Ende jeder Unterseite, verfügt die Plattform zusätzlich über eine Schnellnavigation, die es ermöglicht, zügig zwischen den jeweils gewünschten Unterseiten zu wechseln.

Am Ende der Startseite wird außerdem über zufällig ausgewählte Informationen zu den Themen der Plattform die Möglichkeit geboten, in die Inhalte der Seite »einzutauchen«.

Auf der Projektinfo-Seite steht ein kurzes Teaser-Video zur Plattform zur Verfügung und die an der Plattform beteiligten Personen werden näher vorgestellt.

Über eine Newsletter-Anmeldung auf der Startseite und unter »Projekt-Info« besteht die Möglichkeit, sich regelmäßig (ca. 2 x im Jahr) über Neuigkeiten informieren zu lassen. Auch Pressematerial, ein Quellenverzeichnis und eine Feedback-Funktion Lob und Kritik zur stetigen Weiterentwicklung stehen auf jeder Seite jeweils am Seitenende zur Verfügung.

Ein Alleinstellungsmerkmal von mund-pflege.net ist das interprofessionelle Projektentwicklungsteam sowie der interprofessionell besetzte wissenschaftliche Beirat. So ist gewährleistet, dass die Bedarfe und Interessen der verschiedenen Berufsgruppen angemessen berücksichtigt und die Inhalte jeweils für unterschiedliche Professionen verständlich aufbereitet sind.

Weiterhin einzigartig ist die umfangreiche Grafik-, Bild- und Filmsammlung mit über 5.000 Motiven zur anschaulichen Darstellung sowohl z. B. zahnärztlicher Versorgungen als auch von Auffälligkeiten im Mund-Kiefer-Gesichtsbereich. Die klinischen Motive und die textlichen Inhalte sind professionell aufbereitet und werden durch die grafischen Darstellungen in einheitlicher Formsprache ergänzt. Lernposter (*One Minute Wonder*) zu den verschiedensten Themen bieten die Möglichkeit die Mundgesundheit auch in der analogen Welt zu fördern und so zudem auf die vielfältigen digitalen Inhalte der Plattform aufmerksam zu machen.

Das Herzstück der Plattform sind die Seiten zu den »Zahnärztlichen Versorgungen«, zu den »Auffälligkeiten und Problemen« und zur »Unterstützte Mundpflege«. Die Seiten zur »Unterstützten Mundpflege« fassen alle relevanten Aspekte der Mundhygiene in der Pflege bei Unterstützungsbedarf zusammenfasst. Dabei werden neben aufwendig u. a. mit der Berufsgenossenschaft für Gesundheitsdienst und Wohlfahrtspflege (BGW) sowie mit Expert*innen aus der Zahnmedizin entwickelte digital animierte Pflegeszenen, Bildstrecken und interaktive 3D-Modellen dargestellt (▸ Kap. 5.2), sondern es werden auch real gefilmte Pflegeszenen gezeigt. Alle digital animierten Inhalte der unterstützten Mundpflege sind zudem in einem eigenen Kanal auf der Plattform YouTube (@mund-pflege) eingestellt. Auch auf Instagram ist mund-pflege.net unter @mund-pflege aktiv.

Für Lehrende, die in der Aus- und Fortbildung tätig sind, ist die Plattform ideal geeignet. Über individuelle Zugangsmöglichkeiten für Referent*innen können verschiedene eigene Präsentationen vorbereitet und abgespeichert werden. Lernsituationen und Handlungsanlässe, spezielle vorbereitete interaktive Funktionen der 3D-Modelle und die Möglichkeit Teilnahmebescheinigungen auch mit Fortbildungspunkten auszustellen, runden das Angebot für die Aus- und Fortbildung ab. Die direkte Nutzung der Plattform im Rahmen des Unterrichts erleichtert den Einstieg der Nutzung im Pflegealltag.

Perspektivisch sind folgende Weiterentwicklungen geplant:

- Barrierefreie Merkmale
- Mehrsprachigkeit
- Spezielle interaktive Funktionen für Blended-Learning unter Berücksichtigung der individuellen Kenntnisse und Kompetenzen
- Screening- und Assessmenttools für die individuelle Einschätzung der Mundgesundheit mit Unterstützung bei der Maßnahmenplanung
- Spezifische Inhalte zu Fragestellungen für Menschen mit Behinderung

Für alle Menschen, die professionell mit dem Thema Mundgesundheit in der Pflege befasst sind, stellt die internetbasierte Informations-, Beratungs- und Schulungsplattform mundpflege.net über alle digitalen Endgeräte wichtige Informationen in Textform, aber vor allem mittels einzigartiger und umfangreicher Grafik-, Bild- und Filmsammlungen zur Verfügung. Sowohl für die Aus- und Fortbildung als auch für die Arbeit im Pflege- oder Praxisalltag ist die interprofessionell entwickelte Plattform ideal geeignet.

5.6   Internet-Lernplattform: AOK Pflege-Mediathek

Jutta Klostermann

---

1. Was ist die AOK Pflege-Mediathek und für welche Zielgruppe ist sie relevant?
2. Wer steht hinter der AOK Pflege-Mediathek?
3. Wie ist die AOK Pflege-Mediathek aufgebaut?

5.6.1 Einleitung

Digitale Formate haben die Eigenschaft, alle für das Lernen wichtigen Sinne anzuregen und damit für alle Lerntypen geeignet zu sein. Mit visuellen Elementen werden Lerninhalte verstärkt. Audioelemente mit Handlungsanweisungen verbinden die kognitive mit der motorischen Ebene. Ob als Lernvideos, Web Based Trainings oder Micro Content kann je nach Lerninhalt ein passendes E-Learning Format erstellt werden.

5.6.2 Was ist die AOK Pflege-Mediathek und wer ist die Zielgruppe?

Ziel der AOK-Pflege-Mediathek ist es, mit Fortbildungsmaterialien das breite Spektrum relevanter Inhalte und Themen in der Pflege direkt an beruflich Pflegende zu transportieren, d. h. die Fortbildungen sind zielgruppenspezifisch für beruflich Pflegende aufbereitet: Auf der Lernplattform finden sich Angebote für Betreuungskräfte, Pflegeassistenzberufe, Pflegefachpersonen und Führungskräfte.

Mit der Pflege-Mediathek bietet die AOK-Gemeinschaft Einrichtungen der stationären und ambulanten Pflege sowie Krankenhäusern eine Plattform an, auf der umfassende Materialien für innerbetriebliche Fortbildungen zur Verfügung gestellt werden. Damit können Präsenzveranstaltungen interessant gestaltet werden.

Hauptsächlich nutzen stationäre Pflegeeinrichtungen und ambulante Pflegedienste die Plattform, aber auch einige Krankenhäuser setzen die Lernplattform ein.

5.6.3 Wer steht hinter der AOK-Pflege-Mediathek?

Die Pflege-Mediathek wird derzeit von AOKs aus acht Bundesländern zur Verfügung gestellt. Die Pflege-Mediathek der AOK bietet bereits seit 2016 Online-Fortbildungen für beruflich Pflegende an.

Für die Erarbeitung spezifischer Themen zieht das Redaktionsteam auch Menschen hinzu, die über besondere Expertise verfügen. Für das Thema Mundgesundheit stand u. a. Dr. Elmar Ludwig als Experte zur Verfügung.

5.6.4 Wie ist die AOK Pflege-Mediathek aufgebaut?

Aktuell werden mehr als 150 Module für Präsenzfortbildungen und E-Learnings zur Verfügung gestellt. Mit den E-Learnings können Mitarbeitende in der Pflege orts- und vor allem zeitunabhängig Lernen. Von den verschiedenen Modulen rund um Pflege, Prävention und betriebliche Gesundheitsförderung werden die Fortbildungen zu den Expertenstandards am häufigsten genutzt. Die Pflege-Mediathek stellt zudem mehr als 50 Module zu Themen zur Förderung der betrieblichen Gesundheitsförderung (BGF). In Videos stellen Expert*innen Programme mit konkreten Beispielen vor, aktive Entspannungsübungen werden als Hörbeiträge angeboten und mit Web Based Trainings können Achtsamkeitsübungen durchgeführt und das Stressmanagement geschult werden (▶ Abb. 5.6).

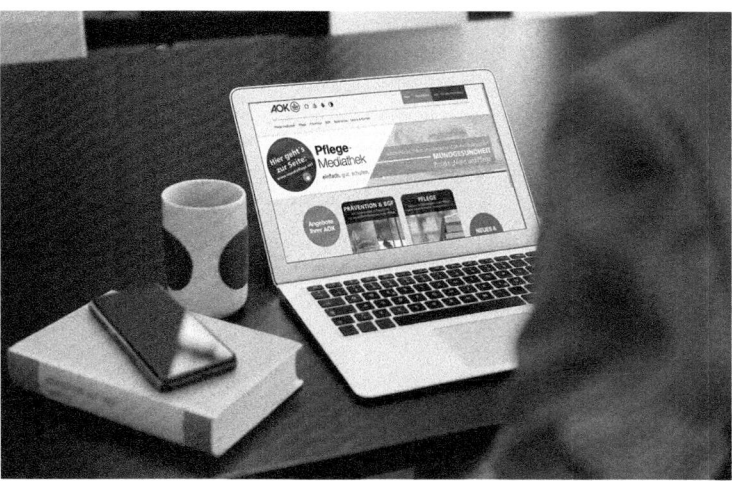

Abb. 5.6: Die AOK-Pflegemediathek bietet vielseitige Fortbildungsmaterialien für Betreuungskräfte, Pflegeassistenzberufe, Pflegefachpersonen und Führungskräfte.

5.7 Lern-App SuperNurse

Judith Ebel

> 1. Was ist SuperNurse und wer ist die Zielgruppe?
> 2. Wer steht hinter SuperNurse?
> 3. Wie ist SuperNurse aufgebaut und was macht die App besonders?

5.7.1 Einleitung

Im Pflegebereich machen es die Rahmenbedingungen oft schwierig, Zeit für Präsenzschulungen zur Fortbildung zu finden. Digitale Lernformate ermöglichen zeit- und ortsunabhängiges Lernen und führen zu nachhaltigen Lernergebnissen. Sie verlangen den Nutzer*innen keine besonderen Kenntnisse ab, die über den alltäglichen Umgang mit dem Smartphone oder Tablet hinausgehen. Nicht zuletzt reduzieren sie den mit dem Fortbildungsmanagement verbundenen Verwaltungsaufwand für die Einrichtungen. So lassen sich die wertvollen Ressourcen in der Pflege da einsetzen, wo sie am meisten gebraucht werden: unmittelbar bei den Menschen, die auf die Pflege angewiesen sind.

5.7.2 Was ist SuperNurse und wer ist die Zielgruppe?

SuperNurse ist eine Lern-App mit über 55 Fachthemen, darunter alle Expertenstandards, Pflichtunterweisungen und eine Vielzahl an Pflegefachthemen. Sie ist interaktiv, das heißt, den Nutzer*innen werden Fragen gestellt, zu denen sie aus mehreren Antwortmöglichkeiten die korrekte Antwort wählen müssen. Die App ist bereits seit 2016 für Smartphones und Tablets verfügbar und ermöglicht es allen am

Pflege- und Betreuungsprozess Beteiligten, ihr Fachwissen spielerisch zu erweitern.

Die Lerninhalte sind stets auf dem neuesten Stand: Spätestens vier Wochen nach dem Erscheinen eines neuen Expertenstandards oder einer Aktualisierung werden die Fachthemen in der App angepasst.

5.7.3 Wer steht hinter SuperNurse?

Hinter SuperNurse steht Judith Ebel, Gründerin und Geschäftsführerin der App. Als examinierte Kinderkrankenschwester und Diplom-Pflegepädagogin verfügt sie über langjährige Erfahrung und Expertise im Bereich der Pflege. Durch ihre Seminare und Beratungstätigkeit in Einrichtungen des Gesundheitswesens erkannte sie die Herausforderung, das erlernte Wissen nachhaltig zu sichern und zu festigen. Aus dieser Motivation heraus entstand die Idee zur Lern-App SuperNurse, die es beruflich Pflegenden ermöglicht, ihr Fachwissen kontinuierlich zu vertiefen und auf dem neuesten Stand zu halten.

Die Inhalte für alle Fachthemen erarbeitet das pflegewissenschaftliche Redaktionsteam bei SuperNurse gemeinsam mit Expert*innen des jeweiligen Fachthemas.

So wurden z. B. die Fragen für den Expertenstandard »Förderung der Mundgesundheit in der Pflege« gemeinsam mit Pflegeexpertin Ramona Waterkotte M. A. sowie mit Dr. Elmar Ludwig und Prof. Dr. Roswitha Heinrich-Weltzien entwickelt, die auch als Mitglieder der Expertenarbeitsgruppe des DNQP an der Entwicklung des Expertenstandards beteiligt waren.

5.7.4 Wie ist SuperNurse aufgebaut?

Der Aufbau der App sei hier anhand des Beispiels zum Expertenstandard »Förderung der Mundgesundheit« erläutert:

Der genannte Expertenstandard ist in der Lern-App SuperNurse in mehrere Kapitel unterteilt, die sich an den Standardebenen und demnach am Pflegeprozess ausrichten:

- Einschätzung
- Maßnahmenplanung, Koordination und Interprofessionalität
- Information, Schulung und Beratung
- Pflegerische Maßnahmen
- Evaluation und Wirksamkeitsüberprüfung

Zu jedem Kapitel erhalten die Nutzer*innen drei Fragen, die sich eng an der Praxis orientieren, indem sie in kurzen Fallbeispielen Situationen des Menschen mit pflegerischem Unterstützungsbedarf bei der Durchführung der Mundpflege thematisieren. So wird unter anderem der Umgang mit speziellen Zielgruppen wie Kindern, Kleinkindern, Menschen mit Behinderung oder Menschen mit Demenz behandelt. Werden genug Fragen richtig beantwortet, erhalten die Nutzer*innen ein Fortbildungszertifikat. Einrichtungen haben durch das SuperNurse Cockpit jederzeit einen Überblick über die erbrachten Fortbildungsnachweise, die von externen Prüfinstanzen anerkannt sind, und können erforderliche Fachthemen gezielt über den Fortbildungsplan steuern.

Die Fragen sind auf das Qualifikationsniveau der Nutzer*innen abgestimmt: Pflegeassistenzkräfte erhalten andere Fragen als Pflegefachkräfte, für Auszubildende werden die Inhalte nach Lehrjahr ausgewählt. Das pflegerische Wissen, das SuperNurse vermittelt, richtet sich somit immer nach dem tatsächlichen Aufgabenbereich.

Seit kurzem bietet die App neben den mehr als 10.000 Quiz-Fragen zusätzliche Inhalte an. Nutzer*innen können sich durch Lernkarten einen Überblick über einzelne Fachthemen verschaffen. Darüber hinaus bieten kurze Lernvideos, von Fachexpert*innen erstellt, eine vertiefende Erläuterung zu einzelnen Fragen und Antworten innerhalb von weniger als einer Minute (▶ Abb. 5.7).

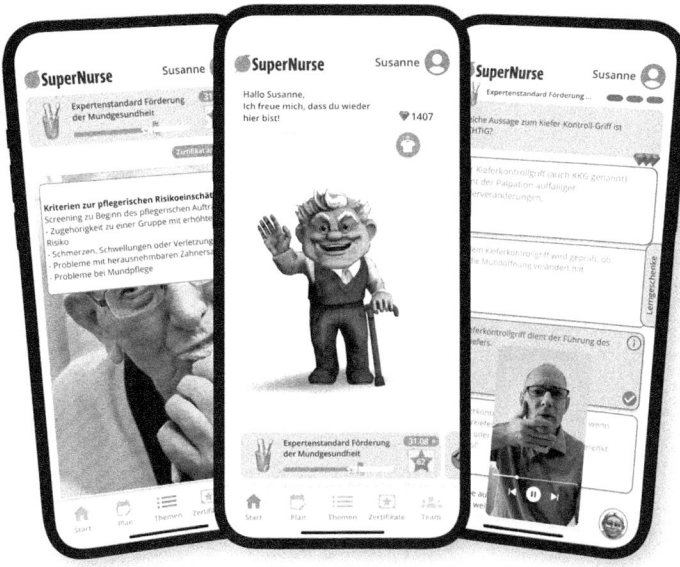

Abb. 5.7: SuperNurse bietet eine Vielzahl an Quiz-Fragen, z. T. mit Lernvideos für vertiefende Erläuterungen, abgestimmt auf das Qualifikationsniveau der Nutzer*innen (Quelle: SuperNurse).

Das Besondere an SuperNurse ist, dass die App auf das Konzept Gamification setzt: Der spielerische Ansatz hilft, die Motivation der Nutzer*innen aufrechtzuerhalten, genau wie die kurzen Lerneinheiten, durch die eine Unter-, aber auch Überforderung vermieden wird. Auch wenig technikaffine Menschen kommen mit SuperNurse gut zurecht. Die Installation ist unkompliziert, die Kosten trägt in der Regel die Einrichtung für seine Mitarbeitenden.

5.8 Zentrum für Qualität in der Pflege: Material zur Information, Schulung und Beratung

Daniela Sulmann

1. Welche Qualitätskriterien sollten Pflegeinformationen erfüllen?
2. Was bietet das Zentrum für Qualität in der Pflege?
3. Was umfasst der Ratgeber »Mundpflege – Praxistipps für den Pflegealltag«?

5.8.1 Einleitung

Information, Schulung und Beratung sind in der professionellen Pflege zentrale Instrumente zur Gesundheitsförderung, Prävention und Sicherheit, zur Förderung von Selbstmanagementkompetenzen sowie zur weiteren Unterstützung von Patientinnen und Patienten, pflegebedürftigen Menschen und ihren Angehörigen.

Damit diese Instrumente in der professionellen Pflege zielführend eingesetzt werden können, sind einige Voraussetzungen erforderlich. Dazu gehören edukative, pflegefachliche und personale Kompetenzen der Pflegefachpersonen sowie die Bereitschaft und Offenheit der Patientinnen und Patienten, pflegebedürftigen Menschen und ihrer Angehörigen. Zudem ist es entscheidend, geeignete Materialen zur Wissens- und Kompetenzvermittlung einzusetzen, z. B. zielgruppenspezifische Pflegeinformationen (Schmidt-Kaehler et al., 2017; ZQP, 2016; Höger & Steckelberg, 2019).

5.8.2 Qualitätskriterien für Pflegeinformationen

Eine hohe inhaltliche Relevanz und Qualität sowie eine nutzengerechte Aufbereitung sind grundlegende Qualitätskriterien für gute Pflegeinformationen. Diese beruhen auf dem bestverfügbaren Wissensstand aus Forschung und Praxis. Geeignete wissenschaftliche Quellen sind hochwertige Forschungsarbeiten, etwa randomisierte Studien, systematische Reviews, oder fachliche Leitlinien (Deutsche Forschungsgemeinschaft, 2022). Zudem werden Einschätzungen und Erfahrungen von Expertinnen und Experten aus der Praxis sowie Bedürfnisse der Zielgruppe einbezogen.

In Pflegeinformationen für pflegebedürftige Menschen und pflegende Angehörige sollte dieses Wissen inhaltlich korrekt und sprachlich angemessen sowie übersichtlich und optisch ansprechend gestaltet sein. Dazu gehört die Verwendung einfacher Sprache, die sich u. a. durch kurze Sätze und unkomplizierte Begriffe auszeichnet. Vermieden werden z. B. Fremdworte, Metaphern und Substantivierungen von Verben. Um Fehlinterpretationen zu vermeiden, werden Handlungsempfehlungen verständlich, konkret und präzise formuliert. Gleiches gilt für Informationen zu Nutzen und Risiken pflegerischer Maßnahmen

sowie für Angaben zu Häufigkeiten. Unsicherheiten und fehlende Evidenz werden kommuniziert. Darüber hinaus ist der Erstellungsprozess transparent. Insbesondere wird angegeben, wer die Informationen verfasst bzw. herausgegeben hat, wann sie erstellt und welche Quellen verwendet wurden. Gute Pflegeinformationen sind frei von Werbung, wirtschaftlichen, persönlichen oder politischen Interessen. Kriterien für die Qualität von Pflegeinformationen sind unter anderem in nationalen und internationalen Standards zur Aufbereitung von Gesundheitsinformationen beschrieben (Deutsches Netzwerk Evidenzbasierte Medizin, 2015).

5.8.3 Angebot des ZQP

Diese Qualitätskriterien sind für die Informationsangebote des Zentrums für Qualität in der Pflege (ZQP) maßgeblich und im Einzelnen im ZQP-Methodenstandard (ZQP, 2024) dargestellt. Das ZQP ist eine bundesweit tätige, gemeinnützige und operative Fachstiftung. Ziel des ZQP ist es, zur Weiterentwicklung der Qualität in der Pflege in Deutschland beizutragen. Eine wichtige Grundlage dafür ist es, fundiertes Wissen für eine gute Versorgung älterer pflegebedürftiger Menschen möglichst niedrigschwellig zugänglich zu machen. Dazu forscht das ZQP und bereitet Wissen zielgruppenspezifisch für den Theorie-Praxis-Transfer auf. Die Arbeit des ZQP ist wissenschaftsbasiert, praxisnah, partizipativ ausgerichtet sowie wirkungsorientiert.

Die Angebote des ZQP richten sich an verschiedene Zielgruppen. Dazu gehören professionell Pflegende sowie weitere Gesundheits- und Heilberufe, pflegende Angehörige, Forschende und politische Akteure im Gesundheitswesen. Für pflegebedürftige Menschen und pflegende Angehörige bietet das ZQP beispielsweise Kurzratgeber, Pflegeratgeber, Onlineinformationen und Kurzfilme. Für die professionelle Pflege gibt es verschiedene Instrumente, etwa für die Beratung oder

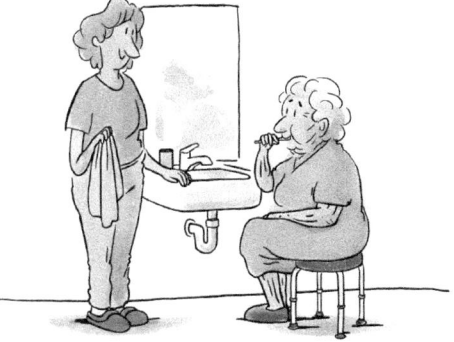

Abb. 5.8: ZQP-Ratgeber »Mundpflege – Praxistipps für den Pflegealltag«

für Fortbildungen. Darüber hinaus stellt das ZQP Forschungsergebnisse zur Verfügung.

Alle Angebote des ZQP sind kostenlos, werbefrei und über das ZQP-Internetportal www.zqp.de frei zugänglich.

5.8.4 ZQP-Ratgeber zur Mundgesundheit

Unter anderem hat das ZQP Pflegeinformationen zur Mundgesundheit bei älteren pflegebedürftigen Menschen erstellt. Dazu gehört der Ratgeber »Mundpflege – Praxistipps für den Pflegealltag« (▶ Abb. 5.8). Dieser umfasst Wissen und praktische Tipps zur Unterstützung älterer pflegebedürftiger Menschen bei der Mund- und Zahnpflege. Thematisiert werden unter anderem mögliche Probleme mit der Mundgesundheit, Hilfsmittel und Produkte sowie das richtige Vorgehen beim Zähneputzen, der Prothesenreinigung und der Pflege der Mundschleimhaut.

Der 24-seitige Ratgeber kann im DIN-A-4-Format kostenlos bestellt sowie als PDF-Datei heruntergeladen werden: www.zqp.de/bestellen. Er ist auch zweisprachig in Deutsch und Türkisch erhältlich. Zudem gibt es weitere Pflegeratgeber, z. B. zu Demenz, Inkontinenz, Körperpflege und Gewaltprävention.

5.8.5 Literatur

Berger-Höger, B., & Steckelberg, A. (2019). Gemeinsam informiert entscheiden. *KVH-Journal*, 7-8, 18–21.

Deutsches Netzwerk Evidenzbasierte Medizin. (2015). *Gute Praxis Gesundheitsinformationen*. Berlin.

Deutsche Forschungsgemeinschaft (DFG). (2022). *Leitlinien zur Sicherung guter wissenschaftlicher Praxis*. Bonn: DFG.

Lühnen, J., Albrecht, M., Mühlhauser, I., & Steckelberg, A. (2017). *Leitlinie Evidenzbasierte Gesundheitsinformation*. Hamburg: Deutsches Netzwerk *Evidenzbasierte Medizin*.

Schmidt-Kaehler, S., Vogt, D., Berens, E.-M., Horn, A., & Schaeffer, D. (2017). *Gesundheitskompetenz – verständlich informieren und beraten: Material- und Methodensammlung zur Verbraucher- und Patientenberatung für Zielgruppen mit geringer Gesundheitskompetenz.* https://doi.org/10.2390/0070-pub-29081993.

Zentrum für Qualität in der Pflege (ZQP). (2024). Methodische Arbeitsweise des Zentrums für Qualität in der Pflege – ZQP-Methodenstandard –. Berlin. https://www.zqp.de/wp-content/uploads/ZQP_Methodenstandard.pdf

Zentrum für Qualität in der Pflege (ZQP). (2016). *Qualitätsrahmen für Beratung in der Pflege*. Berlin. https://www.zqp.de/produkt/qualitaetsrahmen-beratung/

Teil IV
Schlusswort und Zusatzmaterial

Schlusswort

Liebe Leserin, lieber Leser,
vielen Dank, dass Sie das Buch bis hierhin gelesen haben.

Wir hoffen, das Thema »Förderung der Mundgesundheit in der Pflege« in seiner Breite und Vielfalt dargestellt zu haben. Dabei erheben wir keinen Anspruch auf Vollständigkeit. Aber wir hoffen, dass deutlich geworden ist, dass das Thema so facettenreich ist, dass es nur interprofessionell bearbeitet werden kann und es für eine erfolgreiche Umsetzung Akteure aus verschiedenen Berufsgruppen braucht!

Deutlich geworden ist sicherlich auch, dass viele Herausforderungen bestehen, um das Thema »Förderung der Mundgesundheit in der Pflege« in der pflegerischen Versorgung/Praxis fest zu verankern. Vor allem die schwierigen Rahmenbedingungen stellen eine große Herausforderung dar, die zukünftig auch (berufs-)politische Unterstützung benötigen.

So wäre aus unserer Sicht wünschenswert, dass nicht nur Einrichtungen der stationären Langzeitpflege, sondern auch andere Settings der Pflege wie auch der Behindertenhilfe Kooperationsverträge mit verschiedenen Berufsgruppen (Zahnmedizin, Medizin, Therapie) schließen können. Zudem müssen die heute sehr viel komplexeren Pflegeleistungen für die Aufrechterhaltung der Mundgesundheit durch beruflich pflegende Personen angemessen vergütet werden.

Zugleich wurden aber auch viele und vor allem vielversprechende Ansätze dargestellt, die darauf verweisen, dass auch unter schwierigen Bedingungen die »Förderung der Mundgesundheit in der Pflege« gelingen kann. Ein wesentlicher Baustein hierfür ist sicherlich das Thema Bildung und Qualifikation – auch in diesem Bereich ist noch viel zu tun, aber einige Meilensteine konnten in den letzten Jahren schon erreicht werden.

Wir sind froh, dass wir Ihnen auch neue Formate und interessante Ansätze aus dem Bereich der Digitalisierung vorstellen konnten, denn sie stellen bspw. auch wertvolle Bausteine in der Aus- und Weiterbildung von Multiplikator*innen dar.

Noch ein Hinweis zur elektronischen Materialsammlung: Nutzen Sie diese gerne und ausdrücklich freuen wir uns über Weiter- oder Neuentwicklungen der gesammelten Materialien.

Bleiben Sie uns gewogen und kontaktieren Sie uns gerne unter mund-pflege.net

Ihre Annett Horn & Elmar Ludwig

Zusatzmaterial zum Download

Die Zusatzmaterialien[23] können Sie unter folgendem Link herunterladen:

https://dl.kohlhammer.de/978-3-17-043042-6

- Zusatzmaterial zu Teil II: Settingspezifische Ansätze zur Implementierung des Expertenstandards
- Formulare für die pflegerische und zahnmedizinische Betreuung zur Förderung der Mundgesundheit
- Informationsmaterialien zu zahnärztlichen Leistungen für Patientengruppen nach § 22a SGB V
- Allgemeine Materialien zur Information, Schulung und Beratung zur Förderung der Mundgesundheit in der Pflege

---

23 Wichtiger urheberrechtlicher Hinweis: Alle zusätzlichen Materialien, die im Download-Bereich zur Verfügung gestellt werden, sind urheberrechtlich geschützt. Ihre Verwendung ist nur zum persönlichen und nichtgewerblichen Gebrauch erlaubt. Jede Verwendung außerhalb der engen Grenzen des Urheberrechts ist ohne Zustimmung des Verlags unzulässig und strafbar. Das gilt insbesondere für Vervielfältigungen, Übersetzungen, Mikroverfilmungen und für die Einspeicherung und Verarbeitung in elektronischen Systemen.

Verzeichnis der Autor*innen

Dr. Marc Auerbacher, Ergotherapeut, Oberarzt Poliklinik für Zahnerhaltung und Parodontologie an der LMU München, Leiter der zahnärztlichen Ambulanz für Menschen mit Behinderung und besonderem medizinischen Unterstützungsbedarf, Spezialist für Seniorenzahnmedizin (DGAZ).

Prof. Dr. Dr. Greta Barbe, Direktorin Poliklinik für Zahnerhaltung und Parodontologie des Universitätsklinikums Köln, Vizepräsidentin Deutsche Gesellschaft für Orale Epidemiologie und Versorgungsforschung (DGoEV), Spezialistin der Deutschen Gesellschaft für Alterszahnmedizin (DGAZ), Vorstandsmitglied und wiss. Beirätin der Internet-Lernplattform mund-pflege.net.

Barbara-Beate Beck, geschäftsführende Gesellschafterin Forum fBB, Berufspädagogin für Gesundheitswissenschaft, Physiotherapeutin, Beraterin und Trainerin für ergonomische Arbeitsweise und Kinaesthetics im Gesundheitsdienst, Begründerin des Ergonomico®-Konzepts.

Vanessa Berndt, M. Sc., ex. Gesundheits- und Krankenpflegerin, wiss. Mitarbeiterin am Fachbereich Gesundheit an der FH Münster (während des Projektzeitraums), beteiligt am Weiterbildungskonzept zu den Expertenstandards in der Pflege, Lehrkraft für besondere Aufgaben an der Universität Osnabrück.

Prof. Dr. Andreas Büscher, ex. Krankenpfleger, wiss. Leiter des Deutschen Netzwerks für Qualitätsentwicklung in der Pflege (DNQP) an der Hochschule Osnabrück.

Petra Blumenberg, Dipl.-Pflegewirtin, ex. Krankenschwester und Fachkrankenschwester Anästhesie- und Intensivpflege, wiss. Mitarbeiterin beim Deutschen Netzwerk für Qualitätsentwicklung in der Pflege (DNQP) an der Hochschule Osnabrück.

Prof. Dr. James Deschner, Direktor Klinik für Parodontologie und Zahnerhaltung an der Universitätsmedizin der Johannes-Gutenberg-Universität Mainz, Fachzahnarzt für Parodontologie und Spezialist der Deutschen Gesellschaft für Parodontologie (DG PARO) sowie Mitglied im wiss. Ausschuss der European Federation of Periodontology (EFP).

Simone Dieter, M. A., APN-Intensivpflege, stellvertretende Projektleiterin modellhafte Implementierung des Expertenstandards »Förderung der Mundgesundheit in der Pflege« am Robert-Bosch-Krankenhaus Stuttgart.

Judith Ebel, Dipl.-Pflegepädagogin, ex. Gesundheits- und Kinderkrankenschwester, pflegewissenschaftliche Beratung, Gründerin und, Geschäftsführerin der Lern-App SuperNurse (GWP mbH), 1. Vorsitzende von Care for Innovation – Innovation pflegen e. V.

Dr. Guido Elsäßer, niedergelassen in eigener Praxis, Kooperationszahnarzt der Diakonie Stetten und anderer Pflegeeinrichtungen, Vizepräsident der Deutschen Gesellschaft für Zahnmedizin für Menschen mit Behinderung oder besonderem medizinischen Unterstützungsbedarf (DGZMB), Referent für Inklusive Zahnmedizin der Zahnärzteschaft in

Baden-Württemberg, stellv. Vorsitzender des Ausschusses für Inklusive Zahnmedizin der Bundeszahnärztekammer.

Franziska Ermann, M.Sc., Gesundheits- und Krankenpflegerin, Fachliche Leiterin der Klinik für Allgemein-, Viszeral-, Thorax- und Transplantationschirurgie des Universitätsklinikums Köln, Projektleiterin modellhafte Implementierung des Expertenstandards »Förderung der Mundgesundheit in der Pflege«.

Sylvia Fresmann, B. Sc., Dentalhygienikerin, 1. Vorsitzende der Deutschen Gesellschaft für Dentalhygieniker/-innen e. V. (DGDH), Vorstandsmitglied der Gesellschaft für präventive Zahnheilkunde (GPZ), Mitentwicklung des »goDentis« Prophylaxe-Konzepts sowie der Software »ParoStatus.de«, Mitbegründerin des »International Dentalhygiene Educator's Forum« (IDHEF), Mitarbeit in diversen Leitliniengruppen.

Mirjam Gauch, M. Sc., cand. Dr. rer. physiol., Logopädin und Promovendin an der Klinik für Psychiatrie und Psychotherapie der Universitätsmedizin der Johannes-Gutenberg-Universität Mainz, 2017-2021 in der logopädischen Praxis Brauer in Mainz.

Dr. Volkmar Göbel, Geschäftsführer und zahnärztlicher Leiter des iZMVZ in Gössenheim, Rollout des DentAgil Konzepts, Akademie für praktische Alterszahnheilkunde Dr. Göbel GmbH.

Adrian Gödderz, cand. M.A., Berufspädagoge, ex. Gesundheits- und Krankenpfleger in der Klinik für Mund-, Kiefer- und Gesichtschirurgie des Universitätsklinikums Münster u. a. als stellv. Stationsleitung.

Dr. Thomas Gottschalck, Dipl. Medizinpädagoge, ex. Krankenpfleger, Mitglied der Arbeitsgruppe für den Expertenstandard »Förderung der Mundgesundheit in der Pflege«.

Debora Hänzelmann, B. A., ex. Gesundheits- und Krankenpflegerin, 2006-2011 Hämatologie/Onkologie an der Uni Münster, 2015-2017 Strahlentherapie im Clemenshospital Münster, Stabstelle Pflegewissenschaft an den Ludgerus-Kliniken Münster, Projektleiterin modellhafte Implementierung des Expertenstandards »Förderung der Mundgesundheit in der Pflege«.

Prof. Dr. Roswitha Heinrich-Weltzien, bis 2018 Direktorin der Poliklinik für Präventive Zahnheilkunde und Kinderzahnheilkunde des Universitätsklinikums Jena, Referentin der APW und Landeszahnärztekammern zur zahnärztliche Betreuung von Kindern mit Behinderungen und Allgemeinerkrankungen, Mitglied der Arbeitsgruppe für den Expertenstandard »Förderung der Mundgesundheit in der Pflege«.

Dr. Anna-Lena Hillebrecht, Funktionsoberärztin und Bereichsleitung Gerostomatologie der Klinik für Zahnärztliche Prothetik des Universitätsklinikums Freiburg, Vorstandsmitglied der Deutschen Gesellschaft Zahnmedizin für Menschen mit Behinderung und besonderem medizinischen Unterstützungsbedarf (DGZMB), Spezialistin der Deutschen Gesellschaft für Alterszahnmedizin (DGAZ).

Julia Hirschwald, M. Sc., cand. PhD, Logopädin, Promovendin am Trinity College Dublin (Irland), Lehrkraft an der Katholischen Hochschule Mainz, Co-Host Podcast »dysphagia matters«, Lehrkraft an der Katholischen Hochschule Mainz.

Dr. Susanne Karner, M. Sc., Gesundheits- und Pflegewissenschaftlerin, Pflegeexpertin für pflegende Angehörige »Eltern aus der Ferne unterstützen«, Gründerin des Netzwerkes PEP – PraxisEntwicklungPflege – eine Plattform für PflegeexpertInnen/APNs (www.susanne-karner.de).

Jutta Klostermann, M. ScN., ex. Krankenpflegerin und Pflegewissenschaftlerin, Redaktion Gesundheitskommunikation des AOK-Verlags.

Patryk Myszkowiak, M. A., ex. Gesundheits- und Krankenpfleger, tätig im pflegerischen Bildungs- und Qualitätsmanagement, Einrichtungsleitung eines Pflegeheims in Stuttgart.

Dr. Nada Ralic, M. PH., Allgemeinärztin, ex. Krankenschwester, Qualitätsmanagerin/Auditorin, Diakonie Düsseldorf in verschiedenen leitenden Funktionen und als Qualitätsmanagement- und Forschungsbeauftragte, Projektleiterin modellhafte Implementierung des Expertenstandards »Förderung der Mundgesundheit in der Pflege«.

Silvia Reichmann, Dentalhygienikerin, Bereichsleiterin Prophylaxe in der Zahnarztpraxis Dr. Elsäßer, Praxisanleiterin für Mundgesundheit in der Diakonie Stetten, Dozentin an der Ludwig-Schlaich-Akademie der Diakonie Stetten.

Prof. Dr. Gabriele Röhrig-Herzog, MPH, FÄ (Innere Medizin, Geriatrie, Psychotherapie, Hämatologie), Leitung des Studiengangs interdisziplinäre Schmerztherapie an der Hochschule für Gesundheit, Pädagogik und Soziales (EUFH), Campus Köln, Leitung geriatrische Spezialsprechstunde der Hausarztpraxis Köln-Nippes, stellv. Leitung AG Gerontopsychosomatik der Deutschen Gesellschaft für Geriatrie (DGG).

Jonas Schäfer, wiss. Mitarbeiter und Studiengangkoordinator Bachelorstudiengang Pflegewissenschaft an der Albert-Ludwigs-Universität Freiburg, aktuelle Forschungsschwerpunkte: Entwicklung eines Kompetenzerfassungsinstruments für Pflegende und die Evaluation des neuen Weiterbildungsmodellprojektes Intensivpflege 3+1 in Baden-Württemberg.

Prof. Dr. Erika Sirsch, M. ScN., RN, Pflegewissenschaftlerin mit Schwerpunkt Interprofessionalität, Uni Duisburg-Essen, Fakultät für Medizin, Institut für Didaktik in der Medizin. Wiss. Leitung des Expertenstandards »Förderung der Mundgesundheit in der Pflege«.

Swen Staack, Geschäftsführer der Alzheimer Gesellschaft Schleswig-Holstein, 1. Vorsitzender der Deutschen Alzheimer Gesellschaft (DALZ). Mitglied der Arbeitsgruppe für den Expertenstandard »Förderung der Mundgesundheit in der Pflege«.

Alisa Stephan, B. A., cand M. Sc., ex. Gesundheits- und Krankenpflegerin, Tätigkeiten in der akutklinischen Pflege mit Schwerpunkt Neurologie und Neurochirurgie, Lehrbeauftragte an der Katholischen Hochschule Freiburg, Forschungsschwerpunkte: Professionalisierung des Pflegeberufs sowie Community Health Nursing.

Anne Stöhr, ex. Krankenschwester, Fachkraft Aktivierend-therapeutische Pflege Geriatrie, Palliative Care, Gerontologin (FH). Projektleiterin modellhafte Implementierung des Expertenstandards »Förderung der Mundgesundheit in der Pflege« an der Universitätsmedizin Mannheim/Geriatrie.

Dr. Barbara Strohbücker, M. ScN., ex. Krankenpflegerin und Pflegewissenschaftlerin, Stabsabteilung Pflegepraxis-Entwicklung, Pflegedirektion des Universitätsklinikums Köln. Projektberaterin modellhafte Implementierung des Expertenstandards »Förderung der Mundgesundheit in der Pflege«.

Daniela Sulmann, Dipl.-Pflegewirtin, ex. Krankenschwester, Geschäftsleiterin im Zentrum für Qualität in der Pflege, Mitglied der Arbeitsgruppe für den Expertenstandard »Förderung der Mundgesundheit in der Pflege«.

Andrea Uhlmann, B. A., cand M. Sc., ex. Krankenschwester, pflegefachliche Leitung zentrales Qualitätsmanagement der aczepta Holding GmbH, Lehrbeauftragte der Katholischen Hochschule Freiburg, Tätigkeiten in verschiedenen Settings der Pflege, 2010-2019 Gutachterin Medizinischer Dienst, Delegierte des Deutschen Berufsverband für Pflegeberufe (DBfK) Südwest, ehemaliges Mitglied im Gründungsausschuss der Landespflegekammer in Baden-Württemberg.

Ilona Vincenz, Dipl.-Pflegewirtin, ex. Altenpflegefachkraft, Tätigkeiten in verschiedenen Settings der Pflege, Wohnbereichsleitung, Pflegedienstleitung, Leitung betreutes Wohnen, Einrichtungsleitung, zentrales Pflege-und Qualitätsmanagement am Evangelisches Stift Freiburg.

Ramona Waterkotte, M. A., ZFA, ex. Pflegefachkraft, pädagogische Leitung der Weiterbildung »Spezielle Pflege Stroke Unit« an der Universitätsmedizin der Johannes Gutenberg-Universität Mainz, Projektmanagerin nach IPMA, Vorstandsmitglied der Internet-Lernplattform mund-pflege.net.

Natalie Waldherr, M. A., ex. Altenpflegefachkraft, verschiedene Leitungsfunktionen in der Agaplesion Bethesda Klinik Ulm, Pflegedirektorin, Privatdozentin an Pflegeschulen und an der Hochschule Neu-Ulm.

Marco Weinmann, B. A., ex. Altenpflegefachkraft, Pflegedienstleitung in der Diakoniestation Stuttgart, Projektleiter modellhafte Implementierung des Expertenstandards »Förderung der Mundgesundheit in der Pflege«.

Prof. Dr. Johan Wölber, Professur für Parodontologie und Leiter des Bereichs Parodontologie an der Poliklinik für Zahnerhaltung am Universitätsklinikum Carl Gustav Carus Dresden, Ernährungsmediziner (DAEM/DGEM), Scientific Director des Studiengangs »Dentalhygiene« an der Dresden International University, wiss. Beirat der Internet-Lernplattform mund-pflege.net.

Maximilian Wollenweber, B. A., ex. Gesundheits- und Krankenpfleger, pädagogischer Mitarbeiter an der Franziskus Gesundheitsakademie in Münster.

Prof. Dr. Stefan Zimmer, Lehrstuhl und Abteilung für Zahnerhaltung und Präventive Zahnmedizin an der Universität Witten-Herdecke.

Stichwortverzeichnis

A

Abszessgeschehen   178
Adipositas   42, 45
Alkoholkonsum   42
Allgemeinerkrankungen   42
Altersveränderungen   22
Alterungsprozesse   19
Anspruchsberechtigte   143
Antiresorptiva   46
Antirutsch-Matte   166
Antitrendelenburg-Position   166
Apraxie   170
Arbeitsbedingungen   161
Arbeitsniveau   166
Aspiration   66
Aspirationsgefahr   165, 166
Aspirationspneumonie   20
Assessment   170
Ästhetik   43
Atherosklerose   44
Audit   83
Ausgangsstellung   165

B

Behinderung   52, 58
Belastungsreduzierung   161
Betreuungs- und Entlastungsleistung   148
Betreuungsleistung   148
BOHSE   158
Brief Oral Health Status Examination   158

C

Colitis ulcerosa   47
COPD   46

D

Darmerkrankungen   47

Delir   178
Demenz   47
Dental Hygiene Registration   158
dentale Krankheit   169
dentale Strukturstörungen   58
DHR   158
Diabetes mellitus   44
Disstress   42
DNQP   78
DNQP-Expertenstandard   21
DSTG   68
Dysphagie   66, 169
Dysphagie-Screening-Tool-Geriatrie   68

E

Einführungsphase   83
Entlastungsleistung   148
Entwicklungsrückstand   62
Ernährungsberatung   59
exekutive Funktionseinschränkungen   170
Expertenstandard   78

F

Fallbeispiel   177
Faltenzunge   22
Fechterstellung   165–167
FEES   69
Festzuschüsse   145
Fette   28
Fiberoptisch Endoskopische Evaluation des Schluckens   69
Fissurenversiegelung   58, 59
Fluoridierung   59
Förderung der Mundgesundheit   81
Fortbildungsphase   82
Frailty   20
Frühgeborene   62
Funktionseinschränkung   52
Fußbank   164

G

Gebrechlichkeit 20
genetische Dispositionen 42
Geriatric Oral Health Assessment Index 158
Geriatrisches Syndrom 20
Geruchsempfinden 22
Geschmack 22
Geschmacksfähigkeit 30
Gingivitis 42, 58
Gleitmatte 166
Globusgefühl 67
GOHAI 158
Grundumsatz 25

H

Handhaltung 163
Herzinfarkt 42, 44
Hypertonie 45

I

Immunoseneszenz 20
individueller Mundgesundheitsplan 179
inklusive Zahnmedizin 53

K

Kalorienbedarf 25
kardiovaskulären Erkrankungen 44
Karies 20, 58
Kaufähigkeit 30
Kaufunktion 43
Kauleistung 20
Kausalität 42
Kauvermögen 20
Kieferanomalie 58
Kieferkontrollgriff 163
Kohlenhydrate 26
Komorbidität 62
Konkretisierungsphase 82
Konzept 143
Kooperationsverträge 144
Körperhaltung 165
Kostformanpassung 177
Krankenbeförderung 145

L

Lebenserwartung 19

Leistungsbereitschaft 163
Leistungskomplex 148
Logopädische Dysphagietherapie 70

M

Makronährstoffe 25
Managing Oral Hygiene Using Threat Reduction 172
Mangelernährung 20
MCWB 172
Mehrfach-Behinderung 58
metabolisches Syndrom 45
Mikronährstoffe 29
mnestische Defizite 170
modellhafte Implementierung 81
Morbus Alzheimer 47
Morbus Crohn 47
Morbus Parkinson 47, 177
Mortalität 20
MOUTh 172
Mouth Care Without a Battle 172
Mundgesundheit 19
Mundgesundheitsaufklärung 145
Mundgesundheitsplan 144
Mundgesundheitsprobleme 20
Mundgesundheitsstatus 144
Mundhygienefähigkeit 21, 23
Mund-Risiko-Assessment-Pflege 23
Mundspüllösung 23
Mundtrockenheit 39

N

neurodegenerative Erkrankungen 47
Nierenerkrankungen 47

O

obstruktive Schlafapnoe 46
OHAT 158
OHIP 158
ohr-InterRai 158
Oral Health Care Impact Profile 158
oral health-related section of the InterRai 158
orale Frailty 23
orofaziale Schmerzen 171
Osteoporose 46

P

PAR-Behandlungsrichtlinie 145

Parkinson 177
parodontale Krankheit 169
Parodontitis 20, 42, 58
periphere arterielle Verschlusskrankheit 44
persönliche Schutzausrüstung 163
Pflegeampel 96, 98
Pflegebett 166
Pflegemaßnahmenplan 159
Pflegeneuausrichtungsgesetz 144
Pflegepersonalstärkungsgesetz 145
pflegerisches Qualitätsniveau 81
physiologische Bahn 163
Physisches Aktivitätslevel 25
Pneumonie 46
Pneumonien 66
Positionierungshilfe 166, 167
Prävalenz 169
präventionsorientierte Gesundheitsversorgung 23
Presbyphagie 66
Progredienz 170
Proteine 28
Prothesenbürsten 39
Prothesenreinigung 39

R

Regurgitationen 67
respiratorische Erkrankungen 46
rheumatoider Arthritis 45
Risikofaktoren 23, 42

S

Schlaganfall 42, 44
Schluckakt 64
Schluckbeschwerden 177
Schluckphysiologie 64
Schluckstörung 66
Schluckuntersuchung 69
Schluckzentren 65
Schuhwerk 163
Seitlage 167
Sozialstatus 59
sozioökonomische Stellung 42
Speicheldrüsen 22
Speichelfließrate 22
Stehhilfe 165
Stomatitis 170
Strukturierte Informationssammlung 158

T

Teleangiektasien 22
Telemedizin 145
Terminserviceversorgungsgesetzes 145
Transitionsmedizin 21
Transportschein 145

U

Unterernährung 20
Ursache-Wirkungs-Beziehung 42

V

Versorgungsstärkungsgesetz 144
Versorgungsstrukturgesetz 144
VFSS 69
VideoFluoroSkopie des Schluckaktes 69
Vitamin B12 29
Vitamin D 29
Vorbereitungsphase 82

W

Waschtisch 164
Wohlbefinden 43

X

Xerostomie 22, 30

Z

Zahnbürsten 37
Zahnlosigkeit 20
zahnmedizinische funktionelle Kapazität 36
Zahnpasta 37
Zahnpflege 58
Zahnputztraining 59
Zahnschmerzen 59
Zahnstellungsanomalie 58
Zahntrauma 58
Zahnverlust 20
Zuschlagsleistungen 144